桂药荔枝核抗肝纤维化研究集萃

罗伟生　主编

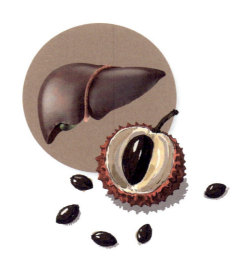

广西科学技术出版社

·南宁·

图书在版编目（CIP）数据

桂药荔枝核抗肝纤维化研究集萃 / 罗伟生主编.

南宁：广西科学技术出版社，2024.11. -- ISBN 978-7-
5551-2362-0

Ⅰ. R256.4

中国国家版本馆CIP数据核字第2024FX9256号

桂药荔枝核抗肝纤维化研究集萃

罗伟生　主编

责任编辑：梁诗雨　　　　　　　　　装帧设计：韦娇林

责任校对：苏深灿　　　　　　　　　责任印制：陆　弟

出 版 人：岑　刚

出版发行：广西科学技术出版社

社　　　址：广西南宁市东葛路 66 号　　　　邮政编码：530023

网　　　址：http://www.gxkjs.com

印　　　刷：广西民族印刷包装集团有限公司

开　　　本：787 mm × 1092 mm　　1/16

字　　　数：412 千字　　　　　　　印　　张：20.5

版　　　次：2024 年 11 月第 1 版

印　　　次：2024 年 11 月第 1 次印刷

书　　　号：ISBN 978-7-5551-2362-0

定　　　价：168.00 元

前　言

　　荔枝核是传统中药，在桂药中也有广泛应用。荔枝核，又名荔仁、枝核、大荔核，味甘、微苦，性温，归肝经、肾经，为无患子科植物荔枝的干燥成熟种子。

　　荔枝最早被记载于北宋《本草衍义》:"（荔枝）以核熳火中烧存性，为末，新酒调一枚末服，治心痛及小肠气。"荔枝核被视为具有多种药用功效的宝贵药材，广泛应用于各种疾病的治疗。《本草纲目》记载荔枝核味甘、微苦，性温，"入厥阴，行散滞气"，表明荔枝核具有通行肝肾、理气散结的作用。《本草备要》记载荔枝核具有"宣散寒湿、甘涩而温"的特性，能散滞气、辟寒邪，多用于治疗胃脘痛、妇人血气痛等病症。《景岳全书》中记载荔香散一方治心腹胃脘久痛，屡触屡发者:"荔枝核一钱，木香八分。为末。每服一钱，清汤调服。"

　　在现代中医诊疗中，荔枝核因有行气散结、祛寒止痛的功效，也被广泛使用。现代研究则进一步揭示了荔枝核中富含的活性成分，如多糖、总皂苷和黄酮类化合物等，这些化合物具有抗氧化、抗炎、抗菌、抗肿瘤等多种药理作用。其中，黄酮类化合物可抑制病毒活性、抗肿瘤、降低肝脏脂肪含量、增强肝细胞的代谢能力；总皂苷能抑制病毒活性、降血糖、调节血脂和增强胰岛素敏感性；多糖能提高人体免疫力，并显示出抗病毒、抗炎的潜力。这些化合物的功效为荔枝核的药用价值提供了科学依据，还为肝病的治疗提供了新的思路。

　　本论文集汇集罗伟生教授关于荔枝核在抗病毒、肝病治疗领域的研究成果，包括荔枝核总黄酮对肝细胞的保护作用、抗炎抗氧化作用机制，及其对肝纤维化、病毒性肝炎、肝癌等疾病的潜在治疗效果等。通过细胞实验、动物实验、分子实验等多项研究，揭示荔枝核总黄酮抗病毒、抗纤维化的潜在机制，证实其在改善肝功能、减轻肝脏炎症等方面具有显著效果。此外，还探讨荔枝核与其他药物联合应用的可能性，为肝病的治疗提供新的思路。这些研究成果不仅丰富中药学的理论体系，也为肝病患者带来新的治疗希望。

目　录

荔枝核黄酮类化合物体外抗流感病毒作用的研究……………………………… 1

荔枝核黄酮类化合物对 SARS–CoV 3CL 蛋白酶抑制作用的研究…………… 5

荔枝核总黄酮预防大鼠肝纤维化的初步研究…………………………………… 8

荔枝核总黄酮对肝纤维化大鼠肝细胞 Bcl–2/Bax 表达的影响 ……………… 15

荔枝核总黄酮对肝纤维化大鼠肝组织 MMP–2 表达的影响 ………………… 24

荔枝核总黄酮对大鼠肝星状细胞增殖的抑制作用…………………………… 32

荔枝核总黄酮对肝纤维化大鼠肝细胞凋亡机制的研究……………………… 39

荔枝核总黄酮抗二甲基亚硝胺诱导的大鼠肝纤维化的实验研究…………… 46

荔枝核总黄酮抗大鼠肝纤维化的作用及其对核转录因子 – κB p65 表达的影响 ………… 54

荔枝核总黄酮对肝纤维化大鼠核转录因子 – κB 及基质金属蛋白酶 –2 表达的影响 ……… 61

荔枝核总黄酮抗肝纤维化作用的实验研究…………………………………… 71

荔枝核总黄酮对大鼠肝纤维化 TGF–β /Smad 信号通路的影响 …………… 78

荔枝核总黄酮对大鼠肝纤维化血小板衍生生长因子、肿瘤坏死因子的影响……… 87

p27 在荔枝核总黄酮抑制人肝星状细胞 LX2 增殖过程中的表达及其意义 ……… 95

荔枝核总黄酮对大鼠肝纤维化 Smad3、Smad4 及 TIMP–1 信号表达的影响 ………… 106

荔枝核总黄酮对肝纤维化大鼠模型 PPARγ/c–Ski 表达的影响 ……………… 118

荔枝核总黄酮及罗格列酮对大鼠肝星状细胞 HSC–T6 PPARγ 和 CTGF 表达的影响 …… 127

荔枝核总黄酮对大鼠肝纤维化转化生长因子 –β$_1$ 受体和胶原的影响 ………………… 134

荔枝核总黄酮治疗肝脏疾病实验研究进展 …………………………………………………… 144

荔枝核总黄酮对肝星状细胞增殖的抑制作用及其机制 ……………………………………… 150

荔枝核总黄酮对大鼠肝星状细胞 HSC–T6 增殖及 PPARγ、TGF–β$_1$ 表达的影响 ……… 156

大黄蒽醌联合荔枝核黄酮干预 SIV/CEMx174 细胞的蛋白组学研究 ……………………… 162

大孔树脂纯化荔枝核总黄酮工艺研究 ………………………………………………………… 171

荔枝核总黄酮对大鼠肝星状细胞增殖抑制作用及对 PPARγ、c–Ski 表达的影响 ………… 183

荔枝核总黄酮对大鼠肝星状细胞增殖抑制作用及对 PPARγ、c–Ski 表达的影响 ………… 183

荔枝核总黄酮对大鼠肝星状细胞 T6 增殖、PPARγ 和 Smad4 表达的影响 ……………… 191

荔枝核总黄酮对 CCl$_4$ 诱导的大鼠肝纤维化的影响及作用机制和潜在 Q–marker 的预测 … 198

基于系统药理学和 TCGA 数据库分析荔枝核治疗肝癌潜在靶点的作用机制 …………… 213

基于加权基因共表达网络分析和分子对接分析荔枝核干预结肠腺癌的黄酮类成分及靶点

………………………………………………………………………………………… 226

荔枝核治疗肝脏疾病研究进展 ………………………………………………………………… 240

荔枝核总黄酮对大鼠 HSC–T6 差异表达蛋白的筛选及生物信息学分析 ………………… 247

荔枝核的化学成分及治疗肝病的作用机制研究进展 ……………………………………… 259

基于 JAK2/STAT3 信号通路探讨荔枝核总黄酮对 HepG2 增殖、迁移与侵袭的影响 …… 266

基于网络药理学的荔枝核抗肝纤维化作用机制研究 ……………………………………… 279

基于 GEO 和分子对接的荔枝核黄酮类化合物治疗冠状病毒肺炎机理研究和 3CL pro

抑制剂虚拟筛选 ……………………………………………………………………… 291

荔枝核总黄酮对肝纤维化大鼠肝脏 NLRP3 表达的影响 …………………………………… 304

基于 MAPK 信号通路的荔枝核总黄酮对肝纤维化大鼠作用机制的研究 ………………… 312

荔枝核黄酮类化合物
体外抗流感病毒作用的研究

罗伟生，龚受基，梁荣感，徐庆

荔枝核是无患子科植物荔枝（*Litchi chinensis* Sonn.）的干燥成熟种子，又名荔仁或荔核，味甘、微苦，归肝经、肾经，有行气散结、祛寒止痛的功效。荔枝核的化学成分有甾类、皂苷、挥发油、鞣质、脂肪酸、原花青素、糖类、蛋白质及无机盐[1-2]。有文献报道，荔枝核有降血糖、调节血脂、抗氧化和保肝作用，其水提取物及黄酮类化合物对乙肝病毒 HBsAg、HBeAg、HBV-DNA 的表达有明显的抑制作用[3-4]。为了探讨荔枝核是否具有抗流感病毒的作用，本试验进行了荔枝核黄酮类化合物体外抗流感病毒作用的研究。

1　材料

1.1　药物

中药荔枝核黄酮类化合物（由桂林医学院药理实验室提取分离，经检测为黄酮类化合物；将药物配成 100 mg/mL 水剂，过滤除菌）、阳性对照药利巴韦林（ribavirin，批号0301006，湖北省医药工业研究所，用生理盐水稀释至 10 mg/mL 备用）。

1.2　病毒

流感病毒 FM1 株（甲 1 型流感病毒鼠肺适应株）由中国预防医学科学院病毒学研究所提供，本室保存。使用前用 9 ～ 10 日龄鸡胚尿囊腔接种传代 3 ～ 4 次，收集鸡胚尿囊液，测定血凝滴度 ≥ 640。参考郭元吉[5]的方法测定其对小鼠的半数致死量（LD_{50}），并确定造模浓度为 20 LD_{50}。所有毒种均置于 –70 ℃的条件下保存备用。

1.3　细胞

MDCK 细胞（狗肾细胞）由武汉大学中国典型培养物保藏中心提供。细胞生长液为 RPMI 640，加 10% 的小牛血清、100 U/mL 青霉素、10 μg/mL 链霉素。细胞维持液除新生小牛血清为 2% 外，其余同细胞生长液。

1.4　试剂

4,5- 二甲基噻唑 -2,5- 二苯基四唑溴化物（MTT，美国 Sigma 公司；以不含血清的 MEM 培养基配制成 5 mg/mL 溶液，过滤除菌后置于冰箱保存备用）、MEM 和 RPMI1640（赛默飞世尔科技有限公司）、二甲基亚砜（DMSO，上海菲达试剂有限公司）、新生小牛血清（杭州四季青生物工程材料有限公司）、1% 鸡血（来亨公鸡翅下静脉取血，按 1：4 的比例加入 Alserver 液后在 4 ℃条件下保存，使用时用生理盐水配成 1% 的鸡红细胞悬液）。

2　方法

2.1　不同药物对 MDCK 细胞的毒性作用

根据 Mosmann 建立的四甲基偶氮唑盐（MTT）法检测药物对 MDCK 细胞的毒性作用。用胰酶将生长良好的 MDCK 细胞分散成单个细胞悬液，按 1×10^5/mL 分别种于 40 孔板，每孔 0.1 mL。置于 37 ℃、5% CO_2 培养箱中培养 24 h。待细胞长成单层后，弃培养上清液，换不同浓度的含药维持液，每种重复 4 孔，并设正常细胞对照组。继续培养 48 h 后，弃培养上清液，每孔加入含 5 mg/mL MTT 且不含血清的 MEM 培养基 50 μL，置 CO_2 培养箱中继续培养 2 ～ 3 h 后，弃 MTT 上清液，用 PBS 冲洗 3 次，每孔加溶解液（DMSO：乙醇的体积比为 1：1）100 μL，振荡 5 ～ 10 min，待结晶完全溶解，置 96 孔酶标仪上，测定 570 nm 波长处的吸光度 A，并根据下式计算细胞存活率，找出不同药物对细胞的最大无毒浓度范围。

$$细胞存活率 =（实验孔 A/ 对照孔 A）\times 100\%$$

2.2　不同药物对流感病毒增殖的抑制作用

于已长成单层 MDCK 细胞的 40 孔板上，每孔接种 50 μL 100TCID$_{50}$ 的流感病毒液，于 35 ℃吸附 90 min，弃病毒上清液。根据细胞毒性实验的结果，在药物无毒的含量范围内，每孔加入不同浓度的含药维持液 0.2 mL，然后将流感病毒培养板置于 35 ℃、5% CO_2 培养箱中培养，每天观察致细胞病变（CPE）。隔天换新鲜的含药维持液。实验同时设正常细胞对照组、病毒对照组、利巴韦林组和中药样品组。

CPE 记录方法为：" –"表示无 CPE；"+"表示 25% 的细胞出现 CPE；"++"表示 50% 的细胞出现 CPE；"+++"表示 75% 的细胞出现 CPE；"++++"表示 100% 的细胞出现 CPE。在病毒对照组为"+++"～"++++"时弃培养上清液，每孔加入含 5 mg/mL MTT 的培养液 50 μL，继续培养 2 ～ 3 h 后洗去 MTT 上清液，每孔加 DMSO 溶解液 10 μL，混匀，5 ～ 10 min 后，用酶标仪测 570 nm 波长处的吸光度 A，并按下述公式计算不同药物对流感病毒的抑制率。

$$病毒抑制率 = \frac{药物处理组 A - 病毒对照组 A}{正常细胞对照组 A - 病毒对照组 A} \times 100\%$$

结合细胞毒性实验的结果，用统计软件 PEMS 3.1 的加权直线回归法计算药物半数毒性浓度 TC_{50} 和半数有效浓度 IC_{50}，得到药物治疗指数 TI（$TI = TC_{50}/IC_{50}$）。

3 结果

3.1 不同药物对 MDCK 细胞的毒性作用

不同药物对 MDCK 细胞的毒性表现为细胞黏连、皱缩、脱落，且吸光度 A 明显下降（吸光度 A 在 0.10 以下）。将不同浓度的药物作用于细胞，结果见表1。

表 1　荔枝核黄酮类化合物对 MDCK 细胞的毒性作用

药物	不同药物量的细胞存活率 /%									$TC_{50}/$ $(\mu g \cdot mL^{-1})$
	$10\mu g \cdot mL^{-1}$	$20\mu g \cdot mL^{-1}$	$40\mu g \cdot mL^{-1}$	$80\mu g \cdot mL^{-1}$	$160\mu g \cdot mL^{-1}$	$320\mu g \cdot mL^{-1}$	$640\mu g \cdot mL^{-1}$	$800\mu g \cdot mL^{-1}$	$1600\mu g \cdot mL^{-1}$	
荔枝核黄酮	100.0	86.2	70.3	60.5	42.3	32.5	28.4	15.3	8.6	144.8
利巴韦林	100.0	86.6	71.3	62.5	46.5	31.2	26.5	14.2	8.5	148.0

3.2 不同药物对流感病毒增殖的抑制作用

流感病毒对 MDCK 细胞 CPE 表现为细胞皱缩、变圆、壁厚、脱落，折光性增强。根据细胞毒性试验的结果，选择在无毒浓度范围内，将药物以不同的浓度进行抑制流感病毒试验，其病毒抑制率见表2。

表 2　荔枝核黄酮类化合物的抗流感病毒作用

药物	不同药物量的病毒抑制率 /%						$IC_{50}/$ $(\mu g \cdot mL^{-1})$	TI
	$5\mu g \cdot mL^{-1}$	$10\mu g \cdot mL^{-1}$	$20\mu g \cdot mL^{-1}$	$40\mu g \cdot mL^{-1}$	$80\mu g \cdot mL^{-1}$	$160\mu g \cdot mL^{-1}$		
荔枝核黄酮	4.3	10.2	25.5	40.1	52.5	100.0	45.8	3.2
利巴韦林	4.5	10.5	26.2	40.0	53.3	100.0	45.1	3.3

4　讨论

　　流感在中医上属于外感热病范畴；现代医学则认为流感是由流感病毒引起的一种急性病毒性呼吸道传染病，以发病率高、流行广泛、传播迅速为主要特点。现代临床应用的抗流感病毒药物易损害宿主细胞，毒性较大且易导致耐药毒株出现，因此研究新型抗流感病毒中药具有重要的现实意义。我国中草药具有几千年的应用历史，资源丰富、品种繁多，多数具有抗病毒功能，从中寻找有效抗病毒成分、开发抗病毒药物的前景十分广阔。本实验采用MDCK细胞培养法进行荔枝核抗流感病毒作用的实验研究，证实荔枝核在体外具有较强的抗流感病毒作用，其有效成分为荔枝核黄酮类化合物。随着荔枝核黄酮类化合物浓度的增加，其抗病毒活性增强，表现为病毒抑制率升高。经直线回归分析，药物浓度与病毒抑制率间有线性关系（$P < 0.05$）。荔枝核黄酮类化合物浓度在80 μg/mL以上时，对流感病毒细胞病变的抑制率在50%以上，对流感病毒的治疗指数为3.2，有希望被开发成抗流感病毒药物。此外，其抗流感病毒的作用机制及在体内的抗流感病毒活性有待进一步研究。

参考文献

[1] 郑琳颖，韩超，潘竞锵. 荔枝核的化学、药理和临床研究概况［J］. 中医药学报，1998，26（5）：51-53.

[2] 屠鹏飞，罗青，郑俊华. 荔枝核的化学成分研究［J］. 中草药，2002，33（4）：300-303.

[3] 潘竞锵，郭洁文，韩超. 荔枝核的药理实验研究［J］. 中国新药杂志，2000，9（1）：14-16.

[4] 徐庆，陈全斌，义祥辉，等. 荔枝核提取物对HepG2.2.15细胞系HBsAg与HBeAg表达的影响［J］. 中国医院药学杂志，2004，24（7）：393-395.

[5] 金奇. 医学分子病毒学［M］. 北京：科学出版社，2001.

荔枝核黄酮类化合物对
SARS-CoV 3CL 蛋白酶抑制作用的研究

龚受基，苏小建，虞海平，李佳，覃永俊，徐庆，罗伟生

荔枝核是无患子科植物荔枝（*Litchi chinensis* Sonn.）的干燥成熟种子，文献报道其有降血糖、调血脂、抗氧化、抗乙肝病毒、保肝的作用[1]。本课题组发现荔枝核黄酮类化合物体外试验对乙肝病毒 HBsAg、HBeAg 表达有较强的抑制作用[2]。

本文以 3CL 蛋白酶为靶点，探讨荔枝核黄酮类化合物对 SARS-CoV 3CL 蛋白酶的抑制作用。

1 材料

1.1 药物

荔枝核提取物由实验室经柱层析分离得到黄酮类化合物 Ⅰ，将药物配成 100 g/L 浓度，用 0.22 μm 的除菌过滤器过滤除菌，备用。

1.2 试剂

SARS-CoV 3CL 蛋白酶由国家新药筛选中心制备，底物 Thr-Ser-Ala-Val-Leu-Gln-pNA（TQ-6pNA）由吉尔生化（上海）有限公司合成[3]，阳性抑制剂 chen 312-5 由国家新药筛选中心合成。

2 方法

2.1 SARS-CoV 3CL 蛋白酶制备

从 SARS 冠状病毒中提取病毒 RNA，分离出 SARS-CoV 3CL 蛋白酶基因，应用大肠杆菌表达系统得到 SARS-CoV 3CL 蛋白酶，纯化后得到高纯度的活性 SARS-CoV 3CL 蛋白酶。

［基金项目］广西科学研究与技术开发计划项目（桂科攻 0332006）；广西高校人才小高地建设计划·病理学科创新团队项目（广西 SARS200507）。

2.2 活性测试

将药物置于 96 孔聚苯乙烯透明平底微孔板中进行反应，反应总体积为 100 μL，体系含有 2.7 μmol/L SARS-CoV 3CL 蛋白酶、2% DMSO、50 mmol/L Tris·HCl（pH 值为 7.5）、1 mmol/L DTT、1 mmol/L EDTA 和 250 μmol/L TQ-6pNA。反应时间为 3 h，分别在 0 h、1 h、2 h、3 h 时测 405 nm 波长处的光吸收强度，计算酶的初速度。初次筛选的抑制剂浓度为 100 mg/L，如抑制率大于 50%，则认为抑制剂对 3CL 蛋白酶具有抑制活性，进一步测定 IC_{50} 值。

2.3 抑制率和 IC_{50} 的计算方法

药物对 SARS-CoV 3CL 蛋白酶的抑制率和 IC_{50} 通过下列公式计算得到。

$$蛋白酶抑制率 = \frac{V_{DMSO} - V_{Sample}}{V_{DMSO}} \times 100\%$$

$$蛋白酶抑制率 = \frac{100}{1 + (IC_{50} + [I])^k}$$

其中，V_{DMSO} 代表 DMSO 组的酶初速度，V_{Sample} 代表药物组的酶初速度，$[I]$ 代表药物浓度，k 代表 Hill 系数。

3 结果

药物对 SARS-CoV 3CL 蛋白酶抑制率的效果见表 1。

表 1 药物对 SARS-CoV 3CL 蛋白酶抑制率的效果

样本	初次筛选抑制率 /%（100 mg·L⁻¹）	IC_{50}/（μg·L⁻¹）			误差
		1	2	均值	
I	85	41.99	38.7	40.35	2.3

4 讨论

临床用于治疗 SARS 的药物包括抗病毒药、激素类药、镇咳祛痰药和解热镇痛药，以及增强免疫调节作用和保护心、肝、肾功能的药物等[4]。研究发现，6-氮鸟苷、吡唑呋喃菌素和甘草酸能够抑制病毒的复制[5]，肉桂硫胺可以直接用来治疗 SARS。上海药物研究所等单位发现 ZZ-I 化合物、中药验方"解毒丸"和 5-羟色胺受体拮抗剂（DDDC-AS-001）3 种样品，抗 SARS 病毒作用突出[6-7]。

研究发现，荔枝核黄酮类化合物对 SARS-CoV 3CL 蛋白酶有很强的抑制作用，且 IC_{50} 仅为 40.35 mg/L。中药资源丰富、疗效确切，是宝贵的药物宝库。其中，荔枝核毒性低，是潜在的抗 SARS 药物，本研究将为开发抗 SARS 病毒药物提供很好的理论依据。

参考文献

［1］潘竞锵，郭洁文，韩超，等．荔枝核的药理实验研究［J］.中国新药杂志，2000，9（1）：14-16.

［2］徐庆，宋芸娟，陈全斌，等．荔枝核黄酮类化合物对 HepG2.2.15 细胞系 HBsAg 与 HBeAg 表达及 HBV-DNA 含量的影响［J］.第四军医大学学报，2004，25（20）：1862-1866.

［3］XIONG B，GUI C S，XU X Y，et al. A 3D model of SARS-CoV 3CL proteinase and its inhibitors design by virtual screening［J］. Acta Pharmacol Sin，2003（6）：497-504.

［4］李莉，曹秀堂，李乐工．治疗 SARS 用药品种及费用的统计分析［J］.解放军药学学报，2005，21（2）：157-160.

［5］CINATL J，MORGENSTERN B，BAUER G，et al. Glycyrrhizin，an active component of liquorice roots，and replication of SARS-associated coronavirus［J］. The Lancet，2003，361（9374）：2045-2046.

［6］程献．治疗 SARS 药物的研发思路与进展［J］.中国药师，2004，7（3）：168-170.

［7］王睿，周筱青，董军，等．SARS 患者药品不良反应的分析研究［J］.中国药理学通报，2004，20（12）：1379-1382.

荔枝核总黄酮预防大鼠肝纤维化的初步研究

覃浩，孙旭锐，欧士钰，靳雅玲，罗伟生

【摘要】 目的：观察荔枝核总黄酮（total flavones from *Litchi chinensis* Sonn., TFL）预防大鼠肝纤维化作用及活化肝星状细胞（hepatic stellate cell, HSC）凋亡的变化，从细胞凋亡的角度研究二者之间的关系。方法：以二甲基亚硝胺腹腔注射制作大鼠肝纤维化模型，同时以秋水仙碱为阳性对照，TFL 100 mg/kg、200 mg/kg 灌胃给药，每天 1 次，6 周后处死大鼠，经放射免疫法（RIA）检测大鼠血清中透明质酸（HA）、层粘连蛋白（LN）、Ⅲ型前胶原（PCⅢ）蛋白水平，取肝脏同一部位行 HE、Masson 染色观察大鼠肝纤维化程度，采用 α-SMA 及 TUNEL 免疫组化双重染色标记活化 HSC 的凋亡。结果：TFL 高剂量组和秋水仙碱组血清肝纤维化指标（HA、LN、PCⅢ）均明显低于模型组（$P < 0.05$）。与模型组比较，TFL 高剂量组可明显增加活化 HSC 凋亡指数，改善大鼠肝纤维化程度（$P < 0.05$）。结论：荔枝核总黄酮可抑制肝纤维化大鼠 HA、LN、PCⅢ 的表达，诱导 HSC 凋亡并改善二甲基亚硝胺所致肝纤维化程度，且具有一定的量效关系。

【关键词】 荔枝核总黄酮；肝纤维化；肝星状细胞

肝纤维化是肝脏疾病的一种中间形态，没有特定的诱因，凡是可以造成肝脏慢性、持续性损伤的疾病，都能导致肝纤维化。肝纤维化进一步发展可引起以肝小叶结构改建、假小叶及再生结节形成为特征的肝硬化。目前认为，HSC 的激活是肝纤维化发生的中心环节[1-2]。肝脏损伤时，处于静止状态的 HSC 被迅速激活，并转化为肌成纤维细胞，而该细胞具有很强的增生能力，可表达细胞骨架蛋白平滑肌肌动蛋白 α（alpha-smooth muscle aorta，α-SMA）及结合蛋白，同时能够产生大量的 I 型胶原[3]。现有研究表明，荔枝核含有多种化学成分，主要为荔枝核皂苷、黄酮类、酚酸类、蒽醌类等[4]。荔枝核黄酮类化合物对乙肝病毒和 HBV-DNA 的表达有明显的抑制作用[5]，具有改善鸭乙型肝炎损害[6]、抗呼吸道合胞病毒和流感病毒[7-8]、清除氧自由基和保肝的作用[4]，但目前对具有生物活性的单体物质的研究较为少见。粗提的荔枝核总黄酮具有抗胆汁淤积性肝纤维化的作用已有报道[9]。本研究运用微波法，利用大孔树脂柱和聚

［基金项目］广西壮族自治区卫生厅重点课题基金资助项目（2010052）。

酰胺柱进行分离提纯得到荔枝核总黄酮，并探讨荔枝核总黄酮对大鼠肝纤维化的预防作用，旨在为其抗肝纤维化的理论研究和临床应用奠定基础。

1 材料与方法

1.1 试剂

DMN（dimethylnitrosamine，购于美国 Sigma 公司），α-SMA 抗体（购于武汉三鹰生物技术有限公司），TUNEL 试剂盒（购于上海罗氏制药有限公司），免疫组织化学二抗试剂、DAB 显色剂（购于福建迈新生物技术开发有限公司），秋水仙碱（Col）、透明质酸（HA）、层粘连蛋白（LN）以及 III 型前胶原（PC III）放射免疫分析测定盒（购于上海海研医学生物技术有限公司），TFL（购于广东广弘医药有限公司，经鉴定为无患子科植物荔枝的成熟种子；由桂林医学院药理实验室提取分离，将荔枝核干粉用 70% 乙醇微波辅助提取，得到总提取物浸膏，用水将其溶解后，水溶部分别过 D-101 大孔树脂柱、聚酰胺柱，用 70% 乙醇洗脱，洗脱物减压旋干后即得）。通过盐酸 - 镁粉反应实验检测为黄酮类化合物，再经高效液相色谱法分析其含量和成分，测定荔枝核总黄酮含量达 54.2%。利用蒸馏水将其稀释为 40 g/L 和 20 g/L 两种浓度溶液。

1.2 实验动物

选取 60 只健康雄性 SD 大鼠，60 日龄，SPF 级，体质量（200±10）g，由广西医科大学实验动物中心提供，合格证号为 SCXK 桂 2009-0002。大鼠于桂林医学院 SPF 级实验动物中心喂养，空气湿度 50%～60%，光照随昼夜变化，自由饮水。

1.3 方法

将大鼠完全随机分为空白对照组、模型组、TFL 高剂量组、TFL 低剂量组、秋水仙碱组，每组 12 只。空白对照组不予处理，以等体积的生理盐水灌胃；模型组参考 Ala-Kokko 等[10]的方法，大鼠以 2 mL/kg 剂量于每周前 3 天连续腹腔注射 0.5% DMN 溶液（以生理盐水稀释），共 4 周，用生理盐水灌胃，每天 1 次，每次 5 mL/kg，共 6 周；TFL 高剂量组于造模同时予 200 mg/kg TFL[9]灌胃，每天 1 次，共 6 周；TFL 低剂量组于造模同时予 100 mg/kg TFL[9]灌胃，每天 1 次，共 6 周；秋水仙碱组在造模的同时予 0.1 mg/kg 秋水仙碱灌胃，每天 1 次，共 6 周。

1.4 取材

6 周后用苯巴比妥麻醉大鼠，打开腹腔，抽取下腔静脉血，观察其肝脏的外形变化并拍照，取同一部位新鲜肝脏组织固定于体积分数为 10% 的中性甲醛溶液中 1 天。

1.5 HE 染色

HE 染色按常规方法进行。

1.6 Masson 胶原染色

10% 三氯醋酸和 10% 重铬酸钾混合液染色 15 min，蒸馏水水洗 6 次；5% 天青石蓝染色 6 min，蒸馏水水洗 6 次；在 1% 冰醋酸中过一下，滴上酸性品红与丽春红混合液（比例为 2∶1）；滴 1% 亮绿染色液等待 1 min；在冰醋酸中过 3 下；脱水透明，封片。参照 2002 年中华肝脏病学会肝纤维化分级法进行胶原纤维增生程度半定量分析[6]，最低 0 分，最高 29 分；得分越高，表示肝纤维化程度越重。

1.7 活化 HSC 凋亡 TUNEL-α-SMA 双标记检测

防脱切片常规脱蜡、脱水；用 0.01 mol/L 枸橼酸盐缓冲液微波修复 4 min，冷却后用 PBS 冲洗；30% H_2O_2 阻断 10 min，蒸馏水冲洗，PBS 浸泡 5 min；将 5 μL enzyme solution Ⅰ 与 45 μL enzyme solution Ⅱ 混合，每片加此混合物 50 μL，湿盒内孵育 60 min，用 PBS 冲洗，5 min×3 次；滴加 37 ℃ 的 TUNEL reaction mixture 50 μL，1 h，用 PBS 冲洗；DAB 显色，用 PBS 冲洗，5 min×3 次，5% BSA 封闭液中室温孵育 30 min；倾去血清；滴加稀释的一抗（1∶100），37 ℃下孵育 1.5 h，用 PBS 冲洗；滴二抗，37 ℃下孵育 30 min，用 PBS 冲洗；滴加试剂 SABC，37 ℃下孵育 30 min，用 PBS 冲洗；DAB 显色；苏木精淡染，常规脱水透明，中性树胶封固、光镜下观察。阴性对照用 DAB 代替一抗，以 α-SMA 表达阳性细胞为计数对象，其中细胞质黄染，细胞核棕黑色固缩、变形，为凋亡的 HSC。每片随机取 5 个不同高倍镜视野（×400），以平均每 100 个 HSC 中含凋亡细胞个数作为星状细胞凋亡指数（AI）。

1.8 统计学处理

各组数据均以平均数 ± 标准差（$\bar{x}\pm s$）来表示。先进行数据的正态性检验及方差齐性检验，符合条件的行单因素方差分析，组间比较应用 Student-Newman-Keuls（SNK）检验，采用 SPSS 17.0 统计软件进行分析。

2 结果

2.1 一般情况

存活大鼠处死前体质量较实验前增加。实验过程中共有 6 只大鼠死亡，对死亡的大鼠进行尸检和肝脏 HE 染色检查，均为急性肝衰竭死亡，死亡动物不计入统计学处理。

2.2 各组大鼠血清 HA、LN、PC Ⅲ 水平

TFL 高剂量组、空白对照组和秋水仙碱组血清中 HA、LN、PC Ⅲ 水平明显低于模型组（$P < 0.05$），结果见表1。

表1 各组大鼠血清中 HA、LN、PC Ⅲ 水平测定结果（μg/L，$\bar{x} \pm s$）

组别	n	HA	LN	PC Ⅲ
空白对照组	12	106.60±1.42[ab]	7.17±0.56[ab]	29.3±1.59[ab]
模型组	9	590.27±19.00	31.24±4.90[b]	76.62±2.00[b]
TFL 高剂量组	11	118.08±5.24[ab]	9.38±1.43[ab]	33.80±1.21[ab]
TFL 低剂量组	11	560.23±29.70[b]	27.55±4.00[b]	75.98±1.80[b]
秋水仙碱组	11	214.18±16.70[a]	18.40±1.29[a]	50.40±1.34[a]

注：与模型组比较，[a]$P < 0.05$；与秋水仙碱组比较，[b]$P < 0.05$。

2.3 肝脏病理学变化

2.3.1 HE 染色

空白对照组的大鼠肝组织结构完整、清晰，肝小叶结构正常，汇管区未见纤维索条影，无明显变性坏死或炎性细胞浸润，肝板和肝血窦以中央静脉为中心向周围呈放射状排列，肝细胞呈多边体形，胞核大而圆、居中，细胞质均匀。模型组可见汇管区大量胶原纤维增生，增生的胶原纤维形成纤维分隔，分割肝小叶，破坏肝小叶结构；肝小叶可见大量炎性细胞浸润，肝细胞可见坏死区，周围伴有存活的肝细胞重度变性或肝细胞再生的现象。TFL 高剂量组可见汇管区内纤维组织增生，汇管区及中央静脉周围可见炎性细胞浸润，纤维组织于中央静脉周围增生并向肝小叶内延伸，但纤维间隔较纤细。TFL 低剂量组、秋水仙碱组介于模型组、TFL 高剂量组之间，见图1。

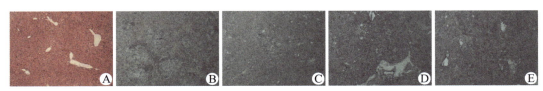

A. 空白对照组；B. 模型组；C.TFL 高剂量组；D.TFL 低剂量组；E. 秋水仙碱组

图1 各组大鼠肝脏组织病理变化（HE，×100)

2.3.2 Masson 染色

空白对照组无纤维组织增生，仅见肝板间有少许极为纤细的蓝色网状纤维包绕肝窦；模型组见汇管区大量胶原纤维增生，在中央静脉之间、汇管区之间、汇管区与中央静脉之间形成纤维间隔，破坏肝小叶结构，分割、包绕肝小叶；TFL 高剂量组可见胶原纤维轻度增生，汇管区纤维化扩大，局限于窦周和肝小叶内，肝小叶间未见纤维组织

增生，无假小叶形成；TFL 低剂量组、秋水仙碱组纤维粗大，数量比 TFL 高剂量组多，见图 2。参照肝纤维化半定量评分法[11]，各组得分结果见表 2。

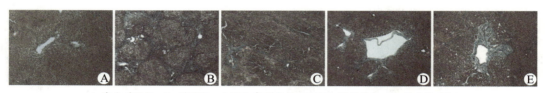

A. 空白对照组；B. 模型组；C.TFL 高剂量组；D.TFL 低剂量组；E. 秋水仙碱组

图 2   各组大鼠肝脏组织 Masson 染色结果（LM，×100）

表 2   各组大鼠肝脏病理学检查结果（$\bar{x} \pm s$）

组别	n	肝纤维化半定量评分 / 分	HSC 凋亡指数 /%
空白对照组	12	0.88 ± 0.28^{ab}	5.56 ± 1.11^{ab}
模型组	9	20.33 ± 2.35^{b}	10.20 ± 1.53^{b}
TFL 高剂量组	11	5.72 ± 1.56^{ab}	48.52 ± 4.15^{ab}
TFL 低剂量组	11	19.27 ± 1.61^{ab}	22.92 ± 1.89^{a}
秋水仙碱组	11	11.54 ± 1.51^{a}	28.04 ± 6.01^{a}

注：与模型组比较，$^{a}P < 0.05$；与秋水仙碱组比较，$^{b}P < 0.05$。

2.3.3   TUNEL–α–SMA 双标记

空白对照组未见凋亡的 HSC，TFL 高剂量组可见大量凋亡的 HSC，模型组、TFL 低剂量组、秋水仙碱组介于空白对照组、TFL 高剂量组之间，见图 3。各组得分结果见表 2。

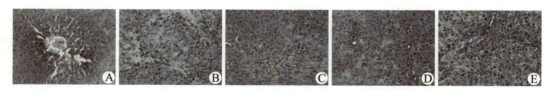

A. 空白对照组；B. 模型组；C.TFL 高剂量组；D.TFL 低剂量组；E. 秋水仙碱组

图 3   各组大鼠肝脏组织 TUNEL–α–SMA 双标记检测结果（LM，×400）

3   讨论

肝星状细胞又称为储脂细胞、Ito 细胞、维生素 A 细胞等，位于肝细胞与肝窦内皮细胞的 Disse 间隙。正常状态下，肝内处于静息状态，增生活性很低，主要储存和代谢维生素 A 脂滴。HSC 凋亡作为一种潜在的调控机制，不仅能够减少已被激活的 HSC，而且能够抑制 HSC 的激活，使由激活 HSC 合成的基质金属蛋白酶抑制剂水平明显降低，细胞外基质成分的降解也相应增加，从而达到防止肝纤维化发生或逆转肝纤维化的目的[12]。临床中患者往往是先得病后治疗，因此研究促 HSC 凋亡的机制可能更具有实用价值，选择性诱导 HSC 凋亡的药物将成为抗肝纤维化治疗的重要手段。结果表明，TFL 可以预防二甲基亚硝胺所致的肝纤维化，增加活化的 HSC 凋亡指数，明显降低血清中 HA、LN、PCⅢ的水平，该预防作用与 TFL 的剂量有关，且高剂量 TFL 组明显优于秋水仙碱组；TFL 在抑制二甲基亚硝胺所致大鼠肝纤维化的过程中，可诱导 HSC 凋亡，从而减少细胞外基质的沉积和生成，解除其对胶原酶的抑制作用，使肝纤维化程度减轻并逆转。同时观察到在预防肝纤维化的过程中，一定剂量的 TFL 会诱导 HSC 凋亡，这可能是其预防肝纤维化的机制之一。

　　综上所述，本研究观察到一定剂量的 TFL 可明显减轻二甲基亚硝胺诱导的肝纤维化作用及促进活化 HSC 凋亡，为临床上应用 TFL 治疗肝纤维化提供了线索，但其在人体的代谢过程、影响因素、作用机制等方面还有待进一步研究。

参考文献

［1］SAREM M, ZNAIDAK R, MACÍAS M, et al. Hepatic stellate cells：It's role in normal and pathological conditions［J］. Gastroenterol Hepatol，2006，29（2）：93-101.

［2］MOREIRA R K. Hepatic stellate cells and liver fibrosis［J］. Arch Pathol Lab Med，2007，131（11）：1728-1734.

［3］BATALLER R, BRENNER D A. Liver fibrosis［J］. J Clin Invest，2005，115（2）：209-218.

［4］陈衍斌，武可泗，顾宜，等. 荔枝核化学成分及药理研究概况［J］. 中国中医药信息杂志，2007，14（5）：97-98.

［5］徐庆，宋芸娟，陈全斌，等. 荔枝核黄酮类化合物对 HepG2.2.15 细胞系 HBsAg 与 HBeAg 表达及 HBV-DNA 含量的影响［J］. 第四军医大学学报，2004，25（20）：1862-1866.

［6］徐庆，宋芸娟，李丽亚，等. 荔枝核总黄酮的抗鸭乙型肝炎病毒作用［J］. 世界华人消化杂志，2005，13（17）：2082-2085.

［7］梁荣感，刘卫兵，唐祖年，等. 荔枝核黄酮类化合物体外抗呼吸道合胞病毒的作用［J］. 第四军医大学学报，2006，27（20）：1881-1883.

［8］罗伟生，龚受基，梁荣感，等. 荔枝核黄酮类化合物体外抗流感病毒作用的研究［J］. 中国中药杂志，2006，31（16）：1379-1380.

［9］赵永忠，漆志平，徐庆，等. 荔枝核总黄酮抗胆管结扎大鼠肝纤维化的作用及机制［J］. 世界华人消化杂志，2010，18（20）：2084-2089.

［10］ALA-KOKKO L, PIHLAJANIEMI T, MYERS J C, et al. Gene expression of type Ⅰ, Ⅲ and Ⅳ collagens in hepatic fibrosis induced by dimethylnitrosamine in the rat［J］.

Biochem J, 1987, 244（1）: 75-79.

[11] 曾民德，王泰龄，王宝恩. 肝纤维化诊断及疗效评估共识 [J]. 肝脏，2002, 7（2）:
147-148.

[12] GRESSNER O A, RIZK M S, KOVALENKO E, et al. Changing the pathogenetic
roadmap of liver fibrosis？Where did it start, where will it go？[J] . J Gastroenterol
Hepatol, 2008, 23（7 Pt 1）: 1024-1035.

荔枝核总黄酮对肝纤维化大鼠
肝细胞 Bcl-2/Bax 表达的影响

罗伟生，靳雅玲，欧士钰，覃浩，孙旭锐

【摘要】目的：研究荔枝核总黄酮（total flavone from *Litchi Chinensis* Sonn.，TFL）对二甲基亚硝胺（dimethylnitrosamine，DMN）导致肝纤维化大鼠肝细胞凋亡的影响及作用机制。方法：将 50 只 SD 大鼠随机分为 5 组，以 DMN 腹腔注射制备肝纤维化大鼠模型；造模的同时，TFL 干预组分别以高剂量、低剂量的 TFL 灌胃 6 周进行干预治疗，空白对照组、秋水仙碱组分别以生理盐水、秋水仙碱灌胃作为阴性对照和阳性对照。通过 HE 染色及 Masson 染色观察肝纤维化程度；采用免疫组织化学二步法检测 Bcl-2、Bax 的表达；测定血清丙氨酸氨基转移酶（ALT）、天门冬氨酸氨基转移酶（AST）的水平。结果：肝纤维化模型组大鼠肝组织中 Bcl-2、Bax 的表达较空白对照组显著升高（$P=0.000$）；TFL 高剂量给药组、TFL 低剂量给药组及秋水仙碱组 Bcl-2 的表达较肝纤维化模型组升高（$P=0.000$，$P=0.047$，$P=0.021$），Bax 的表达较肝纤维化模型组降低（$P=0.000$，$P=0.014$，$P=0.007$）；TFL 高剂量给药组与低剂量给药组比较，Bcl-2 的表达升高（$P=0.018$），Bax 的表达显著降低（$P=0.002$）。Bcl-2、Bax 在秋水仙碱组与 TFL 低剂量给药组中的表达无显著性差异（$P=0.726$，$P=0.767$）。肝纤维化严重程度与 Bax 的表达显著正相关（$P=0.000$），与 Bcl-2 的表达显著负相关（$P=0.000$）。空白对照组、TFL 高剂量给药组和 TFL 低剂量给药组及秋水仙碱组血清 ALT、AST 水平均明显低于肝纤维化模型组，具有显著性差异（$P=0.000$）。低剂量给药组与秋水仙碱组无显著性差异（$P=0.597$，$P=0.669$）。结论：TFL 具有较好的抗肝纤维化和改善肝功能的作用，并推测这种作用可能与上调 Bcl-2、下调 Bax 的表达、抑制肝细胞凋亡有关。

【关键词】荔枝核总黄酮；肝纤维化；细胞凋亡；Bcl-2；Bax

　　我国是一个肝病高发国家，大多数慢性乙型肝炎患者都会经历由乙型肝炎转向肝硬化，再到肝癌的三部曲阶段，延缓甚至阻断这条途径对肝病治疗具有重要意义。肝纤维化是慢性肝病向肝硬化发展的必经阶段[1-2]。研究发现，肝纤维化甚至肝硬化的早期

［基金来源］广西壮族自治区卫生厅重点课题基金资助项目（2010052）。

均是可逆的[3]。因而，肝纤维化的早期治疗是可以使这条肝病进展途径停止发展，甚至发生逆转的。在前期的研究中，TFL 已被证实具有抗大鼠肝纤维化的作用，并且可以促进肝星状细胞的凋亡[4]、抑制肿瘤坏死因子相关凋亡诱导配体的表达[5]。本实验通过建立 DMN 肝纤维化大鼠模型，观察 TFL 对肝纤维化大鼠肝细胞内 Bcl-2、Bax 的表达及肝功能的影响，初步探讨了 TFL 抗肝纤维化的作用机制。

1   材料和方法

1.1   材料

清洁级 SD 雄性大鼠 50 只，体质量（200±20）g，购自桂林医学院实验动物中心。所有大鼠按常规饲养条件（温度 25 ℃，湿度 50%～60%，光照随昼夜变化）饲养，用普通大鼠饲料喂养，自由进水。二甲基亚硝胺（购自美国 Sigma 公司）；荔枝核总黄酮[4]由桂林医学院药理教研室提取分离，将荔枝核干粉通过乙醇微波辅助提取，用大孔吸附树脂分离纯化后对提取物进行定性检测、定量检测，得到的黄酮类化合物用蒸馏水稀释为 40 g/L 和 20 g/L 两种浓度溶液。秋水仙碱（Col），Bcl-2、Bax 抗体（购自北京中杉金桥生物技术有限公司）；免疫组织化学抗体稀释液、免疫组织化学二抗试剂、DAB 显色剂（购自福建迈新生物技术开发有限公司）。

1.2   方法

1.2.1   造模与分组

参照文献[4]制备 DMN 肝纤维化大鼠模型，将 50 只大鼠随机分为 5 组，每组 10 只。肝纤维化模型组：大鼠以 2 mL/kg 的剂量（第 1 周为此剂量的 2/3）于每周前 3 天连续腹腔注射 0.5% DMN 溶液（以生理盐水稀释），共 4 周，造模的同时用生理盐水灌胃，每天 1 次，每次 5 mL/kg，共 6 周。TFL 高剂量、低剂量给药组：造模同时分别给予 TFL 200 mL/kg、100 mL/kg 灌胃，每天 1 次，共 6 周。秋水仙碱组：秋水仙碱粉剂溶于生理盐水后以 0.1mg/kg 的浓度灌胃，每天 1 次，共 6 周。空白对照组：以等体积的生理盐水灌胃，不做其他处理。

1.2.2   取材及处理

末次给药后次日，予苯巴比妥钠腹腔注射麻醉后，抽取下腔静脉血后处死大鼠，分离肝脏，观察肝组织的大体变化。取同一部位的新鲜肝脏组织制作石蜡切片，用于病理形态学和免疫组织化学检测。下腔静脉血离心后用全自动生化分析仪检测肝功能。

1.2.3   检测指标及方法

①肝组织病理学检查。肝组织 HE 染色及 Masson 染色，参照曾民德等[6]的肝纤维化评分标准对肝纤维化严重程度进行半定量分析。②肝功能检测。下腔静脉血离心后

用全自动生化分析仪测定各组 ALT、AST 的水平。③免疫组织化学二步法检测 Bcl-2、Bax 的表达，严格按照说明书操作。结果判断：在细胞质和 / 或细胞膜有黄色颗粒沉着视为阳性表达。高倍视野（×400）下，根据染色细胞多少及染色深浅对阳性表达情况进行半定量分析[7]：不着色者为 0 分，着色淡（浅黄色）者为 1 分，中等着色（棕黄色）者为 2 分，着色深（棕褐色）者为 3 分，着色范围小于 5% 为 0 分，6%～25% 为 1 分，26%～50% 为 2 分，51%～75% 为 3 分，大于 76% 为 4 分，每张切片的着色程度与着色范围的得分相加为其最后计分。

所有数据均以 mean ± SD 表示，使用 SPSS 17.0 软件进行统计分析。先对数据做正态性检验及方差齐性检验，符合条件的行单因素方差分析。组间比较应用 LSD 检验，相关性分析采用 Pearson 检验，以 $P < 0.05$ 为差异具有统计学意义。

2　结果

2.1　大鼠一般情况

实验期间共死亡 5 只大鼠，HE 染色显示急性肝衰竭，死亡大鼠均不计入统计学数据。

2.2　各组大鼠血清 AST、ALT 的水平

空白对照组、TFL 高剂量给药组和 TFL 低剂量给药组及秋水仙碱组血清 ALT、AST 均明显低于肝纤维化模型组，具有显著性差异（$P=0.000$）；TFL 低剂量给药组与秋水仙碱组无显著性差异（$P=0.597$，$P=0.669$），见表 1。

表 1　各组大鼠肝功能变化、肝纤维化程度及 Bcl-2、Bax 表达情况

分组	n	ALT/(U·L⁻¹)	AST/(U·L⁻¹)	肝纤维化程度 / 分	Bcl-2 表达	Bax 表达
空白对照组	10	45.46± 11.045[dfhj]	84.95± 14.495[dfhj]	0.80± 0.422[dfhj]	2.30± 0.483[dfhj]	2.80± 0.789[dehj]
肝纤维化模型组	8	194.63± 22.857[bfhj]	293.99± 23.779[bfhj]	21.13± 5.463[bfhi]	4.00± 0.756[bfgi]	5.88± 0.991[bfgj]
TFL 高剂量给药组	9	109.78± 18.688[bdhj]	156.50± 26.292[bdhj]	6.78± 3.930[bdhj]	5.44± 0.726[bdgi]	3.67± 0.707[adhj]
TFL 低剂量给药组	9	141.92± 21.045[bdf]	219.11± 30.902[bdf]	14.56± 4.667[bdf]	4.67± 0.707[bce]	4.89± 0.782[bcf]
秋水仙碱组	9	147.11± 27.287[bdf]	213.83± 31.530[bdf]	15.67± 5.745[bcf]	4.78± 0.667[bce]	4.78± 0.667[bdf]

注：与空白对照组比较，[a]$P < 0.05$，[b]$P < 0.01$；与肝纤维化模型组比较，[c]$P < 0.05$，[d]$P < 0.01$；与 TFL 高剂量给药组比较，[e]$P < 0.05$，[f]$P < 0.01$；与 TFL 低剂量给药组比较，[g]$P < 0.05$，[h]$P < 0.01$；与秋水仙碱组比较，[i]$P < 0.05$，[j]$P < 0.01$。

2.3　HE 染色及 Masson 染色

HE 染色结果显示：与空白对照组相比，肝纤维化模型组的大鼠肝小叶结构破坏，肝细胞索排列紊乱，肝组织内出现广泛的空泡变性、大范围坏死及炎性细胞浸润，部分可见假小叶形成；TFL 高剂量给药组的肝小叶结构部分紊乱，肝组织变性、细胞坏死，炎性细胞浸润较轻。

Masson 染色结果显示：空白对照组仅见汇管区和中央静脉周围有少量细小的胶原纤维，未见增生；肝纤维化模型组可见肝小叶间及汇管区有明显的胶原纤维增生，形成粗大的纤维间隔并向肝小叶内伸展；TFL 高剂量给药组胶原纤维增生较轻，形成的纤维间隔较窄；TFL 低剂量给药组及秋水仙碱组肝组织的改变介于肝纤维化模型组和 TFL 高剂量给药组之间。肝纤维化半定量计分：肝纤维化模型组（21.13 ± 5.463）分，TFL 高剂量给药组（6.78 ± 3.930）分，TFL 低剂量给药组（14.56 ± 4.667）分，秋水仙碱组（15.67 ± 5.745）分，空白对照组（0.80 ± 0.422）分（见表 1、图 1、图 2）。

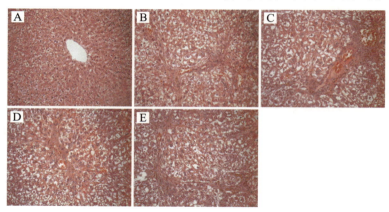

A. 空白对照组；B. 肝纤维化模型组；C. TFL 高剂量给药组；D. TFL 低剂量给药组；E. 秋水仙碱组

图 1　各组大鼠肝组织 HE 染色图片（×200）

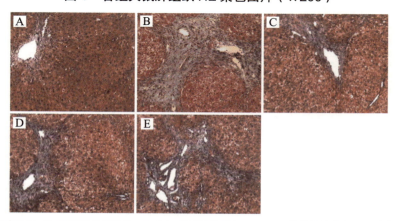

A. 空白对照组；B. 肝纤维化模型组；C. TFL 高剂量给药组；D. TFL 低剂量给药组；E. 秋水仙碱组

图 2　各组大鼠肝组织 Masson 染色图片（×200）

2.4　大鼠肝组织中 Bcl-2、Bax 的表达

　　光镜下高倍视野（二步法，×400）观察，Bcl-2 在正常肝组织肝窦、肝细胞质、中央静脉中有少量表达；在肝纤维化组织中广泛分布，主要表达在汇管区、纤维间隔、肝细胞质、肝窦、中央静脉中。Bax 在正常肝组织中央静脉及其周围的肝窦中有少量表达；在肝纤维化组织中主要表达在肝细胞质中，多为变性的肝细胞质，严重时呈弥漫性表达。肝纤维化模型组大鼠肝组织中 Bcl-2、Bax 的表达较空白对照组显著升高（$P=0.000$）；TFL 高剂量给药组、TFL 低剂量给药组及秋水仙碱组 Bcl-2 的表达较肝纤维化模型组升高（$P=0.000$，$P=0.047$，$P=0.021$），这三组 Bax 的表达较肝纤维化模型组降低（$P=0.000$，$P=0.014$，$P=0.007$）；TFL 药物干预组中高剂量给药组与低剂量给药组比较 Bcl-2 的表达显著升高（$P=0.018$），Bax 的表达显著降低（$P=0.002$）。Bcl-2、Bax 在秋水仙碱组与 TFL 低剂量给药组中的表达无显著性差异（$P=0.726$，$P=0.767$），见表 1、图 3、图 4。

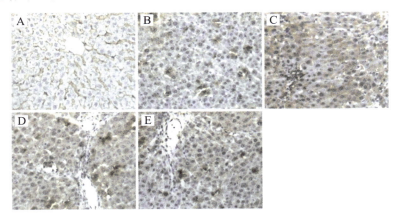

A. 空白对照组；B. 肝纤维化模型组；C. TFL 高剂量给药组；D. TFL 低剂量给药组；E. 秋水仙碱组

图 3　免疫组织化学检测 Bcl-2 的表达（×200）

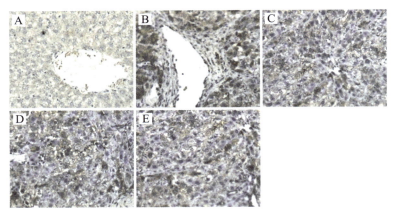

A. 空白对照组；B. 肝纤维化模型组；C. TFL 高剂量给药组；D. TFL 低剂量给药组；E. 秋水仙碱组

图 4　免疫组织化学检测 Bax 的表达（×200）

2.5　肝纤维化程度与 Bcl-2、Bax 的相关性

肝纤维化程度与 Bax 的表达显著正相关（$r=0.874$，$P=0.000$）；除了空白对照组，其他组的肝纤维化程度与 Bcl-2 的表达显著负相关（$r=-0.763$，$P=0.000$），见图 5。

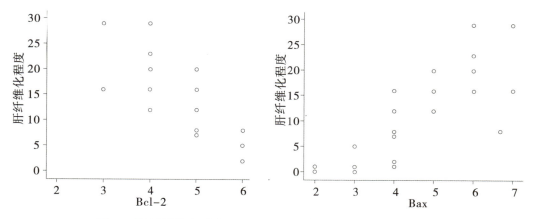

图 5　肝纤维化程度与 Bcl-2、Bax 表达的相关分析散点图

3　讨论

研究表明，荔枝核中的活性成分具有降糖、调脂[8]、护肝[9]、抗病毒[10]等多种药理作用。荔枝核颗粒对于 S180、EAC 肉瘤的抑制作用是通过促进 Bax 的表达、减少 Bcl-2 的表达、诱导肿瘤细胞凋亡来实现的[11-12]。由此，本试验通过观察 Bcl-2、Bax 的表达变化来探讨荔枝核总黄酮抗肝纤维化的作用机制。

肝纤维化是肝硬化的前期病变阶段。研究发现，其可能是因长期的肝损伤导致肝内细胞死亡造成的。肝纤维化的起始阶段与肝组织受到外界损伤刺激后，发生脂质过氧化产生的凋亡有关[13]。肝细胞凋亡后形成的凋亡小体和其他细胞碎片被肝星状细胞吞噬，引起肝星状细胞活化、增殖，进而转化为肌成纤维细胞，最终导致细胞外基质的沉积，形成肝纤维化[14]。目前，肝细胞的凋亡主要有内源性途径和外源性途径，这两种途径都伴随着线粒体结构和功能的改变[15]。在细胞凋亡的进程中，线粒体外膜的通透性起了非常重要的作用，而调节线粒体外膜通透性的就是 Bcl-2 家族[16]。Bcl-2 家族可以分为两类：一类是促细胞凋亡蛋白，代表蛋白是 Bax；另一类是抗细胞凋亡蛋白，代表蛋白是 Bcl-2 蛋白，其通过激活一系列下游基因发挥调节凋亡的作用[17]。Bax 是 Bcl-2 家族的一种前凋亡蛋白，Bax 诱导细胞凋亡与亚细胞器的定位改变有关。一般情况下，Bax 位于细胞质内，机体受到损伤、刺激后，激活的 Bax 将重新定位于线粒体表面并释放细胞色素 C，从而诱导细胞凋亡[18-19]。肝纤维化模型组大鼠肝组织中 Bax 的表达较空白对照组显著升高，提示肝组织受到外界损伤刺激后，通过增加促凋亡蛋

白 Bax 的表达诱导肝细胞凋亡。TFL 高低剂量给药组、秋水仙碱组较肝纤维化模型组的肝纤维化程度明显减轻、Bax 的表达降低，TFL 高剂量给药组 Bax 的表达较 TFL 低剂量给药组和秋水仙碱组降低，而 TFL 低剂量给药组与秋水仙碱组相比无显著性差异。Bcl-2 抑制肝细胞凋亡的机制可能与减轻线粒体功能障碍和脂质过氧化的作用有关[20-21]，从而起到对抗 Fas 介导的肝损伤的作用[22]。

　　Guicciardi 等[23]发现，肝细胞是否发生凋亡主要取决于 Bcl-xl 和 Mcl-1 这两种蛋白的表达情况：肝细胞特异性减少任意一种蛋白的表达都会导致细胞凋亡，ALT 升高，肝纤维化加重。肝纤维化模型组大鼠肝组织中 Bcl-2 的表达较空白对照组显著升高，表明在肝细胞发生凋亡后，机体并不是被动地接受凋亡，而是通过代偿机制加强抗凋亡蛋白 Bcl-2 的表达来对抗凋亡[24]。TFL 高低剂量给药组、秋水仙碱组较肝纤维化模型组 Bcl-2 的表达升高，TFL 高剂量给药组 Bcl-2 的表达比 TFL 低剂量给药组和秋水仙碱组高，而 TFL 低剂量给药组和秋水仙碱组比较无显著性差异。Mitselou 等[25]在对不同阶段的肝病临床研究中发现，轻型肝病（脂肪肝）中 Bcl-2 的表达较多，而重型肝病（肝硬化、肝癌）中 Bax 的表达较多。Hanafy 等[26]在对不同组别的丙型肝炎研究中发现，丙型肝炎的严重程度与 Bcl-2 表达呈负相关，与 Bax 表达呈正相关。本试验结果显示，肝纤维化的严重程度与肝细胞内 Bax 的表达呈显著正相关，与 Bcl-2 的表达呈显著负相关，这与临床研究中关于 Bcl-2、Bax 与肝病进程的相关报道相符。表明随着肝纤维化程度的加重，促凋亡蛋白 Bax 的表达显著增强，抑制凋亡蛋白 Bcl-2 的表达降低，从而增加了肝细胞的凋亡，也进一步验证了肝细胞凋亡与肝纤维化之间的关系。

　　ALT、AST 是反映肝细胞坏死及炎症活动程度的指标[27]。其中，ALT 与肝损伤程度密切相关[28]。本研究结果显示，TFL 高低剂量给药组血清中 ALT、AST 的水平明显低于肝纤维化模型组，提示 TFL 具有改善肝功能、防止肝细胞损伤的作用。

　　总之，TFL 具有较好的抗肝纤维化和改善肝功能的作用，推测这种作用可能与上调 Bcl-2、下调 Bax 的表达及抑制肝细胞凋亡有关。TFL 高剂量给药组的抗肝纤维作用优于秋水仙碱组，但是本次试验中未能与临床一线新药进行疗效比对，如复方鳖甲软肝片[29-30]，因此对 TFL 抗肝纤维的疗效还有待进一步深入研究。

参考文献

［1］TSUKADA S, PARSONS C J, RIPPE R A. Mechanisms of liver fibrosis ［J］.Clin Chim Acta, 2006, 364（1-2）: 33-60.

［2］MANNING D S, AFDHAL N H. Diagnosis and quantitation of fibrosis ［J］. Gastroenterology, 2008（134）: 1670-1681.

［3］BENYON R C, IREDALE J P. Is liver fibrosis reversible ?［J］Gut, 2000, 46（4）:

443-446.

［4］覃浩，孙旭锐，欧仕玉，等．荔枝核总黄酮预防大鼠肝纤维化的初步研究［J］．第三军医大学学报，2011，33（22）：2353-2356.

［5］赵永忠，漆志平，徐庆，等．荔枝核总黄酮抗胆管结扎大鼠肝纤维化的作用及机制［J］．世界华人消化杂志，2010，18（20）：2084-2089.

［6］曾民德，王泰龄，王宝恩．肝纤维化诊断和疗效评估共识［J］．诊断学理论与实践，2002，1（3）：191-192.

［7］孟爱红，陈芝芸，严茂祥．银杏叶提取物对肝纤维化大鼠肝细胞凋亡的影响［J］．中华中医药学刊，2009，27（10）：2095-2097.

［8］张永明，袁红，田菊霞，等．荔枝核皂甙提取物对小鼠糖异生作用和血脂代谢的影响［J］．杭州师范学院学报（自然科学版），2005，4（6）：435-436.

［9］肖柳英，潘竞锵，饶卫农，等．荔枝核颗粒对小鼠肝损伤保护作用的实验研究［J］．中华中医药杂志，2005，20（1）42-43.

［10］王辉，陶小红，王洋，等．荔枝核提取物体外抗病毒活性及其机制研究［J］．中国药科大学学报，2008，39（5）：437-441.

［11］吕俊华，沈文娟，韦笑梅，等．荔枝核提取物对肿瘤小鼠肿瘤细胞 Bax 和 Bcl-2 蛋白表达的影响［J］．中成药，2008，30（9）：1381-1383.

［12］林妮，肖柳英，潘竞锵，等．荔枝核对小鼠 S180、EAC 肿瘤细胞 Bax 和 Bcl-2 蛋白表达的影响研究［J］．中国药房，2008，19（15）：1138-1141.

［13］邵祥强，肖华胜．肝纤维化发病机制与临床诊断的研究进展［J］．世界华人消化杂志，2011，19（3）：268-274.

［14］MEHAL W，IMAEDA A. Cell death and fibrogenesis［J］. Semin Liver Dis，2010，30（3）：226-231.

［15］张雪娇，郑仕中，陆茵，等．线粒体在肝细胞凋亡中的作用及中药对其保护作用［J］．中草药，2011，42（7）：1141-1145.

［16］VICK B，WEBER A，URBANIK T，et al. Knockout of myeloid cell leukemia-1 induces liver damage and increases apoptosis susceptibility of murine hepatocytes［J］. Hepatology，2009，49（2）：627-636.

［17］郭晨，李丹，林纳，等．表达 HBVX 基因的小鼠模型的建立及对肝细胞凋亡因子的影响［J］．世界华人消化杂志，2011，19（12）：1225-1230.

［18］KOTSAFTI A，FARINATI F，CARDIN R，et al. Bax inhibitor-1 down-regulation in the progression of chronic liver diseases［J］. BMC Gastroenterol，2010（10）：35.

［19］赵和平，解燕茹．Bcl-2、Bax 蛋白表达在非酒精性脂肪性肝病中的作用［J］．世界华人消化杂志，2009，17（23）：2409-2412.

[20] MITCHELL C, ROBIN M A, MAYEUF A, et al. Protection against hepatocyte mitochondrial dysfunction delays fibrosis progression in mice [J]. Am J Pathol, 2009, 175 (5): 1929-1937.

[21] MITCHELL C, MAHROUF-YORGOV M, MAYEUF A, et al. Overexpression of Bcl-2 in hepatocytes protects against injury but does not attenuate fibrosis in a mouse model of chronic cholestatic liver disease [J]. Lab Invest, 2011, 91 (2): 273-282.

[22] KAHRAMAN A, MOTT J L, BRONK S F, et al. Overexpression of mcl-1 attenuates liver injury and fibrosis in the bile duct-ligated mouse [J]. Dig Dis Sci, 2009, 54 (9): 1908-1917.

[23] GUICCIARDI M E, GORES G J. Apoptosis as a mechanism for liver disease progression [J]. Semin Liver Dis, 2010, 30 (4): 402-410.

[24] 魏屏, 罗端德, 熊莉娟, 等. 吡喹酮对血吸虫病肝纤维化小鼠肝组织 Bcl-2 和 Bax 表达的影响 [J]. 中国寄生虫病防治杂志, 2005, 18 (6): 419-421.

[25] MITSELOU A, KARAPIPERIDES D, NESSERIS I, et al. Altered expression of cell cycle and apoptotic proteins in human liver pathologies [J]. Anticancer Res, 2010, 30 (11): 4493-4501.

[26] HANAFY S M, SHEHATA O H, FARAHAT N M. Expression of apoptotic markers Bcl-2 and Bax in chronic hepatitis C virus patients [J]. Clin Biochem, 2010, 43 (13-14): 1112-1117.

[27] 王付, 尚立芝, 苗小玲, 等. 四逆散加味对肝纤维化大鼠肝功能、肝纤维化指标及病理变化的影响 [J]. 中国实验方剂学杂志, 2012, 18 (5): 177-180.

[28] 黄妩姣, 李涛, 周罗晶, 等. 丙型肝炎患者血清肝功能与肝纤维化的相关性 [J]. 广东医学, 2010, 31 (24): 3218-3219.

[29] 艾志波, 张荣华, 闫国和. 鳖甲煎改良方对大鼠肝纤维化的防治作用 [J]. 世界华人消化杂志, 2011, 19 (1): 13-18.

[30] 于珊, 徐雪钰, 李建宇, 等. 苯丙氨酸二肽类化合物 Y101 对 CCl_4 诱导大鼠慢性肝损伤的保护作用 [J]. 中国新药杂志, 2011 (18): 1750-1754.

荔枝核总黄酮对肝纤维化大鼠肝组织 MMP-2 表达的影响

欧士钰，罗伟生，靳雅玲，覃浩，孙旭锐

【摘要】目的：观察基质金属蛋白酶 -2（MMP-2）在实验性肝纤维化大鼠组织中的表达，探讨荔枝核总黄酮（TFL）抗肝纤维化的作用机制。方法：将大鼠随机分为正常组、模型组、TFL 高剂量组、TFL 低剂量组及秋水仙碱（col）阳性对照组。模型组、TFL 高低剂量组及秋水仙碱阳性对照组以二甲基亚硝胺腹腔注射 4 周制作大鼠肝纤维化模型；造模的同时 TFL 高剂量组、TFL 低剂量组及 col 阳性对照组分别以 TFL 200 mg/kg、TFL 100 mg/kg、col 灌胃给药，每天 1 次，正常组及模型组给予等体积生理盐水灌胃。6 周后处死大鼠，抽取下腔静脉血检测谷草转氨酶（AST）、谷丙转氨酶（ALT）的含量，取肝脏同一部位行 HE 染色、Masson 染色以观察大鼠肝纤维化程度，采用免疫组化法检测各组肝组织 MMP-2 的表达。结果：TFL 高剂量组、TFL 低剂量组及正常组血清 AST、ALT 水平均明显低于模型组，具有显著性差异（$P < 0.05$）。与模型组相比，TFL 高低剂量组 MMP-2 的表达明显降低（$P < 0.05$），改善大鼠肝纤维化（$P < 0.05$）。结论：TFL 可减轻肝损伤及改善实验性大鼠肝纤维化程度，抑制 MMP-2 的表达可能是其抗肝纤维化作用机制之一。

【关键词】荔枝核总黄酮；肝纤维化；MMP-2

肝纤维化是各种慢性肝损伤的共同后果，同时也是一个可逆的过程。荔枝是广西特产，其核仁作为特色中药已有几千年的应用历史。荔枝核含有多种化学成分，其中黄酮类化合物具有清除氧自由基和保肝作用[1]。本课题组前期试验已证实荔枝核总黄酮具有抗肝纤维化的作用[2]，为进一步探讨荔枝核总黄酮抗肝纤维化作用的机制，本试验观察了荔枝核总黄酮对二甲基亚硝胺诱导的实验性大鼠肝纤维化组织中 MMP-2 表达的影响。

［基金来源］广西壮族自治区卫生厅重点课题基金资助项目（2010052）。

1 材料与方法

1.1 动物

选取 SPF 级 50 只健康雄性 SD 大鼠，体质量（200±20）g，由桂林医学院实验动物中心提供，合格证号为 SCXK 桂 2007-0001。

1.2 试剂

二甲基亚硝胺（DMN，购于美国 Sigma 公司），兔抗大鼠 MMP-2 多克隆抗体（购于北京中杉金桥生物技术有限公司），免疫组织化学二抗试剂、DAB 显色剂（购于福建迈新生物技术开发有限公司），Col、荔枝核总黄酮（TFL，购于广东广弘医药有限公司，经鉴定为无患子科植物荔枝的成熟种子；桂林医学院药理学重点实验室提取分离，荔枝核总黄酮含量达 54.2%，用蒸馏水稀释为 20 g/L、40 g/L 两种溶液），离心机、全自动生化分析仪（桂林市第三人民医院检验科）。

1.3 大鼠分组及处理

大鼠随机分为正常组、模型组、TFL 高剂量组、TFL 低剂量组、col 阳性对照组，每组各 10 只。模型组、TFL 高剂量组、TFL 低剂量组、col 阳性对照组参考 Ala-Kokko 的方法[3]，以 25 mL/kg 剂量于每周前 3 天连续腹腔注射 0.5% 的 DMN 溶液（以生理盐水稀释），共 4 周，制作肝纤维化模型。造模同时，模型组、TFL 高剂量组、TFL 低剂量组及 col 阳性对照组分别用 5 mL/kg 生理盐水，200 mg/kg、100 mg/kg TFL[4] 及 0.1 mg/kg Col 灌胃，每天 1 次，共 6 周。正常组以等体积生理盐水灌胃。6 周后处死大鼠，抽取下腔静脉血，观察肝脏的外形变化，并取同一部位新鲜肝脏组织固定于 10% 中性甲醛溶液中 1 天。

1.4 指标检测

1.4.1 肝功能检测

血液离心，取血清，用全自动生化分析仪测定血清中 ALT、AST 的含量。

1.4.2 肝组织病理学检查

制作石蜡切片，HE 染色按常规方法进行。Masson 染色，以 10% 三氯醋酸和 10% 重铬酸钾混合液染色 15 min，蒸馏水水洗 6 次；5% 天青石蓝染色 6 min，蒸馏水水洗 6 次；于 1% 冰醋酸中过 1 下，滴上酸性品红与丽春混合液（比例 2∶1）；滴 1% 亮绿染色液等待 1 min；在冰醋酸中过 3 下；脱水透明，封片。参照 2002 年中华肝脏病学会肝纤维化分级法进行胶原纤维增生程度半定量分析[5]，最低 0 分，最高 29 分；得分越高，表示肝纤维化程度越重。

1.4.3　免疫组化检测 MMP-2 蛋白的表达

防脱切片常规脱蜡、脱水；在柠檬酸盐工作缓冲液中高温修复 2 min，冷却后用 PBS 冲洗；3% H_2O_2 阻断 10 min，用 PBS 冲洗；滴加 MMP-2 多克隆抗体（1 ： 200），1 h 后用 PBS 冲洗；滴加二抗，15min 后用 PBS 冲洗；DAB 显色；苏木精复染，常规脱水透明，中性树胶封固，光镜下观察。用已知阳性切片作为阳性对照，用 PBS 代替一抗作为阴性对照。MMP-2 的表达采用半定量计分方法，以细胞质或包膜呈棕黄色为"＋"。参照免疫组化显色标准[6]：按显色程度分为弱、中、强 3 种，分别计 1、2、3 分。每个指标的每个标本取 10 个较好的高倍视野，按显色范围分为 4 度："＋"为显色范围占高倍视野小于 25%；"++"为显色占高倍视野 25% ～ 50%；"+++"为显色占高倍视野 50% ～ 75%；"++++"为显色占高倍视野大于 75%。将每个高倍视野显色程度和范围换算成显色指数，"＋"为 1 分、"++"为 2 分、"+++"为 3 分、"++++"为 4 分，取其平均数作为每个检测指标的最终显色指数。

$$显色指数 = 显色程度 \times 显色范围$$

1.5　统计学处理

各组数据以（$\bar{x} \pm s$）表示，先进行数据的正态性检验及方差齐性检验，符合条件行单因素方差分析（ANOVA），组间比较应用 Student-Newman-Keuls（SNK）检验。采用 SPSS 17.0 统计软件做相关统计学分析。

2　结果

2.1　一般情况

实验过程中共有 5 只大鼠死亡，经尸检和肝脏 HE 染色检查，发现大鼠均死于急性肝衰竭，不计入统计学处理。模型组大鼠消瘦，毛发稀疏、暗淡无光，眼睛混浊，反应迟钝，厌食，剖开腹腔后部分可见腹水，肝脏肉眼观察粗糙，可见结节。TFL 高剂量组形体较丰满，发育良好，被毛浓密有光泽，眼睛明亮，行动迅速、反应灵敏，食欲好，剖开腹腔后无腹水，肝脏肉眼观察较光滑细腻。TFL 低剂量组和 col 阳性对照组外观无明显差异，形体中等、发育一般、被毛尚光滑、行动反应较正常、食欲正常，剖开腹腔后可见少量腹水，肝脏肉眼观察质地欠细腻。

2.2　各组 AST、ALT 水平比较

比较各组 AST、ALT 水平，模型组 AST、ALT 水平最高，TFL 高剂量组 ALT、AST 水平明显低于模型组及 col 阳性对照组（$P < 0.05$），TFL 低剂量组、col 阳性对照组 ALT、AST 水平也低于模型组（$P < 0.05$），见表 1。

表 1　荔枝核总黄酮对大鼠血清 ALT、AST 水平的影响 ($\bar{x} \pm s$)

组别	n	ALT/（U·L^{-1}）	AST/（U·L^{-1}）
正常组	10	45.46±11.05	84.95±14.50
模型组	8	194.63±22.86[a]	293.99±23.78[a]
TFL 高剂量组	9	109.78±18.69[abc]	156.50±26.29[abc]
TFL 低剂量组	9	141.92±21.05[ab]	219.11±30.90[ab]
col 阳性对照组	9	147.11±27.29[ab]	213.83±31.53[ab]

注：与正常组比较，[a]$P < 0.05$；与模型组比较，[b]$P < 0.05$；与 col 阳性对照组比较，[c]$P < 0.05$。

2.3　各组 HE 及 Masson 染色结果

光镜观察下，正常组肝小叶结构完整清晰，呈条索状向四周放射性排列，无纤维组织增生，仅见中央静脉周边及肝板间有少许蓝色纤细的网状纤维。模型组可见灶性坏死，伴炎性细胞浸润，多数肝小叶结构被破坏或消失，粗大胶原纤维分割、包绕肝小叶，在中央静脉之间、汇管区之间、汇管区与中央静脉之间形成纤维间隔，肝细胞索排列紊乱，肝细胞水肿明显，脂肪变性广泛。与模型组比较，TFL 高低剂量组肝细胞水肿及变性不明显，炎性细胞浸润较少，肝小叶结构破坏明显减轻，胶原纤维增生较少，纤维疏松变窄。TFL 高剂量组可见胶原纤维轻度增生，汇管区纤维化扩大，局限于窦周和肝小叶内，肝小叶间未见纤维组织增生，无假小叶形成；TFL 低剂量组及 col 阳性对照组纤维略粗大，数量较 TFL 高剂量组多。各组大鼠肝组织 HE 染色见图 1，Masson 染色见图 2，肝纤维化评分情况见表 2。

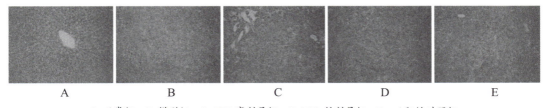

A. 正常组；B. 模型组；C. TFL 高剂量组；D. TFL 低剂量组；E. col 阳性对照组

图 1　各组大鼠肝组织 HE 染色（×100）

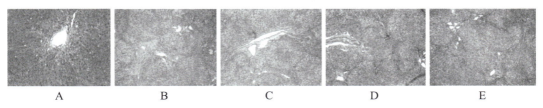

A. 正常组；B. 模型组；C. TFL 高剂量组；D. TFL 低剂量组；E. col 阳性对照组

图 2　各组大鼠肝组织 Masson 染色（×100）

表 2　各组大鼠肝纤维化程度分期情况

组别	n	0 期	1 期	2 期	3 期	4 期
正常组	10	10	0	0	0	0
模型组	8	0	0	1	4	3
TFL 高剂量组	9	0	1	5	3	0
TFL 低剂量组	9	0	0	3	5	1
col 阳性对照组	9	0	0	2	6	1

2.4　免疫组化 MMP-2 蛋白表达结果

正常组的肝组织 MMP-2 呈弱阳性表达，散在分布于肝窦周围、肝细胞、汇管区血管壁及胆管壁周围的间质细胞，显色较淡；而模型组的 MMP-2 呈强阳性表达，肝小叶内肝窦周围及肝细胞可见片状深着色区，汇管区、纤维间隔区亦可见片状融合区，血管壁着色强烈；与模型组相比，TFL 高剂量组 MMP-2 蛋白表达明显下降（$P < 0.05$），仅在肝窦周围见明显的中等着色细胞，部分呈小片状，肝细胞及汇管区见少许淡黄色着色细胞；TFL 低剂量组及 col 阳性对照组在肝小叶内呈片状着色，肝窦周围着色较深，单个肝细胞内可见强着色细胞核，MMP-2 表达与模型组相比有显著性差异（$P < 0.05$）。TFL 低剂量组和 col 阳性对照组之间比较无统计学意义。MMP-2 的表达见图 3，显色指数见表 3。

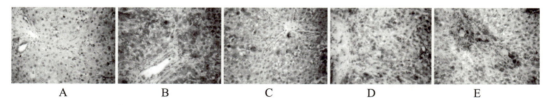

A. 正常组；B. 模型组；C. TFL 高剂量组；D. TFL 低剂量组；E. col 阳性对照组

图 3　各组大鼠肝组织 MMP-2 免疫组化染色（×400）

表 3　荔枝核总黄酮对肝组织纤维化评分及 MMP-2 表达的影响（$\bar{x} \pm s$）

组别	n	纤维化评分 / 分	显色指数
正常组	10	0.80±0.42	1.30±0.48
模型组	8	21.13±5.46[1]	9.50±1.60[1]
TFL 高剂量组	9	6.78±3.93[1), 2]	3.44±1.33[1), 2), 3]
TFL 低剂量组	9	14.56±4.67[1), 2]	6.67±2.45[1), 2]
col 阳性对照组	9	15.67±5.74[1), 2]	6.33±2.55[1), 2]

注：与正常组比较，[1] $P < 0.05$；与模型组比较，[2] $P < 0.05$；与 col 阳性对照组比较，[3] $P < 0.05$。

3　讨论

　　肝纤维化是肝脏细胞外基质（ECM）的合成与降解平衡被破坏，导致细胞外基质过度沉积的病理过程，是各种慢性肝病进一步向肝硬化发展的必经阶段[7-8]。目前认为，肝纤维化乃至早期肝硬化均是可逆的[9]。所以，早期肝纤维化的治疗具有重要的临床意义。实验研究表明，中医药具有良好的抗肝纤维化效果[10-11]，能够多途径、多层次、多靶点地发挥抗肝纤维化作用[12]。TFL 是从中药荔枝核中提取的，通过微波法应用大孔树脂柱和聚酰胺柱进行分离提纯，得到的黄酮类化合物，具有保肝、抗肝纤维化等作用[1-2]。本试验进一步观察并探讨了 TFL 抗肝纤维化的作用及可能机制。

　　目前认为，肝内参与细胞外基质降解的主要酶系为基质金属蛋白酶（MMPs），MMPs 促进 ECM 的降解，组织金属蛋白酶抑制剂（TIMPs）抑制 MMPs 的活性、阻止 ECM 的降解，MMPs 和 TIMPs 之间的平衡决定了 ECM 的代谢。研究证明[13]，调节 MMPs/TIMPs 的表达，可以改变肝纤维化的进程，甚至可以逆转肝纤维化。肝星状细胞（HSC）是肝组织内生成胶原纤维等细胞外基质的主要细胞来源，它的激活是肝纤维化发病过程中的中心环节[14]。

　　研究证明，MMPs 中 MMP-2 与 HSC 的活化密切相关[15]，而且 MMP-2 的表达增多会促进肝纤维化的进程[16]。在肝纤维化早期阶段，MMP-2 基因、潜酶和活性酶表达均明显增加，其活性不受基质金属蛋白酶的组织抑制因子 -2（TIMP-2）的干预，能持续地降解基底膜的正常基质成分，破坏其完整微环境，促使 HSC 被激活并增殖、转化为肌成纤维细胞，同时分泌 ECM 及 MMP-2，形成破坏、激活的连锁反应，促进肝纤维化的形成与发展[17-19]。研究证明，在四氯化碳诱导的实验性肝纤维化大鼠模型中，模型组肝组织 MMP-2 mRNA 表达明显增高，而治疗组肝纤维化程度减轻，同时 MMP-2 水平显著下降[20-21]。

　　在本试验中，笔者利用 DMN 建造大鼠肝纤维化模型，采用免疫组化法检测了各组大鼠肝组织 MMP-2 的表达，结果显示各组肝脏组织均有 MMP-2 的表达；与正常组比较，模型组肝组织纤维化程度明显增高，同时 MMP-2 的表达显著增加；与模型组比较，TFL 高低剂量组肝组织纤维化程度明显减轻，其 MMP-2 的表达显著降低。因此，笔者认为 TFL 能下调 MMP-2 的表达，对 MMP-2 进行调控，可以使肝窦基底膜的完整性得以保持，从而延缓甚至抑制肝纤维化的进程，这可能是 TFL 对抗肝纤维化的作用机制之一，但其中的具体生物学机制尚有待进一步研究。

参考文献

［1］陈衍斌，武可泗，顾宜，等．荔枝核化学成分及药理研究概况［J］．中国中医药信息杂志，2007，14（5）：97-98.

［2］覃浩，孙旭锐，欧仕玉，等．荔枝核总黄酮预防大鼠肝纤维化的初步研究［J］．第三军医大学学报，2011，33（22）：2353-2356.

［3］ALA-KOKKO L，PIHLAJANIEMI T，MYERS J C，et al. Gene expression of type Ⅰ，Ⅲ and Ⅳ collagens in hepatic fibrosis induced by dimethylnitrosamine in the rat［J］. Biochem J，1987，244（1）：75-79.

［4］赵永忠，漆志平，徐庆，等．荔枝核总黄酮抗胆管结扎大鼠肝纤维化的作用及机制［J］．世界华人消化杂志，2010，18（20）：2084-2089.

［5］曾民德，王泰龄，王宝恩．肝纤维化诊断及疗效评估共识［J］．肝脏，2002，7（2）：147-148.

［6］谢玉梅，聂青和，周永兴，等．肝硬化患者肝组织中TIMP-1，TIMP-2的表达［J］．第四军医大学学报，2000，21（7）：790-792.

［7］TSUKADA S，PARSONS C J，RIPPE R A. Mechanisms of liver fibrosis［J］. Clin Chim Acta，2006，364（1-2）：33-60.

［8］MANNING D S，AFDHAL N H. Diagnosis and quantitation of fibrosis［J］. Gastroenterology，2008，134（6）：1670-1680.

［9］BENYON R C，IREDALE J P. Is liver fibrosis reversible？［J］. Gut，2000，46（4）：443-446.

［10］欧贤红，吕林艳，郑作文．藤茶提取物抗慢性肝纤维化作用［J］．中国实验方剂学杂志，2011，17（3）：132-134.

［11］曾建国，肖俐，王宇红，等．博落回提取物对实验性肝纤维化的防治作用［J］．中国实验方剂学杂志，2012，18（1）：134-140.

［12］张媛辉，刘俊田．中药抗肝纤维化作用机制的研究进展［J］．中国实验方剂学杂志，2006，12（6）：66-70.

［13］都广礼，刘平，王磊，等．猪血清肝纤维化大鼠肝组织基质金属蛋白酶-9/13和基质金属蛋白酶抑制因子-1/2表达的动态变化及下瘀血汤对其影响［J］．中国实验方剂学杂志，2009，15（11）：48-51.

［14］FRIEDMAN S L. Mechanisms of hepatic fibrogenesis［J］. Gastroenterology，2008，134（6）：1655.

［15］BENYON R C，ARTHUR M J P. Extracellalar matrix degradation and the role of hepatic stellate cells［J］. Semin Liver Dis，2001，21（3）：373-384.

［16］HEMMANN S，GRAF J，RODERFELD M，et al. Expression of MMPs and TIMPs in liver fibrosis-a systematic review with special emphasis on anti-fibrotic strategies ［J］. Journal of Hepatology，2007，46（5）：955-975.

［17］吴运瑾，翟为溶，庄丽，等. 大鼠肝纤维化模型中基质金属蛋白酶 -2 及其抑制物的表达 ［J］. 上海医科大学学报，1999，26（4）：27-30.

［18］STRONGIN A Y，COLLIER I，BANNIKOV G，et al. Mechanism of cell surface activation of 72-KDa type IV collagenaseisolation of the acti vated form of the membrane metalloproteinase ［J］. J Biol Chem，1995，270（10）：5331-5338.

［19］BENYON R C，HOVELL C J，GACA M D A，et al. Proteinase A is produced and activated by rat hepatic stellate cells and promotes their proliferation ［J］. Hepatology，1999，30（4）：977-986.

［20］ZHOU X，HOVELL C J，PAWLEY S，et al. Expression of matrix metalloproteinase-2 and-14 persists during early resolution of experimental liver fibrosis and might contribute to fibrolysis ［J］. Liver Int，2004，24（5）：492-501.

［21］张彩华，姜妙娜，李寒姝，等. 肝复康对肝纤维化大鼠肝组织 NF-κB、MMP-2 和 TIMP-2 表达的影响 ［J］. 实用肝脏病杂志，2011，14（3）：169-172.

荔枝核总黄酮对大鼠肝星状细胞增殖的抑制作用

孙旭锐，覃浩，罗伟生，靳雅玲，欧士钰

【摘要】目的：研究荔枝核总黄酮（TFL）对大鼠肝星状细胞的生长抑制作用及其分子机制。方法：设置不同浓度（20 mg/L、40 mg/L、80 mg/L、160 mg/L）TFL 药物组对生长状态稳定的大鼠肝星状 HSC-T6 细胞株进行处理，并设置空白对照组。采用 MTT 法检测不同浓度 TFL 处理后相同时间内 HSC-T6 细胞的增殖情况，并根据抑制率计算 TFL 的半数抑制质量浓度（IC_{50}）；通过吖啶橙染色观察经不同浓度 TFL 处理后 HSC-T6 细胞株的凋亡情况；采用流式细胞术检测不同浓度 TFL 处理后 HSC-T6 细胞周期的变化情况。结果：MTT 检测结果显示，TFL 对 HSC-T6 具有增殖抑制活性（$P < 0.05$），其处理 24 h、48 h、72 h 后的 IC_{50} 分别为 116.44 μg/mL、101.98 μg/mL、129.69 μg/mL。吖啶橙染色结果显示，药物组细胞中出现核浓缩、核碎裂及致密浓染亮绿色凋亡小体。流式细胞仪检测结果显示，对照组细胞 G_1 期细胞比例为（47.68±2.92）%，G_2 期为（19.58±2.93）%，S 期为（32.75±2.09）%；药物组经 TFL 处理后，G_1 期细胞数量增加，而 G_2 期细胞数量显著减少（$P < 0.05$）。结论：TFL 在体外能抑制大鼠肝星状细胞增殖，通过阻滞细胞周期和诱导凋亡来实现。

【关键词】TFL；肝星状细胞；增殖抑制

　　荔枝核又名荔仁或大荔核，是无患子科植物荔枝的干燥成熟种子。TFL 是荔枝核中具有药理活性的主要成分之一，其作用涵盖了清除自由基、抗氧化、抗病毒、抗炎保肝等多个方面[1-5]。研究表明，TFL 能有效地减轻胆总管结扎诱导的肝纤维化大鼠肝损伤及纤维化程度，其机制可能与抑制肝内结缔组织生长因子（CTGF）和转化生长因子 -β_1（TGF-β_1）表达有关[6]。本试验探讨 TFL 诱导大鼠肝星状细胞凋亡的作用及其分子机制，为抗肝纤维化新药开发提供实验依据。

［基金项目］国家自然科学基金项目（81360530）。

1 材料与方法

1.1 细胞和药物

大鼠肝星状细胞株 HSC-T6 购自中国科学院昆明细胞库；TFL 原材料由桂林医学院药理学教研室加工提取，经检测 TFL 含量为 852 g/kg，将其磨成粉末状后收集，室温干燥保存备用。

1.2 试剂

DMEM、0.125% 胰蛋白酶购自赛默飞世尔科技有限公司，胎牛血清购自杭州四季青生物工程材料有限公司，四甲基偶氮唑蓝（MTT）及二甲基亚砜（DMSO）均购自美国 Sigma 公司，TGF-β 抗体、平滑肌肌动蛋白 α（α-SMA）抗体购自圣克鲁斯生物技术有限公司，辣根过氧化物酶标记山羊抗兔 IgG（H+L）、辣根过氧化物酶标记山羊抗小鼠 IgG（H+L）购自碧云天生物技术有限公司。

1.3 主要仪器设备及耗材

倒置相差显微镜、荧光显微镜、自动酶标仪 MLDEL680、流式细胞仪 FACS Calibur、电泳仪、半干转膜仪。

1.4 方法

1.4.1 TFL 提取及配制

由桂林医学院药理学教研室加工提取，经检测 TFL 含量为 852 g/kg。总黄酮用 1 mL/L 的 DMSO 溶解，配成浓度为 320 mg/L 的溶液，以 50 g/L $NaHCO_3$ 或 1 mol/L HCl 调节 pH 值至 6.8 ～ 7.2，0.22 mm 针头过滤器过滤后备用。

1.4.2 细胞培养

大鼠肝星状细胞株 HSC-T6 在 5% CO_2、95% 湿度、37 ℃ 的条件下培养，每隔 2 ～ 3 天传代 1 次，所用培养基为含有体积分数为 10% 灭活胎牛血清、质量浓度均为 100 μg/mL 的青霉素和链霉素的高糖 DMEM。

1.4.3 MTT 法检测

将大鼠肝星状细胞株 HSC-T6 传代培养 48 h 后，细胞基本铺满培养瓶，用加有 0.02% EDTA 的 0.125% 胰蛋白酶 500 μL 消化细胞，收集细胞后离心，细胞计数为 2×10^6/mL。按 3×10^3/孔，把细胞接种于 96 孔细胞培养板，每孔加入培养基共 200 μL，置 5% CO_2、37 ℃温箱培养 24 h，待细胞贴壁后，将 TFL 按不同浓度（设置 20 mg/L、40 mg/L、80 mg/L、160 mg/L 共 4 种浓度）加入培养板中（药物组），并设立空白对照组，每组设复孔 3 个，置 5% CO_2、37 ℃温箱分别培养 24 h、48 h、72 h 后吸去上清液。每孔加入培养基 180 μL 及浓度为 5 mg/L 的 MTT 20 μL，置 5% CO_2、37 ℃温箱培养 4 h，弃去各孔液体后每孔再加入 DMOS 200 μL。用自动酶标仪于吸收波长为 490 nm 条件下，测其吸光度 A 值。用 MTT 法检测样品对细胞增殖的抑制活性，根据抑制率计算样品对细胞增殖的半数抑制质量浓度 IC_{50}。

1.4.4　吖啶橙染色收集细胞

方法同 1.4.3，细胞计数为 2.3×10^6/mL，按 2×10^4/孔接种于 6 孔细胞培养板，每孔共加入培养基 2 mL，置 5% CO_2、37 ℃温箱培养 24 h，细胞贴壁后，将 TFL 按不同浓度（采用 MTT 实验结果的最佳抑制率浓度及其附近的 2 个浓度，共 3 个浓度）加入培养板中（药物组），并设立空白对照组，置 5% CO_2、37 ℃温箱培养 48 h 后吸去培养基。用 PBS 液清洗 3 次，每次 5 min，加入吖啶橙染料 2 μL，置于暗处 20 min，然后再洗 3 次，每次 5 min。荧光显微镜下观察细胞，激发滤光片波长为 488 nm，阻断滤光片波长为 515 nm。

1.4.5　流式细胞术

用加有 0.02% EDTA 的 0.125% 胰蛋白酶消化空白对照组和药物组（MTT 实验结果最佳抑制率浓度及其附近的 2 个浓度 TFL，作用 2 天）的细胞制备细胞悬液；1000 r/min 离心 10 min，倒掉上清液，加入 PBS 重悬细胞，再次 1000 r/min 离心 10 min，倒掉上清液，加入 70% 的冰乙醇，悬浮细胞，过夜。下列步骤由北京鼎国昌盛生物技术有限责任公司完成：①检测细胞周期。PBS 洗涤，800 g 离心，5 min × 2 次；加入 500 ~ 1000 μL PI 染液，避光染色 30 min。②用 BACKMAN COULTER 流式细胞仪上机检测：每个样品收集 1×10^4 个细胞，然后用 COULT WINCYCLE 软件进行分析。

1.5　统计学方法

采用 SPSS 17.0 统计软件进行分析，实验资料以平均数 ± 标准差（$\bar{x} \pm s$）表示；对组间实验数据进行单因素方差分析，并进行两两比较，若组间方差不齐，则用非参数秩和检验。

2　结果

2.1　MTT 检测结果

TFL 对 HSC-T6 有明显的抑制作用。加药处理 24 h 后的抑制率为 1.2% ~ 58.6%，IC_{50} 为 116.44 μg/mL，160 mg/L 浓度药物组的吸光度与空白对照组的比较差异有统计学意义（$P < 0.05$）；加药处理 48 h 后的抑制率为 9.8% ~ 62.3%，IC_{50} 为 101.98 μg/mL，浓度为 40 mg/L、80 mg/L、160 mg/L 的药物组吸光度与空白对照组的比较差异有统计学意义（$P < 0.05$）；加药处理 72 h 后的抑制率为 3.8% ~ 53.3%，IC_{50} 为 129.69 μg/mL，

浓度为 80 mg/L、160 mg/L 的药物组吸光度与对照组的比较差异有统计学意义（P < 0.05），见表 1。药物作用 48 h 后效果最明显，其 IC_{50} 为 101.98 μg/mL，则后续实验药物组的浓度为 100 mg/L 及其相邻 2 个浓度 80 mg/L、120 mg/L。

表 1　各组 HSC–T6 的吸光度和抑制率（$n=3$）

组别		加药后 24 h		加药后 48 h		加药后 72 h	
		吸光度	抑制率 /%	吸光度	抑制率 /%	吸光度	抑制率/%
空白对照组		0.209±0.029	—	0.358±0.018	—	0.374±0.009	—
药物组	20 mg/L	0.204±0.015	1.2±0.12	0.323±0.014	9.8±0.04	0.360±0.024	3.8±0.05
	40 mg/L	0.191±0.002	7.5±0.12	0.282±0.015*	21.2±0.04	0.357±0.008	4.4±0.03
	80 mg/L	0.119±0.003	42.2±0.07	0.192±0.028*	46.1±0.10	0.196±0.006*	47.6±0.02
	160 mg/L	0.085±0.003*	58.6±0.05	0.135±0.007*	62.3±0.03	0.175±0.015*	53.3±0.05

注：*表示与空白对照组同时间点比较，P < 0.05。

2.2　吖啶橙染色结果

在吖啶橙染色检测中，对照组 HSC-T6 生长状态良好，分布均匀，细胞核饱满，核质比例正常（见图 1 A）。但不同浓度的 TFL 处理 48 h 后，部分细胞出现不规则细胞核，甚至细胞核碎裂及核固缩，并形成凋亡小体（见图 1 B ～ D）。

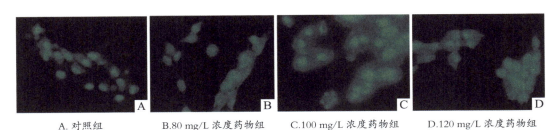

A. 对照组　　　B.80 mg/L 浓度药物组　　C.100 mg/L 浓度药物组　　D.120 mg/L 浓度药物组

图 1　各组 HSC–T6 形态（吖啶橙染色，×400）

2.3　流式细胞术结果

空白对照组 HSC-T6 的 G_1 期细胞比例为（47.68%±2.92%），G_2 期细胞比例为（19.58%±2.93%），S 期细胞比例为（32.75%±2.09%）。TFL 药物组处理 48 h 后，G_1 期细胞比例增加，而 G_2 期细胞比例显著减少（P < 0.05），且以 100 mg/L 浓度效果最佳；80 mg/L 浓度基本无抑制作用；相对于 100 mg/L 浓度，120 mg/L 浓度时抑制作用开始下降，见表 2。这也与前期 MTT 实验结果相符。

表2   各组 HSC-T6 各周期的细胞比例（$\bar{x} \pm s$）   单位：%

组别		G_1 期	S 期	G_2 期
空白对照组		47.68±2.92	32.75±2.09	19.58±2.93
药物组	80 mg/L	50.11±4.37*	31.29±5.99	18.52±2.58
	100 mg/L	48.01±3.92	38.26±5.68*	13.73±5.62*
	120 mg/L	55.20±6.99*	30.30±5.52*	14.49±4.22*

注：与空白对照组比较，*$P < 0.05$。

3   讨论

传统中药荔枝核含有多种成分，具有降血糖、调节血脂、抗氧化、改善肝肾功能、抗肿瘤等作用。荔枝核黄酮类化合物不仅对 SARS-CoV 3CL 蛋白酶具有抑制作用，还对多种病毒，包括呼吸道合胞病毒、疱疹病毒、流感病毒等具有体外抗病毒活性的作用[7-11]。研究表明[12]，荔枝核提取物对 HepG2.2.15 细胞系 HBsAg、HBeAg 的表达有明显的抑制作用。更有研究表示[6]，TFL 能有效地减轻胆总管结扎诱导的肝纤维化大鼠的肝损伤及纤维化程度，其机制可能与抑制肝内 CTGF 和 TGF-β_1 表达有关。可见，荔枝核有望成为一种有效的抗肿瘤、抗病毒、抗炎保肝的天然来源新药物。

肝星状细胞是生成细胞外基质（ECM）的主要细胞，其被激活是肝纤维化发病过程中的重要环节[13]。在此过程中，TGF-β 是促进肝星状细胞活化的一种重要刺激因子，通过激活肝星状细胞进而促进大量 ECM 合成，最终导致肝纤维化[14]。α-SMA 是肝星状细胞活化的标志，其表达量的多少可用来衡量肝星状细胞的激活程度[15]。根据其他文献与我们的实验结果，我们推断 TFL 可能通过抑制 TGF-β_1 的产生而抑制肝星状细胞的活化，减少 ECM 的合成，从而发挥抗肝纤维化的作用，其作用的通路可能与 TGF-β_1 及 α-SMA 的合成有关。目前研究较多的是 TGF-β-Smad 信号转导通路，肝星状细胞激活、增生、转化是肝纤维化的中心环节，而 TGF-β 是这一病理过程中必需的生物调节因子，Smads 又是 TGF-β 唯一的作用底物，故 TGF-β-Smads 信号通路对肝星状细胞产生的影响引起极大关注[16-17]。

有研究表明，肝纤维化时肝组织 TGF-β_1、CTGF、TGF-βR Ⅱ、Smad3 表达明显增强，Smad7 表达显著减低，TGF-β_1、CTGF 信号传导通路功能明显增强，对肝纤维化发生、发展起到了正反馈的效果[18]。

本研究结果显示，TFL 对 HSC-T6 有明显的抑制作用，且以加药处理 48 h 后作用最明显，其最佳抑制浓度为 101.98 μg/mL，其抑制作用可能与细胞凋亡有关。在流式细胞仪对细胞周期的检测中，细胞周期明显被阻滞于 RNA 和蛋白合成期的 G_2 期，这也为后续实验提供依据。而对于 TFL 诱导 HSC-T6 凋亡的可能分子机制及其在凋亡信号通路中的作用仍在研究中。我们后续可以进一步研究 TFL 是否可以对 TGF-β_1 的合成产生抑制作用，并通过对 TGF-β-Smads 信号通路的研究，进一步证实 TFL 通过作用于 TGF-β-Smads 信号通路抑制 TGF-β_1 的合成，进而抑制肝星状细胞的活化，减少 ECM 的合成，最终达到抗纤维化的作用。

参考文献

［1］陈衍斌，武可泗，顾宜，等．荔枝核化学成分及药理研究概况［J］．中国中医药信息杂志，2007，14（5）：97-98.

［2］肖柳英，潘竞锵，浇卫农，等．荔枝核对小鼠免疫性肝炎的实验研究［J］．中国新医药，2004，3（6）：7-8.

［3］徐庆，宋芸娟，陈全斌，等．荔枝核黄酮类化合物对 HepG2.2.15 细胞系 HBsAg 与 HBeAg 表达及 HBV-DNA 含量的影响［J］．第四军医大学学报，2004，25（20）：1862-1866.

［4］肖柳英，潘竞锵，饶卫农，等．荔枝核对小鼠肝炎动物模型的实验研究［J］．中国实用医药，2006，1（1）：11-12，112.

［5］徐庆，宋芸娟，李丽亚，等．荔枝核总黄酮的抗鸭乙型肝炎病毒作用［J］．世界华人消化杂志，2005，13（17）：2082-2085.

［6］赵永忠，肖绪华，漆志平，等．荔枝核总黄酮对大鼠肝纤维化 TGF-β_1 及 CTGF 表达的影响［J］．河北医药，2010，32（10）：1194-1196.

［7］梁荣感，刘卫兵，唐祖年，等．荔枝核黄酮类化合物体外抗呼吸道合胞病毒的作用［J］．第四军医大学学报，2006，27（20）：1881-1883.

［8］罗伟生，龚受基，梁荣感，等．荔枝核黄酮类化合物体外抗流感病毒作用的研究［J］．中国中药杂志，2006，31（16）：1379-1380.

［9］龚受基，苏小建，虞海平，等．荔枝核黄酮类化合物对 SARS-CoV 3CL 蛋白酶抑制作用的研究［J］．中国药理学通报，2008，24（5）：699-700.

［10］郭洁文，李丽明，潘竞锵，等．荔枝核拮抗 2 型糖尿病大鼠胰岛素抵抗作用的药理学机制［J］．中药材，2004，27（6）：435-438.

［11］王辉，陶小红，王洋，等．荔枝核提取物体外抗病毒活性及其机制研究［J］．中国药科大学学报，2008，39（5）：437-441.

［12］徐庆，陈全斌，义祥辉，等．荔枝核提取物对 HepG2.2.15 细胞系 HBsAg 与 HBeAg 表达的影响［J］．中国医院药学杂志，2004，24（7）：3.

［13］ROTH EICHHORN S, KÜHL K, GRESSNER A M. Subcellular localization of（latent）transforming growth factor beta and the latent TGF-beta binding protein in rat hepatocytes and hepatic stellate cells［J］. Hepatology，1998，28（6）：1588-1596.

［14］潘理会，张德利，曹振东，等. 肝纤维化形成过程中 HSC 的 PDGF 和 TGF-β 信号通路研究进展［J］. 承德医学院学报，2011，28（3）：302-304.

［15］陈达凡，李建英，郑伟达，等. 外源性转化生长因子 -β$_1$ 对大鼠原代肝星状细胞活化的影响［J］. 世界华人消化杂志，2007，15（3）：211-215.

［16］SCHNABL B，KWEON Y O，FREDERICK J P，et al. The role of Smad 3 in mediating mouse hepatic stellate cell activation［J］. Hepatology，2001，34（1）：89-100.

［17］INAGAKI Y，MAMURA M，KANAMARU Y，et al. Constitutive phosphorylation and nuclear localization of Smad 3 are correlated with increased collagen gene transcription in activated hepatic stellate cells［J］. J Cell Physiol，2001，187（1）：117-123.

［18］胡云龙，孔丽. TGF-β$_1$，CTGF 信号传导通路在小鼠肝纤维发生中的作用［J］. 基础医学与临床，2012，32（1）：66-70.

荔枝核总黄酮对肝纤维化大鼠
肝细胞凋亡机制的研究

靳雅玲，罗伟生，欧士钰，覃浩，孙旭锐

【摘要】目的：研究荔枝核总黄酮（TFL）对二甲基亚硝胺（DMN）导致的肝纤维化大鼠肝细胞凋亡的影响及其作用机制。方法：以二甲基亚硝胺腹腔注射制备大鼠肝纤维化模型，同时分别以高剂量、低剂量的 TFL 灌胃 6 周进行干预治疗，行 HE 染色及 Masson 染色观察肝纤维化程度，采用免疫组化二步法检测凋亡相关蛋白 Bcl-2、Bax 的表达。结果：模型组大鼠肝组织中 Bcl-2、Bax 的表达较空白对照组均显著升高（$P < 0.01$）；TFL 高剂量给药组和 TFL 低剂量给药组 Bcl-2 的表达较模型组升高（$P < 0.05$）、Bax 的表达较模型组降低（$P < 0.05$）；TFL 高剂量给药组与 TFL 低剂量给药组相比，Bcl-2 表达升高（$P < 0.05$）、Bax 表达显著降低（$P < 0.01$）。结论：TFL 抗肝纤维化的作用可能是通过上调 Bcl-2、下调 Bax 的表达来抑制肝细胞的凋亡实现的，且具有一定的量效关系。肝纤维化的严重程度与 Bcl-2 的表达呈负相关，与 Bax 的表达呈正相关。

【关键词】荔枝核总黄酮；肝纤维化；肝细胞；凋亡；Bcl-2；Bax

肝纤维化是肝硬化的前期病变阶段，延缓甚至逆转肝纤维化对肝病的治疗具有重要意义。肝纤维化可能是由长期的肝损伤导致肝内细胞死亡。肝细胞死亡（凋亡）后形成的凋亡小体和其他细胞碎片一同被肝星状细胞吞噬，引起肝星状细胞的活化、增殖、转化为肌成纤维细胞，最终导致细胞外基质的沉积，形成纤维化[1]。可见，肝组织受到外界损伤刺激后，促使肝细胞发生凋亡是肝纤维化的始动因素。TFL 在前期的研究中已被证实具有防治大鼠肝纤维化、促进肝星状细胞凋亡[2]、抑制肿瘤坏死因子相关凋亡诱导配体（TRAIL，诱导肝实质细胞凋亡）[3]的作用。本研究旨在通过观察肝纤维化大鼠肝细胞内 Bcl-2、Bax 这对凋亡调控蛋白表达的变化，初步探讨 TFL 抗肝纤维化及抑制肝细胞凋亡的作用机制。

［基金项目］广西壮族自治区卫生厅重点课题基金资助项目（2010052）。

1　材料

1.1　试剂与药物

二甲基亚硝胺（DMN，购自美国 Sigma 公司），TFL（桂林医学院药理实验室提取分离，将荔枝核干粉通过乙醇和微波辅助提取，用大孔吸附树脂分离纯化后对提取物进行定性检测，用蒸馏水将黄酮类化合物稀释为 40 g/L 和 20 g/L 两种溶液），Bcl-2、Bax 抗体（购自北京中杉金桥生物技术有限公司），免疫组化抗体稀释液、免疫组织化学二抗试剂、DAB 显色剂（购自福建迈新生物技术开发有限公司）。

1.2　动物

SPF 级雄性 SD 大鼠 40 只，体质量（200±20）g，由桂林医学院实验动物中心提供（合格证号：SCXK 桂 2007-0001）。所有大鼠按常规饲养条件（温度 25 ℃，湿度 50%～60%，光照随昼夜变化）饲养，用普通大鼠饲料喂养，自由饮水。

2　方法

2.1　造模与分组

参照文献［2］制备二甲基亚硝胺致大鼠肝纤维化模型，将 40 只大鼠随机分为 4 组，每组 10 只。肝纤维化模型组：大鼠以 2 mL/kg 的剂量（第一周为此剂量的 2/3）于每周前 3 天连续腹腔注射 0.5% DMN 溶液（以生理盐水稀释），共 4 周；同时用生理盐水灌胃，每天 1 次，每次 5 mL/kg，共 6 周。TFL 高剂量给药组和 TFL 低剂量给药组：造模同时分别给予 TFL 200 mL/kg、100 mL/kg 灌胃，每天 1 次，共 6 周。空白对照组：以等体积的生理盐水灌胃，不做其他处理。

2.2　取材及处理

末次给药后次日，予苯巴比妥钠腹腔注射麻醉后处死大鼠，分离肝脏，观察肝组织的大体变化。取同一部位新鲜肝脏组织固定于 10% 中性福尔马林溶液中，24 h 后用梯度酒精脱水，常规石蜡包埋，用于病理形态学和免疫组织化学检测。

2.3　检测指标及方法

2.3.1　常规 HE 染色及 Masson 染色

光镜下观察肝组织的病理学变化，Masson 染色重点观察绿色胶原纤维的分布情况，参照文献［4］对肝纤维化的严重程度进行半定量分析。

2.3.2 免疫组化二步法染色检测 Bcl-2、Bax 的表达

抗体工作浓度 Bcl-2 为 1 ∶ 200，Bax 为 1 ∶ 300。石蜡切片常规脱蜡水化，经 3% H_2O_2 处理、抗原修复（Bcl-2 EDTA 热修复 20 min；Bax 柠檬酸缓冲液高压锅修复 2 min）后依次滴加一抗、二抗、DAB 显色剂，每次滴加试剂前均以 PBS 进行冲洗；苏木精复染，梯度酒精脱水后用中性树胶封片。以 PBS 缓冲液代替一抗作为阴性对照。在细胞质和 / 或细胞膜有黄色颗粒沉着视为阳性表达，每张切片随机观察 5 个高倍视野（400 倍），每个视野计 100 个细胞中的阳性细胞数，取平均值。根据染色细胞多少及染色深浅对各蛋白在肝组织中的阳性表达情况进行半定量分析[5]：不着色者为 0 分，着色淡（浅黄色）者为 1 分，中等着色（棕黄色）者为 2 分，着色深（棕褐色）者为 3 分；着色范围小于 5% 为 0 分，6% ～ 25% 为 1 分，26% ～ 50% 为 2 分，51% ～ 75% 为 3 分，大于 75% 为 4 分。将每张切片的着色程度与着色范围的得分相加为其最后计分。

2.4 统计学分析

所有数据均以 $(\bar{x} \pm s)$ 表示，采用 SPSS 17.0 软件进行统计分析。先对数据做正态性检验及方差齐性检验，符合条件的采用单因素方差分析做多个样本均数的比较，不符合条件的非参数数据采用 Kruskal-Wallis 秩和检验，相关性分析采用 Pearson 检验，以 $P < 0.05$ 为差异具有统计学意义。

3 结果

3.1 大鼠一般情况观察

模型组大鼠于造模第 3 周开始出现毛色晦暗、食欲减退、体重下降、精神差、肌张力降低等表现，TFL 干预组大鼠的情况（精神、活动、毛色、食欲及体重）均较模型组大鼠好。实验期间共死亡 4 只大鼠，经 HE 染色显示急性肝衰竭，死亡大鼠均不计入统计学数据。

3.2 HE 染色及 Masson 染色结果

镜下见空白对照组大鼠肝小叶结构正常，肝细胞条索排列规则，未见肝细胞变性、坏死及炎性细胞浸润，仅见汇管区和中央静脉周围有少量细小的胶原纤维，未见纤维增生。模型组大鼠肝小叶结构破坏，肝细胞条索排列紊乱，肝组织内出现广泛的空泡变性、大范围坏死、炎性细胞浸润；小叶间及汇管区有明显的胶原纤维增生，形成粗大的纤维间隔并向肝小叶内伸展，部分可见假小叶形成。TFL 高剂量给药组肝小叶结构部分紊乱，肝组织变性、细胞坏死、炎性细胞浸润及胶原纤维增生较轻，形成的纤维间隔较纤细。TFL 低剂量给药组肝组织的改变介于模型组和 TFL 高剂量给药组之间，见表 1、图 1、图 2。

表 1　各组大鼠肝纤维化程度及 Bcl-2、Bax 表达情况（$\bar{x} \pm s$）

组别	n	肝纤维化程度	Bcl-2 表达	Bax 表达
空白对照组	10	0.80±0.422[bcd]	2.30±0.483[bcd]	2.80±0.789[bcd]
肝纤维化模型组	8	21.13±5.463[acd]	4.00±0.756[acd]	5.86±0.991[acd]
TFL 高剂量给药组	9	6.78±3.930[abd]	5.44±0.726[abd]	3.67±0.707[abd]
TFL 低剂量给药组	9	14.56±4.667[abc]	4.67±0.707[abc]	4.22±0.782[abc]

注：与空白对照组比较，[a]$P < 0.05$；与模型组比较，[b]$P < 0.05$；与 TFL 高剂量给药组比较，[c]$P < 0.05$；与 TFL 低剂量给药组比较，[d]$P < 0.05$。

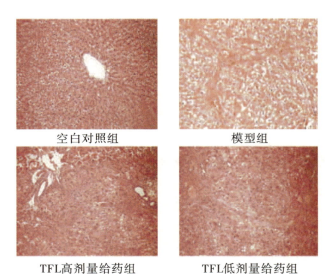

空白对照组　　　　　　　　模型组

TFL高剂量给药组　　　　　TFL低剂量给药组

图 1　HE 染色图片（10×10）

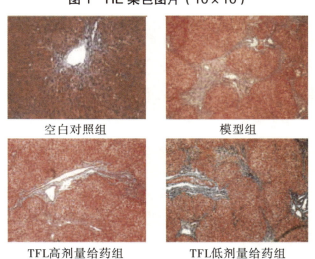

空白对照组　　　　　　　　模型组

TFL高剂量给药组　　　　　TFL低剂量给药组

图 2　Masson 染色图片（10×10）

3.3 大鼠肝组织中 Bcl-2 的表达

Bcl-2 在正常肝组织肝窦、肝细胞质、中央静脉有少量表达；肝纤维化组织中广泛分布，主要分布在汇管区、纤维间隔、肝细胞质、肝窦和中央静脉中。模型组大鼠肝组织中 Bcl-2 的表达较空白对照组显著升高（$P=0.000$），TFL 高剂量给药组和 TFL 低剂量给药组 Bcl-2 的表达比模型组高（$P=0.000$、$P=0.049$），Bcl-2 在 TFL 高剂量给药组的表达比 TFL 低剂量给药组高（$P=0.019$），见表 1、图 3。

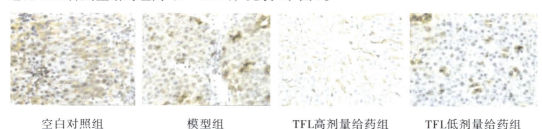

空白对照组　　　　　模型组　　　　TFL高剂量给药组　　　TFL低剂量给药组

图 3　免疫组化 Bcl-2 的表达情况（20×10）

3.4 大鼠肝组织中 Bax 的表达

Bax 在正常肝组织中央静脉及周围的肝窦有少量表达；肝纤维化组织中主要表达在肝细胞质中，多为变性的肝细胞质，严重时呈弥漫性表达。模型组大鼠肝组织中 Bax 的表达较空白对照组显著升高（$P=0.000$），TFL 高剂量给药组和 TFL 低剂量给药组 Bax 的表达较模型组降低（$P=0.000$、$P=0.018$），Bax 在 TFL 高剂量给药组的表达较 TFL 低剂量给药组显著降低（$P=0.003$），见表 1、图 4。

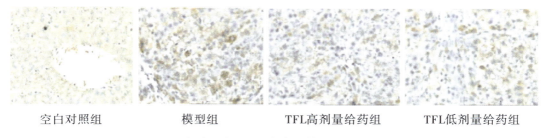

空白对照组　　　　　模型组　　　　TFL高剂量给药组　　　TFL低剂量给药组

图 4　免疫组化 Bax 的表达情况（20×10）

3.5 肝纤维化程度与 Bcl-2、Bax 的相关分析

以肝纤维化半定量分析结果为纵坐标，分别以肝组织 Bcl-2、Bax 的表达结果为横坐标绘制散点图，发现肝纤维化严重程度与 Bax 的表达显著正相关（$r=0.930$，$P=0.000$）；除空白对照组外，其他各组的肝纤维化程度与 Bcl-2 的表达显著负相关（$r=-0.905$，$P=0.000$），见图 5。

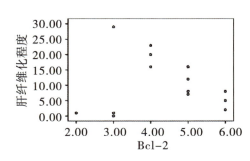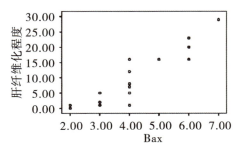

图 5　肝纤维化程度与 Bcl-2、Bax 表达的相关分析散点图

4　讨论

细胞凋亡是细胞对环境的生理性、病理性刺激信号，环境条件的变化或缓和性损伤产生的应答有序变化的死亡过程，在生物体的进化、内环境的稳定以及多个系统的发育中起着重要的作用。

肝细胞的凋亡主要有内源性途径和外源性途径，但两种途径都伴随着线粒体结构和功能的改变[6]。Bcl-2 家族是细胞凋亡线粒体途径的重要调节蛋白。肝细胞是否发生凋亡主要取决于 Bcl-xl 和 Mcl-1 这两种蛋白的表达情况；肝细胞特异性减少任何一种蛋白的表达都会导致细胞凋亡、ALT 升高、肝纤维化的加重[7]。Bax 是一种 Bcl-2 家族的前凋亡蛋白，Bax 诱导细胞凋亡与其在亚细胞器的定位改变相关。一般情况下，Bax 位于细胞质内，响应损伤和刺激后激活的 Bax 将重新定位于线粒体表面，并释放细胞色素 C，从而诱导细胞凋亡[8]。

荔枝核主要通过促进促凋亡蛋白 Bax 的表达、减少抑制凋亡蛋白 Bcl-2 的表达，从而促进肿瘤细胞的凋亡，进而表现出抗肿瘤作用[9]。在 TFL 抗肝纤维化的研究中，我们发现模型组大鼠肝组织中 Bcl-2 和 Bax 的表达较空白对照组均显著升高，提示肝组织在受到外界损伤刺激后，增加促凋亡蛋白 Bax 的表达来诱导肝细胞的凋亡，但机体并不是被动地接受，而是通过代偿机制加强抗凋亡蛋白 Bcl-2 的表达来对抗凋亡。TFL 干预组较模型组肝纤维化程度明显减轻，Bcl-2 的表达升高、Bax 的表达降低，由此推测 TFL 可以通过线粒体途径来调节 Bcl-2 家族蛋白，抑制肝细胞的凋亡，从而延缓肝纤维化的进展，并且具有一定的量效关系。

肝纤维化严重程度与肝组织 Bcl-2 和 Bax 表达的相关分析结果显示，肝纤维化的严重程度与 Bax 的表达呈显著正相关、与 Bcl-2 的表达呈显著负相关，表明随着肝纤维化程度的加重，促凋亡蛋白 Bax 的表达显著增强，抑制凋亡蛋白 Bcl-2 的表达降低，增加肝细胞的凋亡，也进一步验证了肝细胞凋亡与肝纤维化程度之间的关系，为肝纤维化的治疗提供了思路。

参考文献

［1］MEHAL W，IMAEDA A. Cell death and fibrogenesis［J］. Semin Liver Dis,2010,30（3）：226-231.

［2］覃浩，孙旭锐，欧仕玉，等 . 荔枝核总黄酮预防大鼠肝纤维化的初步研究［J］. 第三军医大学学报，2011，33（22）：2353-2356.

［3］赵永忠，漆志平，徐庆，等 . 荔枝核总黄酮抗胆管结扎大鼠肝纤维化的作用及机制［J］. 世界华人消化杂志，2010，18（20）：2084-2089.

［4］曾民德，王泰龄，王宝恩 . 肝纤维化诊断和疗效评估共识［J］. 诊断学理论与实践，2002，1（3）：191-192.

［5］孟爱红，陈芝芸，严茂祥 . 银杏叶提取物对肝纤维化大鼠肝细胞凋亡的影响［J］. 中华中医药学刊，2009，27（10）：2095-2097.

［6］张雪娇，郑仕中，陆茵，等 . 线粒体在肝细胞凋亡中的作用及中药对其保护作用［J］. 中草药，2011，42（7）：1441-1445.

［7］GUICCIARDI M E，GORES G J. Apoptosis as a mechanism for liver disease progression［J］. Semin Liver Dis，2010，30（4）：402-410.

［8］KOTSAFTI A，FARINATI F，CARDIN R，et al. Bax inhibitor-1 down-regulation in the progression of chronic liver diseases［J］. BMC Gastroenterol，2010（10）：35.

［9］林妮，肖柳英，潘竞锵，等 . 荔枝核对小鼠 S180、EAC 肿瘤细胞 Bax 和 Bcl-2 蛋白表达的影响研究［J］. 中国药房，2008，19（15）：1138-1141.

荔枝核总黄酮抗二甲基亚硝胺诱导的大鼠肝纤维化的实验研究

罗伟生，欧士钰，靳雅玲，覃浩，孙旭锐

【摘要】目的：观察荔枝核总黄酮（TFL）抗肝纤维化的作用并探讨其可能机制。方法：大鼠随机分为空白对照组、模型组、TFL 高剂量组、TFL 低剂量组。模型组、TFL 高剂量组、TFL 低剂量组以二甲基亚硝胺（DMN）腹腔注射 4 周制作大鼠肝纤维化模型；造模与给药同时进行，TFL 高剂量组和 TFL 低剂量组分别以 TFL 200 mg/kg 和 100 mg/kg 灌胃给药，每天 1 次，空白对照组及模型组给予等体积生理盐水灌胃，6 周后处死大鼠，检测血清 ALT、AST、TIMP-1 水平，检测肝组织 MDA、SOD 及 Hyp 含量，取肝组织做 HE 染色、Masson 染色，观察大鼠肝纤维化程度，采用免疫组化法检测各组肝组织基质金属蛋白酶（MMP-2）的表达。结果：与模型组相比，TFL 高剂量组和 TFL 低剂量组血清 ALT、AST 均明显降低，具有显著性差异（$P < 0.05$），肝组织 MDA、Hyp 水平均明显降低（$P < 0.05$），SOD 水平明显升高（$P < 0.05$）；与模型组相比，TFL 高剂量组和 TFL 低剂量组可明显降低血清 TIMP-1 含量及抑制肝组织中 MMP-2 的表达（$P < 0.05$），同时能改善大鼠肝纤维化程度（$P < 0.05$）。结论：TFL 具有抗实验性大鼠肝纤维化、抗脂质过氧化反应、降低 TIMP-1 的活性、抑制 MMP-2 的表达的作用，这可能是其抗肝纤维化的作用机制。

【关键词】TFL；肝纤维化；脂质过氧化；TIMP-1；MMP-2

　　肝纤维化是各种慢性肝损伤的共同后果，是各种慢性肝病向肝硬化发展的必经阶段。研究认为，肝纤维化是一个可逆的过程，阻断肝纤维化的形成和发展对防治肝硬化具有重要意义。中医药在抗肝纤维化方面具有良好的疗效，可以多途径、多层次、多靶点发挥抗纤维化作用[1-2]。荔枝核为无患子科常绿乔木荔枝 Lichi chinensis Sonn. 的干燥成熟种子，作为特色中药已有几千年的应用历史，其味辛、微苦，性温，归肝经、胃经，具有理气止痛、祛寒散结的功效。本实验所用的 TFL 是中药荔枝核经过微波法处

[基金项目] 广西壮族自治区卫生厅重点课题基金资助项目（2010052）。

理，通过大孔树脂柱和聚酰胺柱分离提纯得到的荔枝核有效药理成分。前期试验表明 TFL 具有抗肝纤维化的作用[3]，但其机制尚未完全明确。为了进一步研究 TFL 抗肝纤维化作用的机制，为临床应用提供理论依据，本实验采用 DMN 制作肝纤维化模型，观察 TFL 对 DMN 所致实验性肝纤维化大鼠的肝保护作用及抗纤维化作用，并探讨其作用机制。

1　材料

1.1　动物

40 只健康雄性 SD 大鼠，SPF 级，体质量为（200±20）g，由桂林医学院实验动物中心提供。

1.2　试剂及药品

丙二醛（MDA）测试盒、超氧化物歧化酶（SOD）测试盒、羟脯氨酸（Hyp）试剂盒（购于南京建成生物工程研究所），TIMP-1 试剂盒（购于上海森雄科技实业有限公司），兔抗大鼠 MMP-2 多克隆抗体（购于北京中杉金桥生物技术有限公司），免疫组织化学二抗试剂、DAB 显色剂（购于福建迈新生物技术开发有限公司），DMN（购于美国 Sigma 公司），TFL（购于广东广弘医药有限公司，经鉴定为无患子科植物荔枝的成熟种子；桂林医学院药理实验室提取分离，TFL 含量达 54.2%，用蒸馏水稀释为 20 g/L、40 g/L 两种溶液）。

2　方法

2.1　造模

除空白对照组外，参照 Ala-Kokko 等的方法[4]，大鼠以 2 mL/kg 剂量于每周前 3 天连续腹腔注射 0.5% 的 DMN 溶液（以生理盐水稀释），共 4 周，制作肝纤维化模型。

2.2　分组与给药

大鼠随机分为 4 组，即空白对照组、模型组、TFL 高剂量组、TFL 低剂量组，每组各 10 只。造模与给药同时进行；各组灌胃给药，1 次/天，连续 6 周。TFL 高剂量组、TFL 低剂量组以 200 mg/kg、100 mg/kg TFL[3] 灌胃；空白对照组和模型组以 5 mL/kg 等体积的生理盐水灌胃。6 周后处死大鼠，抽取下腔静脉血，常规分离血清，大鼠处死前禁食不禁水 24 h。

2.3　肝脾指数测定

大鼠处死前称重，摘取肝、脾并称重，分别除以大鼠体质量，计算肝、脾的指数。

$$肝指数 = 肝脏质量（g）/ 体质量（g）× 100\%$$
$$脾指数 = 脾脏质量（g）/ 体质量（g）× 100\%$$

2.4　血清及肝组织匀浆生化指标检测

血清丙氨酸氨基转移酶（ALT）、天冬氨酸氨基转移酶（AST）用全自动生化分析仪测定；血清肝纤维化指标 TIMP-1 含量检测按照试剂盒说明书操作。取部分肝脏组织加冷生理盐水制成 10% 肝组织匀浆，按试剂盒说明进行 MDA、SOD、Hyp 指标的检测。

2.5　肝组织病理学检测

末次给药后 24 h 取同一部位新鲜肝脏组织，固定于体积分数为 10% 的中性甲醛溶液中 1 天。制作石蜡切片，进行 HE 染色、Masson 染色，观察肝组织纤维化程度。参照 2002 年中华肝脏病学会肝纤维化分级法进行胶原纤维增生程度半定量分析[5]，最低 0 分，最高 29 分；得分越高，表示肝纤维化程度越重。

2.6　免疫组化二步法检测 MMP-2 蛋白的表达

防脱切片常规脱蜡、脱水；柠檬酸盐工作缓冲液高温修复 2 min，冷却后用 PBS 冲洗；3% H_2O_2 阻断 10 min，用 PBS 冲洗；滴加 MMP-2 多克隆抗体（1：200），1 h 后用 PBS 冲洗；滴加二抗，15 min 后用 PBS 冲洗；DAB 显色；苏木精复染，常规脱水，用透明中性树胶封固，光镜下观察。用已知阳性切片作为阳性对照，用 PBS 代替一抗作为阴性对照。MMP-2 采用半定量计分方法，以细胞质或包膜呈棕黄色为"＋"。参照免疫组化显色标准[6]：按显色程度分弱、中、强 3 种，分别计 1、2、3 分。每个指标的每个标本取 10 个较好的高倍视野，按显色范围分为 4 度："＋"为显色范围占高倍视野小于 25%；"＋＋"为显色占高倍视野的 25% ～ 50%；"＋＋＋"为显色占高倍视野的 50% ～ 75%；"＋＋＋＋"为显色占高倍视野大于 75%。将每个高倍视野的显色程度和范围换算成显色指数。"＋"为 1 分、"＋＋"为 2 分、"＋＋＋"为 3 分、"＋＋＋＋"为 4 分，取其均数作为每个检测指标的最终显色指数。

$$显色指数 = 显色程度 × 显色范围$$

2.7　统计学处理

各组数据均以平均数 ± 标准差（$\bar{x} \pm s$）表示，使用 SPSS 17.0 软件进行统计分析，先对数据做正态性检验及方差齐性检验，符合条件的行单因素方差分析，并比较多个样本的均数，不符合上述条件的非参数数据采用 Kruskal-Wallis 秩和检验，以 $P < 0.05$ 为差异具有统计学意义。

3 结果

3.1 一般情况

造模动物在实验过程中出现不同程度的精神萎靡、进食减少、体质量减轻，以模型组为甚。实验过程中共有 4 只大鼠死亡，经尸检和肝脏 HE 染色检查，发现均死于急性肝衰竭，不计入统计学处理。

3.2 TFL 对各组大鼠肝、脾指数的影响

与空白对照组比较，模型组大鼠肝、脾重量明显增加，肝、脾指数明显升高（$P < 0.05$）。与模型组比较，TFL 高剂量组、TFL 低剂量组大鼠肝、脾指数显著降低（$P < 0.05$）。结果提示，TFL 能明显对抗 DMN 导致的肝纤维化大鼠肝、脾指数的升高，结果见表 1。

表 1 TFL 对各组大鼠肝、脾指数的影响（$\bar{x} \pm s$）

组别	n	肝脏指数 /%	脾脏指数 /%
空白对照组	10	2.42±0.11	0.25±0.02
模型组	8	4.05±0.23[a]	0.69±0.09[a]
TFL 高剂量组	9	2.61±0.16[ab]	0.39±0.08[ab]
TFL 低剂量组	9	2.72±0.22[ab]	0.44±0.08[ab]

注：与空白对照组比较，[a]$P < 0.05$；与模型组比较，[b]$P < 0.05$。

3.3 TFL 对各组大鼠血清 ALT、AST、TIMP-1 水平的影响

与空白对照组比较，模型组 ALT、AST、TIMP-1 的水平升高（$P < 0.05$），提示造模成功；TFL 高剂量组和 TFL 低剂量组 ALT、AST、TIMP-1 的水平明显低于模型组（$P < 0.05$）。结果提示，TFL 能显著抑制 DMN 导致的肝纤维化大鼠血清中 ALT、AST、TIMP-1 水平的升高，结果见表 2。

表 2 TFL 对各组大鼠血清 AST、ALT、TIMP-1 水平的影响（$\bar{x} \pm s$）

组别	n	ALT/（U·L^{-1}）	AST/（U·L^{-1}）	TIMP-1/（ng·mL^{-1}）
空白对照组	10	45.46±11.05	84.95±14.50	225.84±13.17
模型组	8	194.63±22.86[a]	293.99±23.78[a]	297.23±18.35[a]
TFL 高剂量组	9	109.78±18.69[ab]	156.50±26.29[ab]	249.18±19.31[ab]
TFL 低剂量组	9	141.92±21.05[ab]	219.11±30.90[ab]	267.03±16.50[ab]

注：与空白对照组比较，[a]$P < 0.05$；与模型组比较，[b]$P < 0.05$。

3.4　TFL 对各组肝组织 MDA、SOD、Hyp 的影响

与空白对照组比较，模型组大鼠肝脏 MDA、Hyp 的含量显著升高（$P < 0.05$），SOD 显著降低（$P < 0.05$）。与模型组比较，TFL 高剂量组、TFL 低剂量组大鼠肝组织中 MDA、Hyp 的含量明显降低（$P < 0.05$），SOD 的含量显著增高（$P < 0.05$）。结果提示，TFL 能显著降低 DMN 诱导的肝纤维化大鼠肝组织中 MDA、Hyp 的含量，升高 SOD 的含量，结果见表 3。

表 3　TFL 对各组大鼠肝组织 MDA、SOD、Hyp 含量的影响（$\bar{x} \pm s$）

组别	n	MDA/（nmol·mg^{-1}）	SOD/（U·mg）	Hyp/（U·g^{-1}）
空白对照组	10	6.19±1.35	343.30±20.02	88.04±21.89
模型组	8	15.08±2.93[a]	242.73±48.32[a]	351.22±43.83[a]
TFL 高剂量组	9	8.54±1.96[ab]	286.68±30.15[ab]	239.40±17.59[ab]
TFL 低剂量组	9	9.62±2.01[ab]	273.94±23.82[ab]	257.39±20.35[ab]

注：与空白对照组比较，[a]$P < 0.05$；与模型组比较，[b]$P < 0.05$。

3.5　各组 HE 染色、Masson 染色结果

光镜观察下，空白对照组肝细胞条索由中央静脉向四周呈放射性排列，界限清晰，未见细胞变性坏死，未见纤维组织增生，汇管区完整，肝小叶结构正常。模型组大部分大鼠肝细胞条索排列紊乱，肝细胞水肿明显，脂肪变性广泛，可见灶性坏死，伴炎性细胞浸润，在中央静脉之间、汇管区之间、汇管区与中央静脉之间纤维组织显著增生，分割、包绕肝小叶，多数肝小叶结构被破坏或消失。与模型组比较，TFL 高剂量组、TFL 低剂量组肝细胞水肿及变性减轻，炎性细胞浸润较少，肝小叶结构基本正常，胶原纤维增生较少，纤维疏松变窄。各组肝组织纤维化评分见表 4。

表 4　各组肝组织纤维化评分及 MMP-2 表达情况（$\bar{x} \pm s$）

组别	n	纤维化评分 / 分	显色指数（显色程度 × 显色范围）
空白对照组	10	0.80±0.42	1.30±0.48
模型组	8	21.13±5.46[a]	9.50±1.60[a]
TFL 高剂量组	9	6.78±3.93[ab]	3.44±1.33[ab]
TFL 低剂量组	9	14.56±4.67[ab]	6.67±2.45[ab]

注：与空白对照组比较，[a]$P < 0.05$；与模型组比较，[b]$P < 0.05$。

3.6　免疫组化 MMP-2 蛋白表达结果

空白对照组肝组织 MMP-2 呈弱阳性表达，散在分布于肝窦周围、肝细胞、汇管区

血管壁及胆管壁周围的间质细胞，显色较淡；而模型组 MMP-2 呈强阳性表达，肝小叶内肝窦周围及肝细胞可见呈片状深着色区，汇管区、纤维间隔区亦可见片状融合区，血管壁着色强烈；与模型组相比，TFL 高剂量组 MMP-2 蛋白表达显著下降（$P < 0.01$），仅在肝窦周围见明显的中等着色细胞，部分呈小片状，肝细胞及汇管区见少量淡黄色着色细胞；TFL 低剂量组在肝小叶内呈片状着色，肝窦周围着色较深，单个肝细胞内可见强着色细胞核，MMP-2 表达与模型组比较有显著性差异（$P < 0.05$）。MMP 免疫组化染色结果见图 1，MMP-2 半定量评分见表 4。

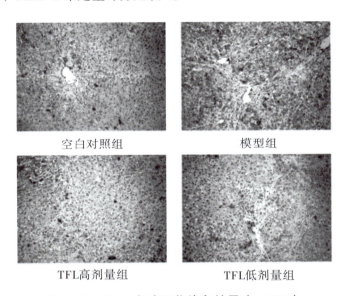

空白对照组　　　　　　　　模型组

TFL高剂量组　　　　　　　TFL低剂量组

图 1　MMP-2 免疫组化染色结果（×200）

4　讨论

本研究采用 DMN 诱导的肝纤维化模型，其机制主要为脂质过氧化参与肝损伤，刺激 HSC 活化与胶原基因表达，最终形成肝纤维化。研究表明，脂质过氧化反应是连接组织损伤与纤维化两个过程的纽带，不仅可以促进肝损伤修复，还可以抑制过氧化反应，防止纤维化的发生和发展[7]。MDA 是脂质过氧化反应的终产物，能够灵敏地反映脂质过氧化反应的强度；SOD 为高效清道夫，可抑制由自由基启动的脂质过氧化反应，其变化可间接反映疾病状态下自由基的变化。研究表明，TFL 可明显降低肝纤维化大鼠的肝、脾指数，TFL 治疗组中肝、脾肿大和充血明显减少。TFL 可明显改善肝纤维化大鼠血清 AST、ALT 水平，显著抑制 TIMP-1 水平的升高，降低肝组织 MDA、Hyp 水平，升高 SOD 水平。结果提示，TFL 可能通过提高肝组织的 SOD 活性，抑制自由基产生并促进其清除，同时抑制由自由基引起的脂质过氧化反应，使 MDA 生成减少，从而对肝细胞起到保护作用，减轻大鼠肝纤维化，因此抗脂质过氧化反应可能是 TFL 抗肝纤维化的作用机制之一。

　　肝纤维化是细胞外基质沉积过多、降解减少造成的病理生理过程。在肝内参与细胞外基质降解的主要酶系为 MMPs，MMPs 促进 ECM 的降解，而 TIMPS 抑制 MMPs 的活性，阻止 ECM 的降解。TIMPs 在肝脏组织中只表达 TIMP-1 和 TIMP-2，而以 TIMP-1 更为重要。研究表明，血清 TIMP-1 水平可以作为检测肝纤维化的血清指标。在肝纤维化进程中，TIMP-1 主要由激活的 HSC 分泌，随着纤维化发展，其活性进行性升高，通过与 MMP-1 特异性结合，使 MMP-1 活性逐渐下降，因而抑制 I 型胶原、III 型胶原的降解，导致 ECM 在肝脏内过度沉积，加速肝纤维化进程，因此抑制 TIMPs，尤其是 TIMP-1 的表达和活性，成为防治肝纤维化的有效途径[8-9]。而 MMPs 中 MMP-2 与 HSC 的活化密切相关，MMP-2 表达增多会促进肝纤维化的进程[10-11]。在肝纤维化阶段，MMP-2 基因、潜酶和活性酶的表达均明显增加，能持续地降解基底膜的正常基质成分，破坏其完整性，促进肝窦毛细血管化，改变 Disse 间隙中 HSC 的微环境，促使 HSC 被激活并增殖、转化为肌成纤维细胞，同时分泌 ECM 及 MMP-2，形成破坏、激活的连锁反应，促进肝纤维化的形成与发展[12-14]。实验证明，抑制 MMP-2 的表达是防治肝纤维化的又一有效途径[15-16]。

　　本研究中，TFL 可明显抑制肝纤维化大鼠血清 TIMP-1 的升高、降低肝组织 Hyp 水平、下调肝组织 MMP-2 的表达；病理学检测表明，TFL 高低剂量组肝纤维化程度亦较模型组明显减轻。因此，可证实 TFL 具有抗肝纤维化作用，猜测 TFL 一方面通过降低 TIMP-1 水平，使 MMP-1 活性升高，促进 I 型胶原、III 型胶原的降解，发挥抗肝纤维化作用；另一方面通过下调 MMP-2 的表达，对 MMP-2 进行调控，使肝窦基底膜的完整性得以保持，从而延缓甚至抑制肝纤维化的进程。

　　综上所述，TFL 可能通过抗脂质过氧化反应、抑制 TIMP-1 活性、下调 MMP-2 的表达，发挥其肝保护及抗肝纤维化作用，但其中的具体生物学机制及体内过程有待进一步研究。

参考文献

［1］邓家刚，周程艳，郑作文.黄根醇提物对四氯化碳所致大鼠肝纤维化的保护作用［J］.时珍国医国药，2008，19（6）：1339-1341.

［2］张永生，徐珊，赵育芳，等.三七总苷对二甲基亚硝胺致肝纤维化大鼠胶原代谢的影响［J］.中华中医药杂志，2012，27（2）：437-440.

［3］覃浩，孙旭锐，欧仕玉，等.荔枝核总黄酮预防大鼠肝纤维化的初步研究［J］.第三军医大学学报，2011，33（22）：2353-2356.

［4］ALA-KOKKO L, PIHLAJANIEMI T, MYERS J C, et al. Gene expression of type I,

Ⅲ and Ⅳ collagens in hepatic fibrosis induced by dimethylnitrosamine in the rat［J］. Biochem J, 1987, 244（1）: 75–79.

［5］曾民德，王泰龄，王宝恩. 肝纤维化诊断及疗效评估共识［J］. 肝脏，2002，7（2）: 147–148.

［6］谢玉梅，聂青和，周永兴，等. 肝硬化患者肝组织中 TIMP-1，TIMP-2 的表达［J］. 第四军医大学学报，2000，21（7）: 790–792.

［7］刘莎，蒲晓东，张义兵，等. 三甲散防治大鼠实验性肝纤维化的抗氧化机制研究［J］. 时珍国医国药，2012，23（1）: 168–170.

［8］KOBAYASHI H, LI Z X, YAMATAKA A, et al. Clinical evaluation of serum levels of matrix metalloproteinases and tissue inhibition of metalloproteinases as predicters of progresive fibrosis in postoperative biliary atresia patients［J］. J Pediatr Surg, 2002, 37（7）: 1030–1033.

［9］华海婴，李艳瑛，戈士文. 川芎嗪抗大鼠免疫损伤性肝纤维化作用及机制研究［J］. 中药药理与临床，2007，23（5）: 60–62.

［10］BENYON R C, ARTHUR M J P. Extracellalar Matrix degradation and the role of hepatic stellate cells［J］. Semin Liver Dis, 2001, 21（3）: 373–384.

［11］HEMMANN S, GRAF J, RODERFELD M, et al. Expression of MMPs and TIMPs in liver fibrosis–a systematic review with special emphasis on anti-fibrotic strategies［J］. J Hepatol, 2007, 46（5）: 955–975.

［12］吴运瑾，翟为溶，庄丽，等. 大鼠肝纤维化模型中基质金属蛋白酶 -2 及其抑制物的表达［J］. 上海医科大学学报，1999，26（4）: 27–30.

［13］STRONGIN A Y, COLLIER I, BANNIKOV G, et al. Mechanism of cell surfaceactivation of 72-kDa type IV collagenase-Isolation of the activated form of the membrane metalloproteinase［J］. J Biol Chem, 1995, 270（10）: 5331–5338.

［14］BENYON R C, HOVELL C J, GACA M D A, et al. Proteinase A is produced and activated by rat hepatic stellate cells and promotes their proliferation［J］. Hepatology, 1999, 30（4）: 977–986.

［15］ZHOU X, HOVELL C J, PAWLEY S, et al. Expression of matrix metalloproteinase-2 and-14 persists during early resolution of experimental liver fibrosis and might contribute to fibrolysis［J］. Liver Int, 2004, 24（5）: 492–501.

［16］张彩华，姜妙娜，李寒姝，等. 肝复康对肝纤维化大鼠肝组织 NF-κB、MMP-2 和 TIMP-2 表达的影响［J］. 实用肝脏病杂志，2011，14（3）: 169–172.

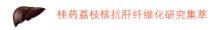

荔枝核总黄酮抗大鼠肝纤维化的作用及其对核转录因子－κB p65表达的影响

罗伟生，欧士钰，靳雅玲，覃浩，孙旭锐

【摘要】目的：观察核转录因子－κB p65在实验性肝纤维化大鼠肝组织中的表达，探讨荔枝核总黄酮（TFL）抗肝纤维化的作用机制。方法：以二甲基亚硝胺腹腔注射制作大鼠肝纤维化模型；造模的同时，模型组以生理盐水、TFL组以TFL 200 mg/kg、秋水仙碱组以秋水仙碱灌胃给药，每天1次；6周后处死大鼠，抽取下腔静脉血检测丙氨酸氨基转移酶（AST）、天冬氨酸氨基转移酶（ALT）的含量，取肝脏同一部位行HE染色观察大鼠肝纤维化程度，采用免疫组化法检测各组肝组织NF－κB p65的表达。结果：TFL组和秋水仙碱组血清AST、ALT均明显低于模型组，差异有统计学意义（$P < 0.05$）。与模型组比较，TFL组NF－κB p65的表达明显被抑制，大鼠肝纤维化程度改善（$P < 0.05$）。结论：TFL可减轻肝损伤及其纤维化程度，抑制NF－κB p65的表达，这可能是其抗肝纤维化作用的机制之一。

【关键词】荔枝核总黄酮；肝纤维化；核转录因子－κB p65

肝纤维化是肝脏对各种慢性损伤的一种修复反应，其实质在于细胞外基质（ECM）的过量沉积[1]。核转录因子-κB（NF-κB）是一种具有转录激活功能的蛋白质，普遍存在于多种组织的多种细胞中，其不但参与肝细胞的凋亡和增殖，还能促进肝星状细胞的活化，对肝纤维化的发生和发展有着重要的调控作用[2-3]。本课题组前期研究表明，TFL具有减轻二甲基亚硝胺诱导的肝纤维化程度及促进活化肝星状细胞（HSC）凋亡的作用[4]。本研究通过二甲基亚硝胺制作肝纤维化模型，观察大鼠肝组织病理学改变及NF-κB p65蛋白的表达，进一步探讨TFL抗肝纤维化的机制。

［基金项目］广西壮族自治区卫生厅重点课题基金资助项目（2010052）。

1 材料与方法

1.1 试剂

兔抗大鼠 NF-κB p65 多克隆抗体（购于北京中杉金桥生物技术有限公司），免疫组织化学二抗试剂、DAB 显色剂（购于福建迈新生物技术开发有限公司），秋水仙碱、二甲基亚硝胺（购于美国 Sigma 公司），TFL（购于广东广弘医药有限公司，经鉴定为无患子科植物荔枝的成熟种子；由桂林医学院药理实验室提取分离，TFL 含量达 54.2%，用蒸馏水稀释为 40 g/L 溶液）。

1.2 实验动物

40 只 SPF 级健康雄性 SD 大鼠，体质量（200±20）g，由桂林医学院实验动物中心提供。

1.3 大鼠分组及处理

大鼠随机分为正常对照组、模型组、TFL 组、秋水仙碱组，每组 10 只。模型组、TFL 组、秋水仙碱组参考 Ala-Kokko 等[5]的方法制作肝纤维化模型，正常对照组以等体积生理盐水腹腔注射。造模的同时，模型组、TFL 组、秋水仙碱组分别用 5 mL/kg 生理盐水、200 mg/kg TFL[4]及 0.1 mg/kg 秋水仙碱灌胃，正常对照组亦以 5 mL/kg 等体积生理盐水灌胃，每天 1 次，共 6 周。

1.4 取材

6 周后处死大鼠，取下腔静脉血，取同一部位新鲜肝脏组织，并将其固定于 10% 的中性甲醛溶液中 24 h。

1.5 肝功能检测

血液离心，取血清，用全自动生化分析仪测定 ALT、AST 的含量。

1.6 肝组织病理学检查

制作石蜡切片，HE 染色按常规方法进行。参照 2002 年中华肝脏病学会肝纤维化分级法进行胶原纤维增生程度半定量分析[6]，最低 0 分，最高 29 分；得分越高，表示肝纤维化程度越重。

1.7 免疫组化检测 NF-κB p65 蛋白的表达

防脱切片常规脱蜡、脱水；2% EDTA 高温修复 20 min，冷却后用 PBS 冲洗；3% H_2O_2 阻断 10 min，用 PBS 冲洗；滴加 NF-κB p65 多克隆抗体（1∶200），1 h 后用 PBS 冲洗；滴加二抗，15 min 后用 PBS 冲洗；DAB 显色；苏木精复染，常规脱水透明，用中性树胶封固，光镜下观察。用已知阳性切片作为阳性对照，用 PBS 代替一抗作为阴性对照。NF-κB p65 采用半定量计分方法，以细胞核或细胞质呈棕黄色为"+"。参照免疫组化显色标准[7]：按显色程度分弱、中、强 3 种，分别计 1、2、3 分。每个指标的每个标本取 10 个较好的高倍视野，按显色范围分为 4 度："+"为显色范围占高倍视野小于 25%，"++"为显色占高倍视野 25% ～ 50%，"+++"为显色占高倍视野51% ～ 75%，"++++"为显色占高倍视野大于 75%。将每个高倍视野的显色程度和范围换算成显色指数，"+"为 1 分，"++"为 2 分，"+++"为 3 分，"++++"为 4 分，取其均数作为每个检测指标的最终显色指数。

$$显色指数 = 显色程度 \times 显色范围$$

1.8 统计学方法

采用 SPSS 17.0 统计软件，计量资料先进行数据的正态性检验及方差齐性检验，符合条件的行单因素方差分析（ANOVA），组间两两比较应用 LSD 检验，等级资料采用Kruskal-Wallis 秩和检验。

2 结果

2.1 一般情况

模型组大鼠形体消瘦，被毛较稀疏、暗淡、无光泽，眼睛较混浊，反应迟钝，厌食；剖开腹腔后见大量腹水，肝脏肉眼观察表面粗糙，可见结节。TFL 组大鼠形体较丰满，发育良好，被毛浓密有光泽，眼睛明亮、行动迅速、反应灵敏，食欲好；剖开腹腔后无腹水，肉眼观察肝脏表面较光滑细腻。秋水仙碱组大鼠形体中等，发育一般，被毛尚光滑，行动反应较正常，但好斗，食欲正常；剖开腹腔后有少量腹水，肉眼观察肝脏表面欠细腻。实验过程中共有 4 只大鼠死亡，经尸检及肝脏 HE 染色检查，死因均为急性肝衰竭，死亡大鼠不计入统计学处理。

2.2 各组大鼠血清 AST、ALT 的水平

模型组 ALT、AST 水平最高，与正常对照组比较差异有统计学意义（$P < 0.05$），TFL 组及秋水仙碱组 ALT、AST 水平明显低于模型组（$P < 0.05$），见表 1。

表 1 各组大鼠血清 ALT、AST 水平（$\bar{x} \pm s$）

组别	n	ALT/（U·L^{-1}）	AST/（U·L^{-1}）
正常对照组	10	45.46±11.05	84.95±14.50
模型组	8	194.63±22.86*	293.99±23.78*
TFL 组	9	109.78±18.69*△	156.50±26.29*△
秋水仙碱组	9	147.11±27.29*△	213.83±31.53*△

注：与正常对照组比较，*$P < 0.05$；与模型组比较，△$P < 0.05$。

2.3　各组肝组织病理学的改变

2.3.1　光镜观察

正常对照组的肝小叶结构完整清晰，呈条索状向四周放射性排列（见图 1 A）。模型组多数小叶结构破坏或消失，粗大胶原纤维分割、包绕肝小叶，肝细胞条索排列紊乱，肝细胞水肿明显，脂肪变性广泛，纤维隔内有大量炎性细胞浸润（见图 1 B）。TFL组肝小叶结构破坏明显减轻，胶原纤维增生较少，纤维疏松变窄，肝细胞水肿及变性不明显，炎性细胞浸润较少（见图 1 C）。秋水仙碱组肝细胞坏死、炎症细胞浸润及纤维增生情况较 TFL 组略重，肝小叶结构破坏，可见较粗的纤维间隔（见图 1 D）。

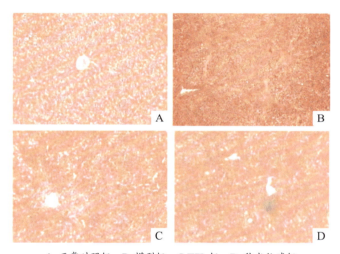

A. 正常对照组；B. 模型组；C.TFL 组；D. 秋水仙碱组

图 1　各组肝组织的病理学改变（HE，×100）

2.3.2　纤维化程度分期

模型组（以 3 期、4 期为主）与正常对照组（均为 0 期）比较，差异有统计学意义（$P < 0.05$）；TFL 组（以 1 期为主）、秋水仙碱组（以 2 期为主）与正常对照组及模型组比较，差异亦有统计学意义（$P < 0.05$），见表 2。

表 2　各组肝纤维化程度分期

组别	n	0 期	1 期	2 期	3 期	4 期
正常对照组	10	10	0	0	0	0
模型组*	8	0	0	1	4	3
TFL 组*△	9	1	5	3	0	0
秋水仙碱组*△	9	0	2	6	1	0

注：与正常对照组比较，*$P < 0.05$；与模型组比较，△$P < 0.05$。

2.3.3 纤维化评分

模型组评分最高，与正常对照组比较差异有统计学意义（$P < 0.05$）；TFL组、秋水仙碱组评分较模型组降低，但仍高于正常对照组，差异均有统计学意义（$P < 0.05$），见表3。

表3   各组肝组织纤维化评分及 NF-κB p65 表达情况（$\bar{x}\pm s$）

组别	n	纤维化评分/分	NF-κB p65 显色指数
正常对照组	10	0.80±0.42	1.40±0.70
模型组	8	21.13±5.46*	9.00±2.51*
TFL组	9	6.78±3.93*△	3.89±2.47*△
秋水仙碱组	9	15.67±5.74*△	6.44±2.74*△

注：与正常对照组比较，$^*P < 0.05$；与模型组比较，$^△P < 0.05$。

2.4   各组免疫组化 NF-κB p65 蛋白的表达

正常对照组的肝组织 NF-κB p65 呈弱阳性表达，分布在汇管区窦周及少数肝细胞中，显色淡（见图2 A）；而模型组 NF-κB p65 呈强阳性表达，主要表达于汇管区、纤维间隔及肝细胞中，显色最深为棕黄色（见图2 B）；与模型组比较，TFL组 NF-κB p65 蛋白表达明显下降（$P < 0.05$），显色较淡（见图2 C）；秋水仙碱组 NF-κB p65 蛋白表达水平也低于模型组（$P < 0.05$），显色较深（见图2 D），显色指数见表3。

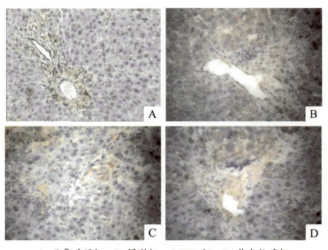

A.正常对照组；B.模型组；C.TFL组；D.秋水仙碱组

图2   各组肝组织 NF-κB p65 蛋白的表达（免疫组化，×400）

3 讨论

肝纤维化是一种复杂的进展性病理生理学过程，涉及多种细胞因子及细胞内信号分子网络，包括 HSC 活化、增殖，以及 ECM 基因表达上调等多个环节。HSC 的活化、增殖及过度分泌是肝纤维化形成的中心环节[8-9]。

研究表明，静止的 HSC 向活化的 HSC 转化时，NF-κB 的结合活性增加。在细胞受到病毒、细菌毒素感染或缺血缺氧、组织损伤等各种因素作用下，NF-κB 活化，进入细胞核与相应的靶基因结合，启动细胞黏附分子、一氧化氮合酶和环氧化酶-2 等基因转录，导致促炎因子、自由基、前列腺素等炎症介质大量产生，从而引起相应的病变，并同时以自分泌或旁分泌的形式激活未活化库普弗细胞中的 NF-κB，产生更多的炎性介质，形成"炎性瀑布"，造成肝脏炎症反应，激活 HSC 参与肝脏纤维化反应，最终形成肝纤维化[10]。NF-κB 不仅可以调控炎症因子的基因转录，而且对 HSC 的增殖活化起着重要作用[11]。NF-κB 还具有抗 HSC 凋亡的作用，使得活化的 HSC 数量维持在一定的水平，一定程度上促进了纤维化的发生[12-13]。已有实验表明，抑制 NF-κB 的表达和增殖，可以作为抗肝纤维化治疗的靶点之一[14-15]。

本研究应用 TFL 灌胃治疗二甲基亚硝胺诱导的大鼠肝纤维化模型，发现 TFL 可以改善肝功能，抑制肝纤维化，证实 TFL 能够抑制实验性大鼠肝纤维化的发展。TFL 在降低肝组织 NF-κB p65 蛋白表达的同时能够改善肝纤维化，其抗肝纤维化机制可能是通过抑制 NF-κB p65 的表达，阻断 HSC 活化、增殖的信号转导通路，促进 HSC 凋亡，减少 ECM 的合成与分泌，从而发挥抗纤维化的作用。

参考文献

[1] TSUKADA S, PARSONS C J, RIPPE R A. Mechanisms of liver fibrosis [J]. Clin Chim Acta, 2006, 364 (1-2): 33-60.

[2] ELSHARKAWY A M, MANN D A. Nuclear factor-kappaB and the hepatic inflammation-fibrosis-cancer axis [J]. Hepatology, 2007, 46 (2): 590-597.

[3] 吕鹏，罗和生，PAUL S C，等. 沙立度胺对大鼠肝纤维化核因子－κB 和肿瘤坏死因子－α 表达的影响 [J]. 中国病理生理杂志，2007, 23 (9): 1811-1816.

[4] 覃浩，孙旭锐，欧仕玉，等. 荔枝核总黄酮预防大鼠肝纤维化的初步研究 [J]. 第三军医大学学报，2011, 33 (22): 2353-2356.

[5] ALA-KOKKO L, PIHLAJANIEMI T, MYERS J C, et al. Gene expression of type Ⅰ, Ⅲ and Ⅳ collagens in hepatic fibrosis induced by dimethylnitrosamine in the rat [J]. Biochem J, 1987, 244 (1): 75-79.

［6］曾民德，王泰龄，王宝恩.肝纤维化诊断及疗效评估共识［J］.肝脏，2002，7（2）：147-148.

［7］徐列明，刘平，吕刚，等.Ⅰ、Ⅳ型胶原及板层素在肝纤维化大鼠肝窦周围的变化［J］.中华消化杂志，1995，15（3）：3.

［8］FRIEDMAN S L. Mechanisms of hepatic fibrogenesis［J］. Gastroenterology, 2008, 134（6）: 1655-1669.

［9］REEVES H L, FRIEDMAN S L. Activation of hepatic stellate cells：a key issue in liver fibrosis［J］. Front Biosci, 2002, 7（4）: 808-826.

［10］张晓晔，周妍，刘卫青，等.核因子－κB 在博莱霉素致小鼠肺纤维化病理过程中的动态表达［J］.中国医科大学学报，2007，36（5）：505-507，510.

［11］SCHWABE R F, SCHNABL B, KWEON Y O, et al. CD40 activates NF-kappa B and c-Jun N-terminal kinase and enhances chemokine secretion on activated human hepatic stellate cells［J］. J Immunol, 2001, 166（11）: 6812-6819.

［12］RUDDELL R G, HOANG-LE D, BARWOOD J M, et al. Ferritin functions as a proinflammatory cytokine via iron-independent protein kinase C zeta/nuclear factor kappaB-regulated signaling in rat hepatic stellate cells［J］. Hepatology, 2009, 49（3）: 887-900.

［13］SON G, IIMURO Y, SEKI E, et al. Selective inactivation of NF-kappaB in the liver using NF-kappaB decoy suppresses CCL4-induced liver injury and fibrosis［J］. Am J Physiol Gas-trointest Liver Physiol, 2007, 293（3）: 631-639.

［14］吴义春，吴强，杨雁，等.肝组织中 NF-κB、TGF-β_1 及其Ⅰ型受体 mRNA 和 HSC 在肝纤维化中的改变及护肝片对其的影响［J］.中国组织化学与细胞化学杂志，2011，20（3）：212-219.

［15］宋维芳，徐军全，许瑞玲，等.核转录因子－κB 在实验性肝纤维化中的表达、分布及意义［J］.中国病理生理杂志，2010，26（1）：12-16.

荔枝核总黄酮对肝纤维化大鼠核转录因子-κB 及基质金属蛋白酶-2 表达的影响

罗伟生，欧士钰，靳雅玲，覃浩，孙旭锐

【摘要】目的：观察核转录因子-κB（nuclear transcription factors-κB，NF-κB）及基质金属蛋白酶-2（matrix metalloproteinases-2，MMP-2）在实验性肝纤维化大鼠肝组织中的表达，探讨荔枝核总黄酮（total flavone from *Litchi chinensis* Sonn.，TFL）抗肝纤维化的作用机制。方法：大鼠随机分为正常对照组、模型组、TFL高剂量组、TFL低剂量组及秋水仙碱（Col）组。模型组、TFL高剂量组、TFL低剂量组及Col组以二甲基亚硝胺（dimethylnitrosamine，DMN）腹腔注射4周制作大鼠肝纤维化模型；造模的同时TFL高剂量组和TFL低剂量组分别以TFL 200 mg/kg、100 mg/kg，Col组以Col 0.1 mg/kg灌胃给药，每天1次，正常对照组及模型组给予等体积生理盐水灌胃，6周后处死大鼠，计算大鼠肝脾指数，检测血清中天冬氨酸氨基转移酶（aspartate aminotransferase，AST）、丙氨酸氨基转移酶（alanine aminotransferase，ALT）、透明质酸（hyaluronic acid，HA）、层粘连蛋白（laminin，LN）、MMP-2水平，取肝脏同一部位行HE染色、Masson染色以观察大鼠肝纤维化程度，采用免疫组化法检测各组肝组织NF-κB、MMP-2的表达。结果：TFL高剂量组和TFL低剂量组血清AST、ALT、HA、LN、MMP-2水平及肝脾指数较模型组明显降低（$P < 0.01$），肝组织NF-κB、MMP-2表达及纤维化程度评分亦较模型组明显降低（$P < 0.05$）。结论：TFL具有显著的抗肝纤维化作用，其机制可能与其抑制NF-κB、MMP-2的高表达有关。

【关键词】TFL；肝纤维化；NF-κB；MMP-2

　　NF-κB是一种具有转录激活功能的蛋白质，普遍存在于多种组织的多种细胞中。研究表明，NF-κB在肝纤维化的发生发展过程中不但参与了肝细胞的凋亡和增殖，还促进肝星状细胞（hepatic satellite cells，HSC）的活化，对肝纤维化的发生和发展有着重要的调控作用[1-2]。在肝内参与细胞外基质（extra cellular matrix，ECM）降解的主要

［基金项目］广西壮族自治区卫生厅重点课题基金资助项目（2010052）；广西中医药药效研究重点实验室开放课题资助项目（10-046-04-k12）。

酶系为基质金属蛋白酶（MMPs），研究表明，MMPs 中 MMP-2 与肝星状细胞的活化密切相关，MMP-2 的表达增多会促进肝纤维化的进程[3-4]。本研究中以 DMN 制作肝纤维化模型，观察 TFL 干预后 NF-κB、MMP-2 在纤维化肝组织中的表达，探讨 NF-κB、MMP-2 通路在 DMN 诱导的肝纤维化中的作用，进一步揭示 TFL 抗肝纤维化的作用机制。

1　对象与方法

1.1　研究对象

50 只健康雄性 SD 大鼠，SPF 级，体质量（200±20）g，由桂林医学院实验动物中心提供。大鼠随机分为正常对照组、模型组、TFL 高剂量组、TFL 低剂量组、Col 组，每组各 10 只。

1.2　主要试剂和仪器

透明质酸、层粘连蛋白试剂盒（购于上海西唐生物科技有限公司），MMP-2 试剂盒（购于上海森雄科技实业有限公司），兔抗大鼠 MMP-2 多克隆抗体、兔抗大鼠 NF-κB p65 多克隆抗体（购于北京中杉金桥生物技术有限公司），免疫组织化学二抗试剂、DAB 显色剂（购于福建迈新生物技术开发有限公司），Col、DMN（购于美国 Sigma 公司），TFL（购于广东广弘医药有限公司，经鉴定为无患子科植物荔枝的成熟种子；桂林医学院药理实验室提取分离，TFL 含量达 54.2%，用蒸馏水稀释为 20 g/L、40 g/L 两种溶液），离心机、全自动生化分析仪。

1.3　实验方法

1.3.1　造模及给药

模型组、TFL 高剂量组、TFL 低剂量组、Col 组参考 Ala-Kokko 等的方法[5]，大鼠以 2 mL/kg 剂量于每周前 3 天连续腹腔注射 0.5% 的 DMN 溶液（以生理盐水稀释），共 4 周，制作肝纤维化模型。造模同时，模型组、TFL 治疗组、Col 组分别用 5 mL/kg 生理盐水，200 mg/kg、100 mg/kg TFL[6] 及 0.1 mg/kg Col 灌胃，每天 1 次，共 6 周。正常对照组以等体积的生理盐水灌胃。6 周后处死大鼠，观察肝脏的形态变化，抽取下腔静脉血并常规分离血清，取同一部位新鲜肝脏组织固定于体积分数为 10% 的中性甲醛溶液中 24 h。

1.3.2　肝脾指数的测定

大鼠处死前称重，摘取肝、脾，用滤纸吸取残血后称重，分别除以大鼠质量，计算肝、脾指数。

$$肝指数 = 肝脏重 / 体重 \times 100\%$$
$$脾指数 = 脾脏重 / 体重 \times 100\%$$

1.3.3　血清生化指标检测

血清 ALT、AST 用全自动生化分析仪测定含量；血清肝纤维化指标 HA、LN 及 MMP-2 含量用酶联免疫吸附法（ELISA）检测，严格按照试剂盒操作。

1.3.4　肝组织病理学检查

制作石蜡切片，HE 染色按常规方法。Masson 染色，以 10% 三氯醋酸和 10% 重铬酸钾混合液染色 15 min，蒸馏水水洗 6 次；5% 天青石蓝染色 6 min，蒸馏水水洗 6 次；在 1% 冰醋酸中过 1 下，滴加酸性品红与丽春红混合液（比例为 2 ∶ 1）；滴加 1% 亮绿染色液等待 1 min；在冰醋酸中过 3 下；脱水，透明封片。

1.3.5　采用免疫组化法检测 NF–κB、MMP–2 蛋白的表达

防脱切片常规脱蜡、脱水；2% EDTA 高温修复 20min，冷却后用 PBS 冲洗；MMP-2 柠檬酸盐工作缓冲液高温修复 2 min，冷却后用 PBS 冲洗；3% H_2O_2 阻断 10 min，用 PBS 冲洗；分别滴加 NF-κB、MMP-2 多克隆抗体（1 ∶ 200），1 h 后用 PBS 冲洗；滴加二抗，15 min 后用 PBS 冲洗；DAB 显色；苏木精复染，常规脱水，用透明中性树胶封固，光镜下观察。用已知阳性切片作为阳性对照，用 PBS 代替一抗作为阴性对照。

1.4　结果判定

1.4.1　肝组织 HE、Masson 切片病理学结果判定

参照 2002 年中华肝脏病学会肝纤维化分级法进行胶原纤维增生程度半定量分析[7]，最低 0 分，最高 29 分；得分越高，表示肝纤维化程度越重。

1.4.2　免疫组化检测 NF–κB、MMP–2 蛋白的表达

结果判定采用半定量计分方法，NF-κB p65 以在细胞核或细胞质呈棕黄色为"+"；MMP-2 以在细胞质或包膜呈棕黄色为"+"。参照免疫组化显色标准[8]：按显色程度分为弱、中、强 3 种，分别记为 1、2、3 分。每个指标的每个标本取 10 个较好的高倍视野，按显色范围分为 4 度："+"为显色范围占高倍视野小于 25%；"++"为显色范围占高倍视野的 25% ～ 50%；"+++"为显色范围占高倍视野的 50% ～ 75%；"++++"为显色范围占高倍视野大于 75%。将每个高倍视野显色程度和范围换算成显色指数。"+"为 1 分、"++"为 2 分、"+++"为 3 分、"++++"为 4 分，取其平均数作为每个检测指标的最终显色指数。

$$显色指数 ＝ 显色程度 \times 显色范围$$

1.5　统计学处理

各组数据以平均数 ± 标准差（$\bar{x} \pm s$）表示。先进行数据的正态性检验及方差齐性检验，符合条件的进行 ANOVA、LSD 检验，不符合条件的非参数数据采用 Kruskal-

Wallis 秩和检验，相关性分析采用 Pearson 检验。采用 SPSS 17.0 统计软件进行分析，以 $P < 0.05$ 为差异有统计学意义。

2 结果

2.1 一般情况

实验过程中共有 5 只大鼠死亡，经尸检和肝脏 HE 染色检查发现，大鼠均死于急性肝衰竭，不计入统计学处理。模型组大鼠消瘦，毛发稀疏、暗淡无光，眼睛混浊，反应迟钝，厌食；剖开腹腔后部分可见腹水，肝脏肉眼观察表面粗糙，可见结节。TFL 高剂量组形体较丰满，发育良好，被毛浓密有光泽，眼睛明亮，行动迅速，反应灵敏，食欲好；剖开腹腔后无腹水，肝脏肉眼观察表面较光滑细腻。TFL 低剂量组和 Col 组外观无明显差异，形体中等，发育一般，被毛尚光滑，行动反应较正常，食欲正常；剖开腹腔后可见少量腹水，肝脏肉眼观察欠细腻。

2.2 TFL 对各组大鼠肝、脾指数的影响

与正常对照组比较，模型组大鼠肝、脾重量明显增加，肝、脾指数明显升高（P 值均为 0.000）。与模型组比较，TFL 高剂量组、TFL 低剂量组及 Col 组大鼠肝、脾指数显著降低（P 值均为 0.000）。但 TFL 高剂量组、TFL 低剂量组及 Col 组与正常对照组比较，肝指数（$P=0.037$、$P=0.002$、$P=0.009$）、脾指数（P 值均为 0.000）差异仍有统计学意义。结果提示，TFL 能明显对抗 DMN 导致的肝纤维化，抑制大鼠肝、脾指数的升高，见表 1。

表 1 TFL 对各组大鼠肝、脾指数的影响（$\bar{x} \pm s$）

组别	n	肝脏指数 /%	脾脏指数 /%
正常对照组	10	2.42±0.11	0.25±0.02
模型组	8	4.05±0.23[a]	0.69±0.09[a]
TFL 高剂量组	9	2.61±0.16[ab]	0.39±0.08[ab]
TFL 低剂量组	9	2.72±0.22[ab]	0.44±0.08[ab]
Col 组	9	2.67±0.22[ab]	0.40±0.10[ab]
F 值	—	98.293	36.671
P 值	—	< 0.01	< 0.01

注：与正常对照组比较，[a] $P < 0.05$；与模型组比较，[b] $P < 0.01$。

2.3　TFL 对各组大鼠血清 ALT、AST、HA、LN 及 MMP-2 水平的影响

与正常对照组比较，模型组 ALT、AST、HA、LN、MMP-2 水平升高（P 值均为0.000），差别具有统计学意义；TFL 高剂量组、TFL 低剂量组及 Col 组 ALT、AST、HA、LN、MMP-2 水平低于模型组（P 值均为 0.000），差别具有统计学意义。结果提示，TFL 能显著抑制 DMN 导致的肝纤维化大鼠血清中 ALT、AST、HA、LN、MMP-2 含量的升高，见表 2。

表 2　各组大鼠血清 ALT、AST、HA、LN、MMP-2 情况及比较

组别	n	ALT/ $(U \cdot L^{-1})$	AST/ $(U \cdot L^{-1})$	HA/ $(ng \cdot L^{-1})$	LN/ $(\mu g \cdot L^{-1})$	MMP-2/ $(ng \cdot mL^{-1})$
正常对照组	10	45.46± 11.05	84.95± 14.50	226.42± 17.66	53.48± 4.80	235.08± 23.13
模型组	8	194.63± 22.86[a]	293.99± 23.78[a]	656.86± 33.31[a]	167.90± 12.14[a]	429.00± 26.02[a]
TFL 高剂量组	9	109.78± 18.69[ab]	156.50± 26.29[ab]	350.01± 30.18[ab]	88.87± 10.94[ab]	303.67± 12.21[ab]
TFL 低剂量组	9	141.92± 21.05[ab]	219.11± 30.90[ab]	362.28± 33.17[ab]	107.70± 10.50[ab]	370.96± 35.50[ab]
Col 组	9	147.11± 27.29[ab]	213.83± 31.53[ab]	344.65± 32.68[ab]	85.57± 7.51[ab]	337.39± 19.48[ab]
F 值	—	65.167	81.444	247.454	175.421	79.734
P 值	—	< 0.01	< 0.01	< 0.01	< 0.01	< 0.01

注：与正常对照组比较，[a]$P < 0.01$；与模型组比较，[b]$P < 0.01$。

2.4　各组 HE 染色及 Masson 染色结果

光镜观察发现，正常对照组肝小叶结构完整清晰，呈条索状向四周放射性排列，无纤维组织增生，仅见中央静脉周边及肝板间有少许极为纤细的蓝色网状纤维。模型组可见灶性坏死，伴炎性细胞浸润，多数小叶的结构破坏或消失，粗大胶原纤维分割、包绕肝小叶，在中央静脉之间、汇管区之间、汇管区与中央静脉之间形成纤维间隔，肝细胞条索排列紊乱，肝细胞水肿明显，脂肪变性广泛。TFL 高剂量组、TFL 低剂量组及Col 组肝细胞水肿及变性不明显，炎性细胞浸润较少，肝小叶结构破坏明显减轻，胶原纤维增生较少，纤维疏松变窄。TFL 高剂量组可见胶原纤维轻度增生，汇管区纤维化扩大，局限于窦周和小叶内，肝小叶间未见纤维组织增生，无假小叶形成；TFL 低剂量组及 Col 组纤维粗大，数量较 TFL 高剂量组多，见图 1、图 2。各组肝纤维化半定量评分见表 3。

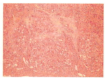
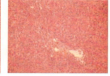
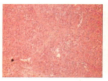

A. 正常对照组　　　　B. 模型组　　　　C. TFL 高剂量组　　　　D. TFL 低剂量组　　　　E. Col 组

图 1　各组大鼠肝组织 HE 染色（×200）

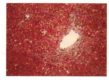

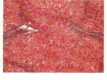
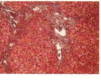
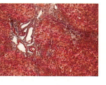

A. 正常对照组　　　　B. 模型组　　　　C. TFL 高剂量组　　　　D. TFL 低剂量组　　　　E. Col 组

图 2　各组大鼠肝组织 Masson 染色（×200）

表 3　各组肝纤维化评分及 NF-κB、MMP-2 表达情况

组别	n	纤维化评分 / 分	NF-κB 显色指数	MMP-2 显色指数
正常对照组	10	0.80 ± 0.42	1.40 ± 0.70	1.30 ± 0.48
模型组	8	21.13 ± 5.46^a	9.00 ± 2.51^a	9.50 ± 1.60^a
TFL 高剂量组	9	6.78 ± 3.93^{abc}	4.11 ± 2.26^{ab}	3.44 ± 1.33^{ab}
TFL 低剂量组	9	14.56 ± 4.67^{ab}	6.56 ± 2.92^{ab}	6.67 ± 2.45^{ab}
Col 组	9	15.67 ± 5.74^{ab}	6.44 ± 2.74^{ab}	6.33 ± 2.55^{ab}
F 值	—	30.116	13.791	26.688
P 值	—	<0.01	<0.01	<0.01

注：与正常对照组比较，[a] $P < 0.01$；与模型组比较，[b] $P < 0.05$；与 Col 组比较，[c] $P < 0.05$。

2.5　免疫组化 NF-κB、MMP-2 蛋白表达结果

正常对照组肝组织 NF-κB、MMP-2 均呈弱阳性表达，散在分布于肝窦周围、肝细胞、汇管区血管壁及胆管壁周围的间质细胞，显色较淡。而模型组 NF-κB、MMP-2呈强阳性表达，显色指数与正常对照组比较有明显差异（P 值均为 0.000），肝小叶内肝窦周围及肝细胞可见呈片状深着色区，汇管区、纤维间隔区亦可见片状融合区，血管壁着色深厚。与模型组相比，TFL 高剂量组 NF-κB、MMP-2 表达明显下降（P 值均为0.000），仅在肝窦周围见明显的中等着色细胞，部分呈小片状，肝细胞及汇管区见少量淡黄色着色细胞；TFL 低剂量组和 Col 组 NF-κB、MMP-2 在肝小叶内呈片状着色，肝窦周围着色较深，单个肝细胞内可见强着色细胞核。与模型组比较，TFL 低剂量组 NF-κB、MMP-2 表达明显下降（$P=0.037$、$P=0.003$），Col 组 NF-κB、MMP-2 表达也下降（$P=0.030$、$P=0.001$）。TFL 高剂量组与 Col 组相比，NF-κB、MMP-2 表达差异均有统计学意义（$P=0.040$，$P=0.002$），但是 TLF 低剂量组和 Col 组之间 NF-κB、MMP-2 表

达差异均无统计学意义（$P=0.820$，$P=0.702$），具体见图3、图4，表达情况见表3。

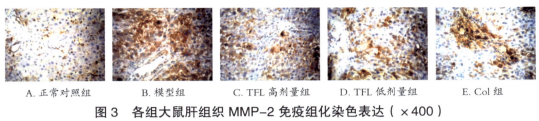

A. 正常对照组　　　B. 模型组　　　C. TFL 高剂量组　　　D. TFL 低剂量组　　　E. Col 组

图3　各组大鼠肝组织 MMP–2 免疫组化染色表达（×400）

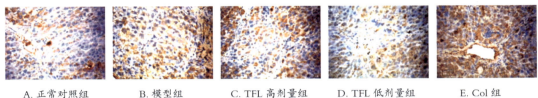

A. 正常对照组　　　B. 模型组　　　C. TFL 高剂量组　　　D. TFL 低剂量组　　　E. Col 组

图4　各组大鼠肝组织 NF–κB 免疫组化染色表达（×400）

2.6　相关性分析

血清 MMP-2 水平与 HA、LN 及纤维化评分呈正相关，相关系数分别为 $r=0.844$、0.847、0.850，而 P 值均为 0.000；纤维化评分与肝组织 NF-κB、MMP-2 表达呈正相关，相关系数分别为 $r=0.586$、0.673，P 值均为 0.000；肝组织 NF-κB 与 MMP-2 表达也呈正相关，$r=0.936$，$P=0.000$。

3　讨论

肝纤维化进程中，HSC 是肝组织内生成胶原纤维等 ECM 的主要细胞来源，它的激活是肝纤维化发病过程中的中心环节[9-10]。静止的 HSC 向活化的 HSC 转化时，NF-κB 的结合使其活性增强。在细胞受到病毒、细菌毒素感染或缺血缺氧、组织损伤等各种因素作用下，NF-κB 活化，进入细胞核与相应的靶基因结合，启动细胞黏附分子、一氧化氮合酶和环氧化酶 -2 等基因转录，导致促炎因子、自由基、前列腺素等炎症介质大量产生，从而引起相应病变，并同时以自分泌或旁分泌的形式激活未活化枯否细胞中的 NF-κB，产生更多的炎性介质，形成"炎性瀑布"，造成肝脏炎症反应，激活 HSC 参与肝脏纤维化进程[1-2]。而且 NF-κB 还具有抗 HSC 凋亡的作用，使得活化的 HSC 数量维持在一定的水平，一定程度上促进了纤维化的发生发展[11-12]。研究也表明，抑制 NF-κB 的表达和增殖，可以作为抗肝纤维化治疗的有效途径之一[13-14]。

MMP-2 活性增加是纤维化病理发生的重要原因，其活性在肝纤维化早期不受 MMPs 组织抑制因子 -2 的干预，能持续地降解基底膜的正常基质成分，破坏其完整性，促进肝窦毛细血管化，改变 Disse 间隙中 HSC 的微环境，促使 HSC 被激活并增殖、转化为肌成纤维细胞，同时分泌 ECM 及 MMP-2，形成破坏、激活的连锁反应，促进肝纤维化的形成与发展[15-17]。相关研究表明，肝脏中的 MMP-2 在肝纤维化形成过程中其表达逐渐增强[18]，而在肝纤维化的逆转过程中，MMP-2 的表达逐渐减弱[19-20]。

荔枝核作为特色中药已有几千年的应用历史，具有行气散结、祛寒止痛的功效，其含有多种化学成分，其中，黄酮类化合物具有清除氧自由基和保肝作用[21]。本课题组前期试验已初步证实 TFL 具有抗肝纤维化的作用[22]，但其作用机制尚未完全明确。

本试验中利用 DMN 制造大鼠肝纤维化模型，对肝纤维化大鼠给予 TFL 干预治疗，结果表明 TFL 能明显改善肝纤维化大鼠的肝、脾指数，减轻肝、脾充血，减少肝、脾损伤，降低血清 AST、ALT 水平，从而改善肝功能。TFL 给药组大鼠血清肝纤维化指标 HA、LN、MMP-2 明显下降，肝组织病理显示肝纤维化程度明显减轻，说明 TFL 具有较好的抗肝纤维化作用。

HSC 的活化是肝纤维化的关键过程，如何抑制 HSC 的活化是肝纤维化治疗的重要研究方向。本实验中 TFL 给药组血清 MMP-2 水平明显降低，大鼠肝组织 NF-κB、MMP-2 的表达显著下降，表明 TFL 可有效拮抗纤维化进程中的重要促进因子，如 NF-κB、MMP-2。因此，我们认为 TFL 抗肝纤维化作用可能与抑制 NF-κB、MMP-2 高表达有关，其对 NF-κB 进行调控，可抑制炎症介质的产生、抑制 HSC 的活化、促使 HSC 凋亡；其对 MMP-2 进行调控，使肝窦基底膜的完整性得以保持，从而延缓甚至抑制肝纤维化的进程。而相关分析也显示血清 MMP-2 水平与肝纤维化指标及肝纤维化程度呈正相关，肝纤维化程度也与 NF-κB、MMP-2 的表达呈正相关，NF-κB、MMP-2 之间亦呈高度正相关。MMP-2 分子结构上有 NF-κB 的结合位点，上调 NF-κB 的表达可以促使其下游靶基因 MMP-2 活化。本研究认为 TFL 抗肝纤维化作用与其抑制 NF-κB、MMP-2 高表达有关，但肝纤维化的形成机制极其复杂，其防治肝纤维化的其他机制尚有待进一步研究，以期为开发抗肝纤维化新药提供更多科学依据。

参考文献

[1] ELSHARKAWY A M，MANN D A. Nuclear factor-kappaB and the hepatic inflammation- fibrosis-cancer axis [J]. Hepatology，2007，46（2）：590-597.

[2] 吕鹏，罗和生，SHELLEY C P，等.沙立度胺对大鼠肝纤维化核因子-κB 和肿瘤坏死因子-α 表达的影响 [J].中国病理生理杂志，2007，23（9）：1811-1816.

[3] BENYON R C，ARTHUR M J. Extracellalar matrix degradation and the role of hepatic stellate cells [J]. Semin Liver Dis，2001，21（3）：373-384.

[4] HEMMANN S，GRAF J，RODERFELD M，et al. Expression of MMPs and TIMPs in liver fibrosis-a systematic review with special emphasis on anti-fibrotic strategies[J]. J Hepatol，2007，46（5）：955-975.

［5］ALA-KOKKO L, PIHLAJANIEMI T, MYERS J C, et al. Gene expression of type Ⅰ, Ⅲ and Ⅳ collagens in hepatic fibrosis induced by dimethylnitrosamine in the rat［J］. Biochem J, 1987, 244（1）: 75-79.

［6］赵永忠, 漆志平, 徐庆, 等. 荔枝核总黄酮抗胆管结扎大鼠肝纤维化的作用及机制［J］. 世界华人消化杂志, 2010, 18（20）: 2084-2089.

［7］曾民德, 王泰龄, 王宝恩. 肝纤维化诊断及疗效评估共识［J］. 肝脏, 2002, 7（2）: 147-148.

［8］谢玉梅, 聂青和, 周永兴, 等. 肝硬化患者肝组织中 TIMP-1, TIMP-2 的表达［J］. 第四军医大学学报, 2000, 21（7）: 790-792.

［9］FRIEDMAN S L. Mechanisms of hepatic fibrogenesis［J］. Gastroenterology, 2008, 134（6）: 1655-1669.

［10］REEVES H L, FRIEDMAN S L. Activation of hepatic satellite cells a key issue in liver fibrosis[J].Front Biosci, 2002, 7（4）: 808-826.

［11］RUDDELL R G, HOANG-LE D, BARWOOD J M, et al. Ferritin functions as a proinflammatory cytokine via iron-independent protein kinase Czeta/nuclear factor kappaB-regulated signaling in rat hepatic stellate cells［J］. Hepatology,2009,49（3）: 887-900.

［12］SON G, IIMURO Y, SEKI E, et al. Selective inactivation of NF-kappaB in the liver using NF-kappaB decoy suppresses CCl_4-induced liver injury and fibrosis［J］. Am J Physiol Gastrointest Liver Physiol, 2007, 293（3）: G631-639.

［13］吴义春, 吴强, 杨雁, 等. 肝组织中 NF-κB、TGF-β_1 及其 Ⅰ 型受体 mRNA 和 HSC 在肝纤维化中的改变及护肝片对其的影响［J］. 中国组织化学与细胞化学杂志, 2011, 20（3）: 212-219.

［14］宋维芳, 徐军全, 许瑞玲, 等. 核转录因子－κB 在实验性肝纤维化中的表达、分布及意义［J］. 中国病理生理杂志, 2010, 26（1）: 12-16.

［15］吴运瑾, 翟为溶, 庄丽, 等. 大鼠肝纤维化模型中基质金属蛋白酶-2 及其抑制物的表达［J］. 上海医科大学学报, 1999, 26（4）: 27-30.

［16］STRONGIN A Y, COLLIER I, BANNIKOV G, et al. Mechanism of cell surface activation of 72-kD type Ⅳ collagenase-Isolation of the activated form of the membrane metalloproteinase［J］. Biol Chem, 1995（270）: 5331-5338.

［17］BENYON R C, HOVELL C J, GACA M D A, et al. Proteinase A is produced and activated by rat hepatic stellate cells and promotes their proliferation[J]. Hepatology, 1999, 30（4）: 977-986.

［18］DUKA I, BAKRIS G. Influence of microalbuminuria in achieving blood pressure goals［J］. Curr Opin Nephrol Hypertense, 2008, 17（5）: 457-463.

[19] ZHOU X Y, HOVELL C J, PAWLEY S, et al. Expression of matrix metallo proteinase-2 and-14 persists during early resolution of experimental liver fibrosis and might contribute to fibrolysis［J］. Liver Int, 2004, 24（5）: 492-501.

[20] 张彩华, 姜妙娜, 李寒姝, 等. 肝复康对肝纤维化大鼠肝组织 NF-κB、MMP-2 和 TIMP-2 表达的影响［J］. 实用肝脏病杂志, 2011, 14（3）: 169-172.

[21] 陈衍斌, 武可泗, 顾宜, 等. 荔枝核化学成分及药理研究概况［J］. 中国中医药信息杂志, 2007, 14（5）: 97-98.

[22] 覃浩, 孙旭锐, 欧仕玉, 等. 荔枝核总黄酮预防大鼠肝纤维化的初步研究［J］. 第三军医大学学报, 2011, 33（22）: 2353-2356.

荔枝核总黄酮抗肝纤维化作用的实验研究

罗伟生，欧士钰，靳雅玲，覃浩，孙旭锐，喻勤，傅向阳

【摘要】目的：观察荔枝核总黄酮（TFL）抗大鼠肝纤维化作用，并探讨其中的可能机制。方法：以二甲基亚硝胺（DMN）腹腔注射制作大鼠肝纤维化模型；造模同时 TFL 给药组以 TFL 灌胃给药，秋水仙碱为阳性对照组，行 HE 染色、Masson 染色观察大鼠肝纤维化程度，检测血清天冬氨酸氨基转移酶（AST）、丙氨酸氨基转移酶（ALT）水平和肝组织中丙二醛（MDA）、超氧化物歧化酶（SOD）的含量，采用免疫组化法检测肝组织核转录因子－κB（NF－κB）的表达。结果：与模型组相比，TFL 给药组血清 AST、ALT 水平及肝组织 MDA 含量明显降低（$P < 0.05$），SOD 含量明显升高（$P < 0.05$）；TFL 可明显抑制肝组织 NF－κB 的表达（$P < 0.05$），改善大鼠肝纤维化程度（$P < 0.05$）。结论：TFL 具有显著的抗肝纤维化作用，减轻机体脂质过氧化反应及抑制 NF－κB 的表达，可能参与抗肝纤维化的作用机制。

【关键词】肝纤维化；脂质过氧化作用；荔枝核总黄酮；核转录因子－κB；大鼠

肝纤维化是肝脏细胞外基质合成与降解平衡被破坏，导致细胞外基质过度沉积的病理过程，是各种慢性肝病进一步向肝硬化发展的必经阶段[1-2]。研究认为，肝纤维化乃至早期肝硬化均可逆[3]。

荔枝核作为广西特色中药，已有几千年的应用历史。TFL 是从荔枝核中提取的有效药理成分。研究表明，TFL 可通过促进活化肝星状细胞（HSC）凋亡而发挥抗肝纤维化作用[4]。本试验旨在进一步观察 TFL 的抗肝纤维化作用，并对其可能机制进行探讨，这对肝纤维化的防治具有重要意义。

1 材料与方法

1.1 材料

本实验采用 40 只 SPF 级健康雄性 SD 大鼠，体质量（200±20）g，由桂林医学

［基金项目］广西壮族自治区卫生厅重点课题基金资助项目（2010052）；广西中医药药效研究重点实验室开放课题资助项目（10-046-04-K12）。

院实验动物中心提供（合格证号为 SCXK 桂 2007-0001）。主要试剂及药品：MDA 测试盒、SOD 测试盒（购于南京建成生物工程研究所），兔抗大鼠 NF-κB 多克隆抗体（购于北京中杉金桥生物技术有限公司），免疫组织化学二抗试剂、3,3′-二氨基联苯胺（DAB）显色剂（购于福建迈新生物技术开发有限公司），秋水仙碱、二甲基亚硝胺（DMN，购于美国 Sigma 公司），TFL（购于广东广弘医药有限公司，经鉴定为无患子科植物荔枝的成熟种子；由桂林医学院药理实验室提取分离，荔枝核总黄酮含量达 54.2%，用蒸馏水稀释为 40 g/L 溶液）。

1.2　方法

1.2.1　大鼠分组及处理

大鼠随机分为正常对照组、模型组、TFL 给药组、秋水仙碱组，每组 10 只。正常对照组以等体积生理盐水灌胃。模型组、TFL 给药组、秋水仙碱组参考 Ala-Kokko 等的方法腹腔注射 0.5% DMN 制作肝纤维化模型[5]。造模与给药同时进行。模型组、TFL 给药组、秋水仙碱组分别用 5 mL/kg 生理盐水、200 mg/kg TFL 及 0.1 mg/kg 秋水仙碱灌胃[4]，每天 1 次，共 6 周。6 周后处死大鼠，抽取下腔静脉血，常规分离血清；取部分肝脏组织加冷生理盐水制成 10% 肝组织匀浆，取同一部位新鲜肝脏组织固定于体积分数为 10% 的中性甲醛溶液中 1 天，制作石蜡切片。大鼠处死前禁食不禁水 24 h。

1.2.2　血清及肝组织匀浆生化指标检测

血清 ALT、AST 用全自动生化分析仪测定，并严格按试剂盒说明进行 MDA、SOD 指标的检测。

1.2.3　肝组织病理学检查

HE 染色、Masson 染色按常规方法进行。参照 2002 年中华肝脏病学会肝纤维化分级法进行胶原纤维增生程度半定量分析[6]，最低 0 分，最高 29 分；得分越高，表示肝纤维化程度越重。

1.2.4　免疫组化检测 NF–κB 蛋白的表达

防脱切片常规脱蜡、脱水；2% EDTA 高温修复 20 min，冷却后用 PBS 冲洗；3% H_2O_2 阻断 10 min，用 PBS 冲洗；滴加 NF-κB 多克隆抗体（1∶200），1 h 后用 PBS 冲洗；滴加二抗，15 min 后用 PBS 冲洗；DAB 显色；苏木精复染，常规脱水透明，用中性树胶封固，光镜下观察。用已知阳性切片作为阳性对照，用 PBS 代替一抗作为阴性对照。NF-κB p65 采用半定量计分方法，以细胞核或细胞质呈棕黄色为"+"。参照免疫组化显色标准[7]：按显色程度分弱、中、强 3 种，分别记为 1、2、3 分。每个指标的每个标本取 10 个较好的高倍视野，按显色范围分为 4 度："+"为显色范围占高倍视野小于 25%；"++"为显色范围占高倍视野 25%～50%；"+++"为显色范围占高倍视野 50%～75%；"++++"为显色范围占高倍视野大于 75%。将每个高倍视野显色程度和范围换算成显色指数，"+"为 1 分、"++"为 2 分、"+++"为 3 分、"++++"为 4 分，取其平均数作为每个检测指标的最终显色指数。

$$显色指数 = 显色程度 \times 显色范围$$

1.3 统计学处理

各组数据以平均数 ± 标准差 ($\bar{x} \pm s$) 表示。先进行数据的正态性检验及方差齐性检验，符合条件行单因素方差分析（ANOVA），组间比较应用 Student-Newman-Keuls（SNK）检验，相关性分析采用 Pearson 检验，非参数资料应用秩和检验。采用 SPSS 17.0 统计软件做相关分析。

2 结果

2.1 一般情况

实验过程中共有 4 只大鼠死亡，经尸检及肝脏 HE 染色检查，发现死因均为急性肝衰竭，死亡大鼠不计入统计学数据。

2.2 TFL 对肝纤维化大鼠血清 AST、ALT 水平的影响

模型组 AST、ALT 水平最高，与正常对照组比较差异有统计学意义（$P < 0.05$），TFL 给药组、秋水仙碱组的 ALT、AST 水平明显低于模型组（$P < 0.05$）。TFL 给药组 ALT、AST 水平与秋水仙碱组比较，差异有统计学意义（$P < 0.05$），见表 1。

表 1　TFL 对各组大鼠血清 AST、ALT 水平的影响（$\bar{x} \pm s$）

组别	n	ALT/ ($U \cdot L^{-1}$)	AST/ ($U \cdot L^{-1}$)
正常对照组	10	45.45 ± 11.05	84.95 ± 14.50
模型组	8	$194.63 \pm 22.86^{*}$	$293.99 \pm 23.78^{*}$
TFL 给药组	9	$109.78 \pm 18.69^{*\# \triangle}$	$156.50 \pm 26.29^{*\# \triangle}$
秋水仙碱组	9	$147.11 \pm 27.29^{*\#}$	$213.83 \pm 31.53^{*\#}$

注：$^{*}P < 0.05$，与正常对照组比较；$^{\#}P < 0.05$，与模型组比较；$^{\triangle}P < 0.05$，与秋水仙碱组比较。

2.3 TFL 对肝纤维化大鼠肝组织 MDA、SOD 的影响

与正常对照组相比，模型组大鼠肝组织 MDA 含量显著升高，SOD 含量明显降低（$P < 0.05$）。与模型组相比，TFL 给药组大鼠肝组织 MDA 的含量明显降低，SOD 含量显著升高（$P < 0.05$）。TFL 给药组与秋水仙碱组比较差异无统计学意义（$P > 0.05$）。结果提示，TFL 能显著降低 DMN 诱导的肝纤维化大鼠肝组织中 MDA 含量，升高 SOD 含量，见表 2。

表 2　TFL 对各组大鼠肝组织 MDA、SOD 含量的影响（$\bar{x} \pm s$）

组别	n	MDA/ (nmol·mg^{-1})	SOD/ (U·mg^{-1})
正常对照组	10	6.19±1.35	345.30±20.02
模型组	8	15.08±2.93*	242.73±48.32*
TFL 给药组	9	8.54±1.96*#△	286.68±30.15*#△
秋水仙碱组	9	8.64±2.30*#	276.60±29.26*#

注：与正常对照组比较，*$P < 0.05$；与模型组比较，#$P < 0.05$；与秋水仙碱组比较，△$P > 0.05$。

2.4　肝组织病理学检测结果

光镜观察发现，与正常对照组相比，模型组肝细胞条索排列紊乱、肝细胞水肿、脂肪变性，增生纤维分割、包绕肝小叶，多数小叶结构破坏或消失，汇管区周围有粗大胶原沉积，纤维隔内大量炎性细胞浸润。TFL 给药组和秋水仙碱组的 HE 染色、Masson 染色均显示肝细胞水肿及变性不明显，肝小叶结构破坏明显减轻，胶原纤维增生较少，纤维疏松变窄，炎性细胞浸润较少，见图 1、表 3。

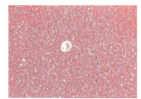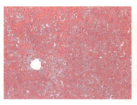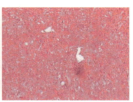

　　正常对照组　　　　　　　模型组　　　　　　　TFL 给药组　　　　　　秋水仙碱组

图 1　各组肝组织光镜检查（HE，×100）

表 3　各组肝组织纤维化评分及 NF-κB 表达情况（$\bar{x} \pm s$）

组别	n	纤维化评分 / 分	显色指数
正常对照组	10	0.80±0.42	1.40±0.70
模型组	8	21.13±5.46*	9.00±2.51*
TFL 给药组	9	6.78±3.93*#△	4.11±2.26*#△
秋水仙碱组	9	15.67±5.74*#	6.44±2.74*#

注：与正常对照组比较，*$P < 0.05$；与模型组比较，#$P < 0.05$；与秋水仙碱组比较，△$P < 0.05$。

2.5　免疫组化 NF-κB p65 蛋白表达结果

正常对照组肝组织中 NF-κB 呈弱阳性表达，分布在汇管区、窦周及少数肝细胞中，显色淡；模型组的 NF-κB 呈强阳性表达，与正常对照组比较表达明显增强（$P < 0.05$），主要表达于汇管区和纤维间隔及肝细胞中，显色最深，呈棕黄色；TFL 给药组的 NF-κB 蛋白表达与模型组相比，明显下降（$P < 0.05$），显色较淡；秋水仙碱组的

NF-κB 蛋白表达水平低于模型组（$P < 0.05$）；TFL 给药组与秋水仙碱组相比，具有统计学意义（$P < 0.05$），见图 2、表 3。

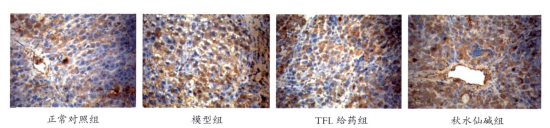

正常对照组　　　　　　模型组　　　　　　TFL 给药组　　　　　　秋水仙碱组

图 2　各组肝组织 NF-κB 蛋白表达（×400）

2.6　肝纤维化评分与 MDA、SOD、NF-κB 的相关性分析

肝组织病理学肝纤维化评分与 MDA、NF-κB 呈正相关（$r=0.72$，0.66），与 SOD 呈负相关（$r=-0.57$）。

3　讨论

本试验采用 DMN 构建大鼠肝纤维化模型，研究 TFL 抗肝纤维化的作用机制。DMN 诱导的肝纤维化动物模型，与人类肝硬化早期的胶原沉积特点相似。DMN 是一种肝毒性化合物，一方面可在线粒体中代谢为乙醛，进而与蛋白质交联；另一方面代谢产生活性甲基化基因，引起核酸、蛋白质的甲基化，导致肝细胞坏死与肝脏脂质过氧化，刺激 HSC 活化与胶原基因表达，导致肝纤维化。

脂质过氧化反应是连接组织损伤与纤维化两个过程的纽带，抑制过氧化反应不仅可促进肝损伤修复，而且可防止纤维化的发生和发展[8]。研究发现，模型组肝组织有较多的肌成纤维细胞出现，肝索排列紊乱，纤维结缔组织增生，纤维间隔形成，提示大鼠肝纤维化模型复制成功。TFL 防治干预 6 周后，血清 ALT、AST、MDA 含量明显降低，SOD 水平明显升高，肝组织损伤程度呈好转趋势，肝细胞坏死减少，病理学检查显示肝纤维化程度明显改善。结果提示，TFL 有较好的保护肝细胞、改善肝功能及抗肝纤维化作用，其机制可能与其提高 SOD 活性、降低 MDA 含量、清除氧自由基、保护肝细胞、抑制机体脂质过氧化反应等有关。

NF-κB 是一种具有转录激活功能的蛋白质，普遍存在于多种组织的多种细胞中。研究表明，静止的 HSC 向活化的 HSC 转化时，NF-κB 的结合活性增加。在细胞受到病毒、细菌毒素感染、缺血缺氧、组织损伤等各种因素作用下，NF-κB 活化，进入细胞核与相应的靶基因结合，启动细胞黏附分子、一氧化氮合酶和环氧化酶 -2 等基因转录，导致促炎因子、自由基、前列腺素等炎症介质大量产生，从而引起相应病变，并同时以自分泌或旁分泌的形式激活未活化枯否细胞中的 NF-κB，产生更多的炎性介质，形成"炎性瀑布",造成肝脏炎症反应,激活 HSC 参与肝脏纤维化进程[9-10]。而且 NF-κB 还具有抑制 HSC 凋亡的作用,使得活化的 HSC 数量维持在一定水平,在一定程度上促进了纤维化的发生和发展[11-12]。因此,抑制 NF-κB 的表达和增殖,可以作为抗肝纤维化治疗的有效途径之一[13-14]。

在本次实验中发现,正常对照组 NF-κB 呈弱阳性表达,模型组 NF-κB 呈强阳性表达,而运用 TFL 及秋水仙碱处理后,治疗组肝组织 NF-κB 的表达明显减弱,表明 NF-κB 参与了 DMN 诱导的肝纤维化进程。模型组肝组织病理学表现为广泛纤维组织增生、假小叶形成;而采用 TFL 处理后,TFL 组肝组织 NF-κB 活性显著下降,病理学显示其纤维化程度较模型组明显改善,仅见少量纤维间隔及炎性细胞浸润,肝小叶结构基本正常,无肝硬化形成。相关性分析表明,NF-κB 在肝内表达的增强程度与病理学上纤维化程度评分呈一定的正相关,提示 TFL 的抗肝纤维化作用可能与其下调 NF-κB 表达,进而抑制 HSC 活化、促进活化的 HSC 凋亡有关。

综上所述,TFL 对 DMN 诱导的肝纤维化具有较好的防治作用,其机制可能与减轻机体脂质过氧化反应、抑制 NF-κB 的高表达有关。此外,TFL 抗肝纤维化的具体体内生物过程尚有待进一步研究。

参考文献

[1] TSUKADA S, PARSONS C J, RIPPE R A. Mechanisms of liver fibrosis [J]. Clin Chim Acta, 2006, 364 (1-2): 33-60.

[2] MANNING D S, AFDHAL N H. Diagnosis and quantitation of fibrosis [J]. Gastroenterology, 2008, 134 (6): 1670-1681.

[3] BENYON R C, IREDALE J P. Is liver fibrosis reversible [J]. Gut, 2000, 46 (4): 443-446.

[4] 覃浩, 孙旭锐, 欧仕玉, 等. 荔枝核总黄酮预防大鼠肝纤维化的初步研究 [J]. 第三军医大学学报, 2011, 33 (22): 2353-2356.

[5] ALA-KOKKO L, PIHLAJANIEMI T, MYERS J C, et al. Gene expression of type Ⅰ, Ⅲ and Ⅳ collagens in hepatic fibrosis induced by dimethylnitrosamine in the rat [J]. Biochem J, 1987, 244 (1): 75-79.

[6] 曾民德, 王泰龄, 王宝恩. 肝纤维化诊断及疗效评估共识 [J]. 肝脏, 2002, 7 (2): 147-148.

[7] 徐列明, 刘平, 吕刚, 等. Ⅰ、Ⅳ型胶原及板层素在肝纤维化大鼠肝窦周围的变化 [J]. 中华消化杂志, 1995, 15 (3): 146-148.

[8] 杨杰, 周力. 凯西莱抗大鼠免疫性肝纤维化的实验研究 [J]. 重庆医学, 2006, 35 (8):

697-698，702.

［9］ELSHARKAWY A M，MANN D A.Nuclear factor-kappaB and the hepatic inflammation-fibrosis-cancer axis［J］.Hepatology，2007，46（2）：590-597.

［10］吕鹏，罗和生，PAUL S C，等.沙立度胺对大鼠肝纤维化核因子－κB 和肿瘤坏死因子－α 表达的影响［J］.中国病理生理杂志，2007，23（9）：1811-1816.

［11］RUDDELL R G，HOANG-LE D，BARWOOD J M，et al. Ferritin functions as aproinflammatory cytokine via iron-inde-pendent protein kinase Czeta/nuclear factor kappa B-regulated signalingin rat hepatic stellate cells［J］. Hepatology，2009，49（3）：887-900.

［12］SON G，IIMURO Y，SEKI E，et al. Selective inactivation of NF-kappa B in the liver using NF-kappa B decoy suppresses CCL4-inducedliver injury and fibrosis［J］. Am J Physiol Gastrointest Liver Physiol，2007，293（3）：G631-G639.

［13］吴义春，吴强，杨雁，等.肝组织中 NF-κB、TGF-β₁ 及其 Ⅰ 型受体 mRNA 和 HSC 在肝纤维化中的改变及护肝片对其的影响［J］.中国组织化学与细胞化学杂志，2011，20（3）：212-219.

［14］宋维芳，徐军全，许瑞玲，等.核转录因子－κB 在实验性肝纤维化中的表达、分布及意义［J］.中国病理生理杂志，2010，26（1）：12-16.

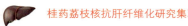

荔枝核总黄酮对大鼠肝纤维化
TGF-β/Smad 信号通路的影响

喻勤，傅向阳，罗伟生，欧士钰，靳雅玲

【摘要】目的：观察荔枝核总黄酮（TFL）对二甲基亚硝胺（DMN）诱导的肝纤维化大鼠肝脏组织转化生长因子 $-\beta_1$（$TGF-\beta_1$）/Smad 信号通路中关键信号传导分子 $TGF-\beta_1$、Smad3、Smad7 表达水平的影响，探讨 TFL 抗纤维化的作用机制。方法：SD 大鼠 ip DMN 4 周建立大鼠肝纤维化模型，以 ig 水飞蓟宾 50 mg/kg 为阳性对照组，用不同剂量的 TFL（400 mg/kg、200 mg/kg、100 mg/kg）ig 给药，每天 1 次，共给药 6 周。于实验第 6 周末处死大鼠，抽取下腔静脉血检测天冬氨酸氨基转氨酶（AST）、丙氨酸氨基转氨酶（ALT），留取肝脏同一部位行 HE 染色、Masson 染色，观察大鼠病理改变及肝纤维化程度，采用 RT-PCR 法检测 $TGF-\beta_1$、Smad3、Smad7 的表达。结果：与空白对照组比较，模型组大鼠的肝纤维化程度明显增加，血清 AST、ALT 均显著升高，肝组织 $TGF-\beta_1$、Smad3 mRNA 的表达明显增强（$P < 0.05$），Smad7 mRNA 的表达显著减弱（$P < 0.05$）；与模型组比较，TFL 各剂量组和水飞蓟宾组血清 AST、ALT 水平均明显低于模型组，肝组织 $TGF-\beta_1$ 和 Smad3 的表达明显降低（$P < 0.05$），而 Smad7 则有所升高。结论：荔枝核总黄酮可减轻实验性大鼠肝损伤及改善肝纤维化程度，其作用机制可能与抑制 $TGF-\beta_1$、Smad3 mRNA 的表达，上调 Smad7 mRNA 的表达有密切关系。

【关键词】肝纤维化；TFL；转化生长因子；Smad3；Smad7

肝纤维化是各种病因所致慢性肝损伤的修复过程，经过过度的创伤愈合应答，引起细胞外基质（ECM）在肝脏内过多沉积。随着肝组织的持续损伤，肝纤维化可进一步发展为肝硬化，甚至最终进展为肝癌[1]。经研究证实，肝纤维化经过积极治疗后是可逆的[2]。$TGF-\beta_1$ 是目前发现的最强的致纤维化细胞因子[3]，也是促进肝星状细胞（HSC）表达 ECM 的关键因子。$TGF-\beta_1$ 促纤维化的作用，主要通过与下游的 Smad 蛋白结合，形成 TGF-β/Smad 信号转导通路来实现[4]。荔枝是广西的特产水果，其核仁

［基金项目］国家自然科学基金项目（81360530）。

作为特色中药已有几千年的应用历史。研究表明，荔枝核含有多种化学成分，其中的黄酮类化合物对乙肝病毒（HBV）和 HBV-DNA 有明显的抑制作用，以及抗糖尿病、抗肝损伤和抗氧化等作用[5]。本课题组经前期的试验已证实，TEL 可抑制肿瘤坏死因子相关凋亡诱导配体（TRAIL），阻滞细胞增殖周期，诱导肝星状细胞（HSC）凋亡，抑制基质金属蛋白酶（MMP-2）的表达，具有良好的抗肝纤维化作用[6-9]。为进一步探讨荔枝核总黄酮抗肝纤维化作用的机制，本实验观察了荔枝核总黄酮对二甲基亚硝胺诱导的实验性大鼠肝纤维化组织中 TGF-β_1 和 Smad 蛋白表达的影响。

1　材料

1.1　动物

72 只 SPF 级健康雄性 SD 大鼠，体质量（200±20）g，由广西医科大学实验动物中心提供，合格证号为 SCXK（桂）2009-0002。

1.2　试剂与药物

二甲基亚硝胺（DMN，购自美国 Sigma 公司），Taq PCR Mastermix、TRIzol 总 RNA 提取试剂（购自天根生化科技有限公司），DEPC 焦碳酸二乙酯（购自北京沃凯生物科技有限公司），M-MLV 逆转录试剂盒（购自英潍捷基贸易有限公司），PCR 引物（购自上海生工生物工程股份有限公司），水飞蓟宾（购自江苏中兴药业有限公司），TFL（原材料购自桂林市七星公园药材市场，由桂林医学院药理实验室提取分离；总含量达56.1%，用蒸馏水稀释为 40 g/L、20 g/L 两种溶液）。

1.3　仪器

R5002K 型中试旋转蒸发仪、JS-780 型全自动数码凝胶成像分析系统（南宁市精密仪器仪表有限公司），TPersonal 48 型 PCR 扩增仪（德国 Biometra 公司），ZF-4 型凝胶成像系统紫外透射仪（上海宝山顾村电光仪器厂），电泳槽（北京六一仪器厂），电泳仪（上海天能科技有限公司），Mini Spin 型高速离心机（德国 Eppendorf 公司）。

2　方法

2.1　动物造模

将大鼠随机分为空白对照组、模型组、TFL 高剂量组、TFL 中剂量组、TFL 低剂量组、水飞蓟宾组，每组各 12 只。模型组、TFL 高剂量组、TFL 中剂量组、TFL 低剂量组、水飞蓟宾组参考 Ala-Kokko 等的方法[10]，大鼠以 2 mL/kg 剂量 ip 给予 0.5%

DMN 溶液，剂量为 10 mg/kg（以生理盐水稀释），每周连续 3 天，共造模 4 周。造模当日开始分组给药，空白对照组及模型组按 5 mL/kg 生理盐水 ig，TFL 高剂量组、TFL 中剂量组、TFL 低剂量组分别按生药计算为 0.4 g/kg、0.2 g/kg、0.1 g/kg 灌胃，水飞蓟宾组按 50 mg/kg（胶囊内粉末状药品用蒸馏水稀释为 10 g/L）灌胃，每天 1 次，共给药 6 周。

2.2　取材

6 周后将大鼠麻醉后处死，抽取下腔静脉血。剖开大鼠腹腔暴露肝脏，观察肝脏的外形变化。取每只大鼠同一部位新鲜肝脏组织固定于 10% 中性甲醛溶液中 1 天，并取大鼠肝左叶的相同部位，迅速置于液氮中，速冻后取出，冻存于 –80 ℃冰箱中，备用。

2.3　HE 染色及 Masson 染色

HE 染色按常规方法进行。Masson 染色，10% 三氯醋酸和 10% 重铬酸钾混合液染色 15 min，蒸馏水洗 6 次；5% 天青石蓝染色 6 min，蒸馏水洗 6 次；在 1% 冰醋酸中过一遍，滴上酸性品红与丽春红混合液（比例为 2 ：1）；滴 1% 亮绿染色液等待 1 min；在冰醋酸中过 3 遍；脱水透明，封片。

2.4　肝纤维化分级标准

参考 Nanji 的方法[11]对肝纤维化进行分级（0 级：无纤维化；1 级：纤维化在部分门静脉区；2 级：纤维化在大部分门静脉区；3 级：纤维化在门静脉—中央静脉区；4 级：有少量结节形成；5 级：有一定的结节形成）。

2.5　RT-PCR 半定量检测

用 TRIzol 总 RNA 提取试剂抽提大鼠肝组织总 RNA，进行 RT-PCR 扩增，扩增条件：94 ℃变性 40 s，63 ℃（TGF-β_1）/64 ℃（Smad3）/60 ℃（Smad7）退火 40 s，72 ℃延伸 45 s，扩增 35 个循环；最后 72 ℃延伸 10 min。扩增产物在 1.2% 琼脂糖凝胶上进行电泳，以全自动数码凝胶成像分析系统拍摄打印并分析其结果。以 GAPDH 的 PCR 产物作为内参照，用 Smad3、Smad7、TGF-β_1 与 GAPDH 条带的比值表示其相对表达水平。

TGF-β_1 引物序列：上游 5′-GCTGAACCAAGGAGACGGAA-3′，下游 5′-CACG-TAGTAGACGATGGGCA-3′，扩增片段长度 490 bp。

Smad3 引物序列：上游 5′-CTCAAGAAGACGGGGCAGTT-3′，下游 5′-AATG-TCTCCCCAACTCGCTG-3′，扩增片段长度 620 bp。

Smad7 引物序列：上游 5′-TGCACAAAGTGTTCCCTGGT-3′，下游 5′-AAGG-TGGTACCCACTTTCGC-3′，扩增片段长度 608 bp。

内参 GAPHD 引物序列：上游 5′-GACCACAGTCCATGCCATCA-3′，下游 5′-ATTC-GAGAGAAGGGAGGGCT-3′，扩增片段长度 656 bp。

2.6　统计学分析

应用 SPSS 19.0 统计软件进行统计学分析，各组数据采用（$\bar{x}\pm s$）表示。多组间比较先进行数据的正态性检验及方差齐性检验，符合条件行单因素方差分析，并进行两两比较，以 $P < 0.05$ 为差异具有统计学意义。

3　结果

3.1　基本实验情况

实验过程中共 15 只大鼠死亡，空白对照组死亡 2 只，模型组死亡 2 只，TFL 低剂量组、TFL 中剂量组、TFL 高剂量组分别死亡 4 只、2 只、2 只，水飞蓟宾组死亡 3 只。其中空白对照组、TFL 低剂量组、TFL 中剂量组、TFL 高剂量组、水飞蓟宾组分别有 2 只大鼠死于灌胃操作，大鼠口鼻喷出药液后死亡，经解剖发现气管有液体，考虑为窒息死亡；其余各组死亡的大鼠，经尸检及肝脏 HE 染色检查，均死于急性肝衰竭，故不计入统计学数据。

3.2　造模结果

6 周末发现模型组大鼠消瘦、毛发稀疏、色泽暗淡、反应迟钝、少动、厌食，剖腹后，肉眼观察肝脏色泽晦暗、表面粗糙，有泥沙样结节，触之质地较硬，肝组织病理切片观察有较多纤维生成，按照 Nanji 肝纤维化分级的方法[11]，证实肝纤维化形成，造模成功。

3.3　各组 AST、ALT 水平比较

模型组 AST、ALT 水平与其他各组相比均最高，TFL 高剂量组、TFL 中剂量组与水飞蓟宾组 ALT、AST 水平较模型组显著降低（$P < 0.05$），TFL 低剂量组 ALT、AST 水平也低于模型组（$P < 0.05$），见表 1。

表 1　荔枝核总黄酮对大鼠血清 ALT、AST 的影响（$\bar{x}\pm s$）

组别	n	ALT/（U·L⁻¹）	AST/（U·L⁻¹）
空白对照组	10	37.7±4.3ᵃ	129.8±6.4ᵃ
模型组	10	211.8±11.1ᵇ	346.3±16.7ᵇ
水飞蓟宾组	9	136.7±13.1ᵃᵇ	211.0±14.5ᵃᵇ
TFL 低剂量组	10	96.3±9.3ᵃᵇᶜ	165.6±11.0ᵃᵇᶜ

续表

组别	n	ALT/（U·L⁻¹）	AST/（U·L⁻¹）
TFL 中剂量组	10	128.6 ± 12.0^{ab}	203.5 ± 14.5^{ab}
TFL 高剂量组	8	165.3 ± 10.5^{abc}	264.3 ± 9.0^{abc}

注：与模型组相比，[a] $P<0.05$；与空白对照组相比，[b] $P<0.05$；与水飞蓟宾组相比，[c] $P<0.05$。

3.4 肝脏病理学变化

HE 染色及 Masson 染色结果：空白对照组肝小叶结构完整，肝细胞以中央静脉为中心向周围呈放射性排列，肝细胞未见明显变性、坏死，汇管区无炎性细胞浸润。模型组肝小叶结构破坏，肝索排列紊乱，汇管区可见大量胶原纤维增生，形成纤维间隔，分割、包绕肝小叶，形成假小叶。中央静脉、胆管等管壁增厚。汇管区、肝窦及中央静脉周围可见大量炎性细胞浸润。肝细胞大量变性坏死，气球样变及脂肪变性广泛存在，纤维化程度较空白对照组显著增加。与模型组比较，TFL 各治疗组的肝细胞变性、坏死减少，炎性细胞浸润较轻，胶原纤维增生较前疏松变窄。TFL 高剂量组可见细胞变性坏死情况明显减轻，肝索排列较整齐，肝小叶结构基本完整，未见纤维组织增生，无假小叶形成，汇管区、肝窦及中央静脉周围见少量炎性细胞浸润。TFL 低剂量组可见肝细胞水肿，汇管区、中央静脉周围炎性细胞浸润程度降低，汇管区及中央静脉周围可见部分胶原纤维组织增生，较模型组减少，纤维间隔形成，但纤维较模型组疏松，且未形成假小叶。TFL 中剂量组及水飞蓟宾组介于 TFL 低剂量组与 TFL 高剂量组之间，纤维组织于汇管区增生并向肝小叶内延伸，但纤维较纤细。各组大鼠肝组织 HE 染色见图 1，Masson 染色见图 2，肝纤维化评分见表 2。

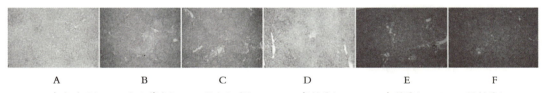

A.空白对照组；B.水飞蓟宾组；C.秋水仙碱组；D.TFL 高剂量组；E.TFL 中剂量组；F.TFL 低剂量组

图 1 TFL 对肝纤维化大鼠肝组织病变的影响（HE，×100）

A.空白对照组；B.水飞蓟宾组；C.秋水仙碱组；D.TFL 高剂量组；E.TFL 中剂量组；F.TFL 低剂量组

图 2 TFL 对肝纤维化大鼠肝纤维化的影响（Masson，×100）

表 2　TFL 对大鼠肝纤维化程度分期情况

组别	n	0级	1级	2级	3级	4级	5级
空白对照组	10	10	0	0	0	0	0
模型组	10	0	0	0	1	4	5
水飞蓟宾组	9	0	0	3	4	1	1
TFL 高剂量组	10	0	2	6	2	0	0
TFL 中剂量组	10	0	0	3	5	1	1
TFL 低剂量组	8	0	0	2	3	2	1

注：与空白对照组相比，[a] $P < 0.05$；与模型组相比，[b] $P < 0.05$。

3.5　TGF-$β_1$、Smad3、Smad7 表达情况

与空白对照组相比，模型组大鼠肝组织 TGF-$β_1$、Smad3 mRNA 的表达明显增强，差异有统计学意义（$P < 0.05$），Smad7 mRNA 的表达显著减弱（$P < 0.05$）；与模型组相比，TFL 各处理组及水飞蓟宾组肝组织 TGF-$β_1$、Smad3 mRNA 表达明显减弱（$P < 0.05$），Smad7 mRNA 表达则增强（$P < 0.05$），且 TFL 各处理组有剂量依从性；TFL 中剂量组与水飞蓟宾组的 TGF-$β_1$、Smad3、Smad7 mRNA 的表达差异则无统计学意义。具体分析结果见表 3。

表 3　TFL 对肝纤维化大鼠肝组织 TGF-$β_1$、Smad3、Smad7 mRNA 表达的影响（$\bar{x} \pm s$）

组别	n	TGF-$β_1$/GAPDH	Smad3/GAPDH	Smad7/GAPDH
空白对照组	10	0.290 ± 0.029[b]	0.462 ± 0.016[b]	0.506 ± 0.027[b]
模型组	10	0.973 ± 0.030[a]	0.986 ± 0.021[a]	0.399 ± 0.050[a]
水飞蓟宾组	9	0.490 ± 0.025[b]	0.600 ± 0.022[b]	0.700 ± 0.027[b]
TFL 高剂量组	10	0.425 ± 0.016[bc]	0.517 ± 0.025[bc]	0.805 ± 0.041[bc]
TFL 中剂量组	10	0.475 ± 0.027[b]	0.579 ± 0.025[b]	0.728 ± 0.040[b]
TFL 低剂量组	8	0.533 ± 0.018[bc]	0.668 ± 0.024[bc]	0.607 ± 0.029[bc]

注：与空白对照组相比，[a] $P < 0.05$；与模型组相比，[b] $P < 0.05$；与水飞蓟宾组相比，[c] $P < 0.05$。

4　讨论

肝纤维化的实质是肝内以胶原为主的肝脏细胞外基质（ECM）各成分合成增多，降解相对不足，致使 ECM 在肝内过多沉积的病理过程。肝纤维化进一步发展可引起肝硬化，甚至导致肝癌，严重威胁人类健康。研究表明，肝纤维化病变经过积极的治疗有延缓甚至逆转的可能。因此，如何有效地防治肝纤维化、阻断其进展，已经成为国内外研究的热点。

肝星状细胞（HSC）的激活是肝纤维化发生的中心环节。肝损伤时各种致病因子刺激引起 HSC 的激活，即 HSC 由静止状态转变成具有增殖性、成纤维性、收缩性的 MFB，致使 MFB 生成与消除速度不平衡，MFB 数量增加，产生大量的 ECM，促使纤维生成[12]。而 TGF-β_1 在 HSC 激活与转化过程中起重要作用，是促进 HSC 表达 ECM 的关键因子，也是目前发现的最强致纤维化细胞因子。TGF-β_1 能促进 HSC 合成胶原、纤维连接蛋白及蛋白多糖等细胞外基质，促进 HSC 分泌金属蛋白酶组织抑制物，下调降解蛋白酶的合成，阻止新合成细胞基质的分解而减少 ECM 的降解，由此打破了 ECM 合成与降解的平衡，使 ECM 沉积增多，加速肝纤维化的发展。TGF-β_1 促纤维化的作用主要通过 TGF-β/Smad 信号转导通路实现[13]。Smads 蛋白家族是目前已知最重要的 TGF-β_1 受体后信号转导的关键底物，其磷酸化后可穿过核膜，因此它既是胞内信号分子，又能起到转录分子的作用。Smads 蛋白家族主要分为 3 类：受体调节性 Smads（R-Smads）、通用性 Smads（Co-Smads）及抑制性 Smads（I-Smads）[14]。来自 TGF-β_1 的信号与细胞膜表面的 I 型、II 型受体结合后，使 R-Smad（Smad2、Smad3）磷酸化而活化，Smad2、Smad3 再和胞质中的 Smad4（Co-Smad）结合形成异多聚体转位进入细胞核，进而与一系列的转录辅激活蛋白或转录辅阻遏分子结合以调节靶基因的表达[15-16]；Smad6、Smad7（I-Smad）则分别通过特异性与活化的 TβR-I 的胞内区结合，抑制 R-Smads 磷酸化而阻止该信号转导过程[17]。吴晓玲[18]等通过实验表明 TGF-β/Smad 信号通路可能参与了大鼠实验性肝纤维化的形成与发展，故 TGF-β/Smad 信号转导通路在肝纤维化发病中起着举足轻重的作用。本试验结果表明，与空白对照组相比，模型组大鼠肝组织纤维化程度明显增加，同时 TGF-β_1 与 Smad3 mRNA 的表达显著增加。TFL 高剂量组中两者表达则接近空白对照组，TFL 低剂量组两者表达接近模型组，而 TFL 中剂量组和水飞蓟宾组中两者表达介于 TFL 高低剂量组之间。Smad7 mRNA 在空白对照组肝组织中的表达增高，与之相比较，模型组肝组织中 Smad7 mRNA 呈低表达；TFL 高剂量组、TFL 中剂量组与水飞蓟宾组肝组织中 Smad7 mRNA 均呈高表达，表达量与空白对照组相近，与模型组比较差异有显著性意义。

综上所述，TFL 可以预防 DMN 诱导的实验性大鼠肝纤维化，抑制肝纤维化大鼠肝脏组织的 TGF-β_1、Smad3 mRNA 的表达，上调 Smad7 mRNA 的表达，以抑制 TGF-β_1/Smad3 信号传递，抑制 HSC 活化，进而减少 ECM 的沉积，阻断肝纤维化的进程，逆转早期肝纤维化。这提示 TFL 对 TGF-β_1/Smads 信号转导的抑制可能是其治疗肝纤维化的机制之一，但其中的具体生物学机制尚有待进一步研究。

参考文献

[1] SCHUPPAN D，AFDHAL N H. Liver cirrhosis [J]. Lancet，2008，371（9615）：838－

851.

［2］ISMAIL M H，PINZANI M. Reversal of liver fibrosis［J］. Saudi J Gastroenterol, 2009, 15（1）: 72-79.

［3］TANIGUCHI H，KATO N，OTSUKA M，et al. Hepatitis C virus core protein upregulates transforming growth factor-beta 1 transcription［J］. J Med Virol, 2004, 72（1）: 52-59.

［4］YAN X H，LIU Z，CHEN Y G. Regulation of TGF-beta signaling by Smad7［J］. Acta Biochim Biophys Sin, 2009, 41（4）: 263.

［5］邓志军，郭洁文，潘竞锵. 荔枝和荔枝核及其有效部位的药理及药效学作用［J］. 今日药学, 2009, 19（5）: 7-9, 44.

［6］赵永忠，漆志平，徐庆. 荔枝核总黄酮抗胆管结扎大鼠肝纤维化的作用及机制［J］. 世界华人消化杂志, 2010, 18（20）: 2084-2089.

［7］孙旭锐，覃浩，罗伟生，等. 荔枝核总黄酮对大鼠肝星状细胞增殖的抑制作用及对蛋白 TGF-β_1 和 α-SMA 表达的影响［J］. 时珍国医国药, 2012, 23（10）: 2502.

［8］欧士钰，罗伟生，靳雅玲，等. 荔枝核总黄酮对肝纤维化大鼠肝组织 MMP-2 表达的影响［J］. 中国实验方剂学杂志, 2012, 18（13）: 209-213.

［9］覃浩，孙旭锐，欧仕玉，等. 荔枝核总黄酮预防大鼠肝纤维化的初步研究［J］. 第三军医大学学报, 2011, 33（22）: 2353-2356.

［10］ALA-KOKKO L，PIHLAJANIEMI T，MYERS J C，et al. Gene expression of type I, III and IV collagens in hepatic fibrosis induced by dimethylnitrosamine in the rat［J］. Biochem J, 1987, 244（1）: 75-79.

［11］NANJI A A，JOKELAINEN K，FOTOUHINIA M，et al. Increased severity of alcoholic liver injury in female rats: role of oxidative stress, endotoxin, and chemokines［J］. Am J Physiol Gastrointest Liver Physiol, 2001, 281（6）: G1348-1356.

［12］FRIEDMAN S L. Hepatic stellate cells: protean, multifunctional, and enigmatic cells of the liver［J］. Physiol Rev, 2008, 88（1）: 125-172.

［13］CHENG J H，SHE H，HAN Y P，et al. Wnt antagonism inhibits hepatic stellate cell activation and liver fibrosis［J］. Am J Physiol Astrointest Liver Physiol, 2008, 294（1）: G39-G49.

［14］俞蕾敏，吕宾. TGF-β Smad 信号转导通路与肝纤维化的关系［J］. 国际消化病杂志, 2008, 28（5）: 397-400.

［15］KITAMURA Y，NINOMIYA H. Smad expression of hepatic stellate cells in liver cirrhosis in vivo and hepatic stellate cell line in vitro［J］. Pathol Int, 2003, 53（1）: 18-26.

[16] MASSAGUE J, WOTTON D. Transcriptional control by the TGF-beta/Smad signaling system [J]. EMBO J, 2000, 19 (8): 1745-1754.

[17] 徐珊, 包剑锋, 周敏, 等. 肝纤维化不同证型与 TGF-β_1/Smad 基因蛋白表达关系的实验研究 [J]. 中华中医药学刊, 2010, 28 (1): 23-28.

[18] 吴晓玲, 曾维政, 蒋明德, 等. 肝纤维化大鼠肝组织 Smads 基因表达状况及意义 [J]. 世界华人消化杂志, 2008, 16 (10): 1037-1041.

荔枝核总黄酮对大鼠肝纤维化血小板衍生生长因子、肿瘤坏死因子的影响

傅向阳，喻勤，罗伟生，欧世钰，靳雅玲

【摘要】目的：探讨荔枝核总黄酮（Semen *Litchi* total flavonoids，SLTF）对二甲基亚硝胺（DMN）肝纤维化大鼠血小板衍生生长因子（PDGF）及肿瘤坏死因子（TNF）的影响及其作用机制。方法：选用 SD 雄性大鼠 60 只，随机分为空白组、模型组、水飞蓟宾（SIL）组（50 mg/kg）、SLTF 高剂量组（400 mg/kg）、SLTF 中剂量组（200 mg/kg）、SLTF 低剂量组（100 mg/kg）6 组。采用 DMN 腹腔注射制备大鼠肝纤维化模型，造模 4 周，造模同时给药干预，每天 1 次，6 周后处死大鼠，观察大鼠肝纤维化水平和肝功能指标，采用放射免疫法测定各组大鼠血清中层粘连蛋白（LN）、透明质酸（HA）及Ⅲ型前胶原（PCⅢ）水平，采用苏木精－伊红（HE）染色和 Masson 染色观察大鼠肝组织镜下病理变化及纤维化水平，采用 PCR 法检测各组大鼠肝组织 PDGF 及 TNF mRNA 表达水平变化。结果：HE 染色和 Masson 染色显示 SIL 组、SLTF 高剂量组和 SLTF 中剂量组镜下肝组织纤维化程度较模型组明显降低，肝小叶结构趋于正常；肝功能指标和肝纤维化 3 项 LN、HA、PCⅢ检测结果显示，SIL 组、SLTF 高剂量组和 SLTF 中剂量组肝损伤和肝纤维化程度较模型组和 SLTF 低剂量组显著减轻；PCR 法检测结果显示，SIL 组、SLTF 高剂量组和 SLTF 中剂量组的 PDGF、TNF-α mRNA 表达较模型组显著降低。提示 SIL 组、SLTF 高剂量组和 SLTF 中剂量组均有明显的抗大鼠肝纤维化作用，SLTF 高剂量组疗效优于 SIL 组，差异具有统计学意义（$P < 0.05$）；SLTF 中剂量组和 SIL 组疗效相当，差异无统计学意义（$P > 0.05$）。结论：SLTF 可以下调肝纤维化大鼠的 PDGF、TNF-α mRNA 表达水平，具有一定的抗肝纤维化作用。

【关键词】SLTF；药理学；肝纤维化；中药疗法；基因表达调控；肝病理学；疾病模型；动物；大鼠

肝脏在受到病毒、药物、免疫等因素导致的损伤后，会出现一系列病理变化，从肝纤维化发展到肝硬化，甚至发展成肝癌。肝病的治疗就是阻断病变的发展环节，防止

［基金来源］广西壮族自治区卫生厅重点课题基金资助项目（2010052）。

肝病持续发展。在肝硬化阶段，肝组织内假小叶已经形成，小叶周围有大量的胶原纤维增生，使肝脏结构发生明显变化，此阶段的病理变化属于不可逆变化。而肝纤维化阶段的肝组织是汇管区周围少量纤维组织增生，经有效治疗，部分增生的胶原纤维可以发生分解，使病变得到有效阻止甚至逆转，目前已经证实肝纤维化具有可逆性[1]，因此，对肝纤维化阶段的治疗显得尤为重要。本课题组前期试验已经证实，SLTF 具有抗肝纤维化作用[2-3]。本研究通过腹腔注射 DMN 诱导大鼠肝纤维化动物模型，用 SLTF 给予治疗，观察大鼠肝组织中 PDGF 和 TNF-α 的表达情况，进一步阐明 SLTF 抗肝纤维化的作用机制，现报道如下。

1　材料与方法

1.1　动物

清洁级健康雄性 SD 大鼠 60 只，体质量 150 ～ 200 g，由广西医科大学实验动物中心提供，动物合格证号为 SCXK 桂 2009-0002。按常规饲养条件（温度 25 ～ 28 ℃，湿度 50%～ 60%）饲养；光照条件随昼夜规律变化，自由进水，普通大鼠饲料喂养。

1.2　药物、试剂与仪器

SCTF（荔枝核 15 kg，自然风干，粉碎后用体积分数为 50% 的乙醇浸泡，7 天后去上层淡黄色澄清液体，用旋转蒸发仪回流提取乙醇，合并提取液，过滤、减压浓缩，提取加工总黄酮干粉）；DMN（由美国 Sigma 公司提供）；SIL（由江苏中兴药业有限公司生产，国药准字 H32026145）；TRIzol 总 RNA 提取试剂（由天根生化科技有限公司提供）；焦碳酸二乙酯（DEPC，由北京沃凯生物科技有限公司生产）；莫洛尼氏鼠白血病病毒反转录酶试剂盒（由美国 Invitrogen 公司提供）；Taq PCR Mastermix（由天根生化科技有限公司生产）；PCR 引物（由上海生工生物工程技术服务有限公司合成）。

1.3　造模与分组

将 SD 大鼠随机分成空白组、模型组、SIL 组、SLTF 高剂量组、SLTF 中剂量组、SLTF 低剂量组。采用 DMN 腹腔注射制作大鼠肝纤维化模型，制作方法参照文献[3]。空白组给予 9 g/L 生理盐水，剂量为 5 mL/kg，每天 1 次，共 6 周；模型组给予浓度为 5 g/L 的 DMN 溶液腹腔注射，按 2 mL/kg，2 次 / 周，共 4 周，造模同时用生理盐水按 5 mL/kg，每天 1 次灌胃，共 6 周。SIL 组造模同时给予 50 mL/kg，每天 1 次给药，共 6 周。SLTF 各剂量组造模同时分别给予 SLTF 400 mL/kg、200 mL/kg、100 mL/kg，每天 1 次灌胃，共 6 周。

1.4　取材及处理

6 周后，将 6 组大鼠全部抽取下腔静脉血后处死，分离肝脏，观察肝脏组织的大体变化，并取同一部位肝脏置于体积分数 10% 的甲醛溶液中制作石蜡切片标本，下腔静脉血离心后，检测谷丙转氨酶（ALT）、谷草转氨酶（AST）的含量。

1.5 检测指标及方法

1.5.1 肝功能测定

采用全自动生化分析仪测定各组 ALT、AST 的水平。

1.5.2 肝纤维化三项检测

采用放射免疫法检测各组大鼠血清中 LN、HA 及 PCⅢ水平。

1.5.3 肝组织病理学检测

采用 HE 染色及 Masson 染色，肝损伤及肝纤维化程度分期参照 2002 年《肝纤维化组织学诊断和疗效共识》[4]。根据阳性细胞的着色程度及着色范围进行半定量评分：不着色者为 0 分，着色淡者为 1 分，着色中等者为 2 分，着色深者为 3 分；着色范围在 5% 以下为 0 分，6%～25% 为 1 分，26%～50% 为 2 分，51%～75% 为 3 分，> 76% 为 4 分；将每张切片的着色程度与着色范围得分相加为其最后计分。

1.5.4 PDGF、TNF-α mRNA 表达测定

严格按照说明书要求操作。采用 TRIzol 抽提大鼠肝组织总 RNA，进行 RT-PCR 扩增（一步法）。

内参 GAPDH 引物序列：上游 5'-GACCACAGTCCATGCCATCA-3'，下游 5'-AT-TCGAGAGAAGGGAGGGCT-3'，扩增片段长度 656 bp。

PDGF 引物序列：上游 5'-GACATCCAGGGAGCATCGAG-3'，下游 5'-CATC-GAGACAGACGGACGAG-3'，扩增片段长度 254 bp。

TNF-α 引物序列：上游 5'-GGAGGACGCA-CATTCCATCA-3' 下游 5'-GGAACATA-GCTC-CTTCCCCG-3'，扩增片段长度 286 bp。

扩增条件：94 ℃变性 40 s，60 ℃（PDGF）/59 ℃（TNF-α）退火 40 s，72 ℃延伸 45 s，扩增到 35 个循环；最后 72 ℃延伸 10 min。扩增产物在 12 g/L 琼脂糖凝胶上进行电泳，以凝胶电泳图像成像系统拍摄打印并分析其结果，以 GAPDH 的 PCR 产物作为内参照，用 PDGF、TNF-α 与 GAPDH 条带的比值（p）表示其相对表达水平。

1.6 统计方法

所有数据采用 SPSS 11.0 软件进行处理，计量资料数据以平均数 ± 标准差（$\bar{x} \pm s$）表示，先对所有数据进行正态性检验及方差齐性检验，符合条件的数据再进行单因素方差分析，组间比较用 SNK 检验，相关性分析用 Pearson 检验，以 $P < 0.05$ 为差异有统计学意义。

2　结果

2.1　各组大鼠的一般情况

实验期间大鼠共死亡 8 只（模型组 3 只，SIL 组 1 只，SLTF 中剂量组、SLTF 低剂量组 2 只），死亡大鼠不计入数据统计。

2.2　各组大鼠血清 ALT、AST 水平和肝纤维化指标比较

结果显示，SIL 组、SLTF 各剂量组肝功能与肝纤 3 项指标与模型组比较，差异均有统计学意义（$P < 0.05$），提示 SIL 组和 SLTF 各剂量组均有明显的抗肝纤维化作用；SLTF 高剂量组疗效优于 SIL 组、SLTF 中剂量组、SLTF 低剂量组；SIL 组和 SLTF 中剂量组疗效比较差异无统计学意义（$P > 0.05$），但两组效果均优于 SLTF 低剂量组，见表1、表 2。

表 1　荔枝核总黄酮对大鼠血清 ALT、AST 水平的影响（$\bar{x} \pm s$）

组别	n	$J_{ALT}/(\mathrm{U \cdot L^{-1}})$	$J_{AST}/(\mathrm{U \cdot L^{-1}})$	$s_{肝纤维化程度}/分$
空白组	10	37.70±4.27	87.80±8.36	0
模型组	7	136.85±19.11[a]	249.14±27.43[a]	13.43±1.72
SIL 组	9	82.44±10.66[b]	174.22±26.25[b]	8.89±2.16[b]
SLTF 高剂量组	10	67.50±6.80[bc]	142.30±8.31[bc]	6.40±2.14[bc]
SLTF 中剂量组	8	83.75±5.80[b]	173.75±18.31[b]	8.38±1.13[b]
SLTF 低剂量组	8	99.00±6.50[bc]	207.50±18.65[bc]	11.50±1.72[bc]

注：[a]$P < 0.05$，与空白组比较；[b]$P < 0.05$，与模型组比较；[c]$P < 0.05$，与 SIL 组比较。

表 2　各组肝纤 3 项检测结果比较（$\bar{x} \pm s$）

组别	n	HA $\rho/(\mathrm{\mu g \cdot L^{-1}})$	LN $\rho/(\mathrm{\mu g \cdot L^{-1}})$	PCⅢ $\rho/(\mathrm{\mu g \cdot L^{-1}})$
空白组	10	102.90±5.09	7.27±0.66	28.15±3.03
模型组	7	586.14±11.26[a]	33.46±3.30[a]	77.69±5.68[a]
SIL 组	9	293.78±60.14[b]	19.26±2.17[b]	49.12±6.47[b]
SLTF 高剂量组	10	216.50±39.25[bc]	14.02±3.19[bc]	40.51±2.08[bc]
SLTF 中剂量组	8	337.63±43.71[b]	20.26±2.64[b]	52.64±5.72[b]
SLTF 低剂量组	8	452.88±33.54[bc]	27.21±1.97[bc]	67.48±5.80[bc]

注：[a]$P < 0.05$，与空白组比较；[b]$P < 0.05$，与模型组比较；[c]$P < 0.05$，与 SIL 组比较。

2.3　各组 HE 染色及 Masson 染色观察

结果显示，大鼠肝组织切片经 HE 染色及 Masson 染色后镜下观察，空白组肝小叶结构正常，肝细胞索排列正常，汇管区周围血管壁清晰，管周无胶原纤维分布。模型组肝细胞肿胀变性严重，可见大量中性粒细胞、单核 - 巨噬细胞浸润，肝内纤维组织增

生，肝小叶结构紊乱，汇管区周围大量胶原纤维堆积，形成粗细不等的纤维隔，部分假小叶形成。病变程度明显重于 SIL 组和 SLTF 各组。SIL 组的肝小叶结构基本正常，汇管区有少量中性粒细胞浸润，坏死程度较轻，无结缔组织增生。SLTF 低剂量组的肝小叶结构病变较模型组改善，但重于 SIL 组和 SLTF 高剂量组，小叶中央区轻度坏死，部分炎性细胞浸润，少量结缔组织增生，部分可见假小叶形成。SLTF 高剂量组的肝小叶病变接近 SIL 组，坏死程度较模型组明显减轻，肝小叶结构正常，汇管区仅见少量炎性细胞浸润，无假小叶形成。SLTF 中剂量组的肝组织病变介于 SLTF 高剂量组与 SLTF 低剂量组之间，汇管区可见炎性细胞浸润，未见假小叶形成，见图 1、图 2。

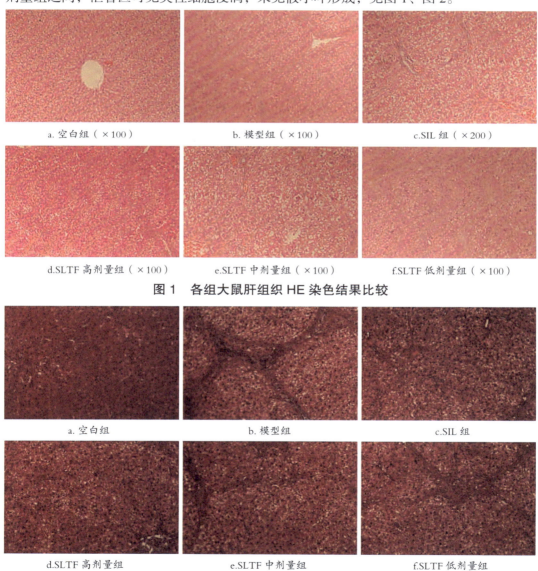

a. 空白组（×100）　　　b. 模型组（×100）　　　c.SIL 组（×200）

d.SLTF 高剂量组（×100）　　　e.SLTF 中剂量组（×100）　　　f.SLTF 低剂量组（×100）

图 1　各组大鼠肝组织 HE 染色结果比较

a. 空白组　　　b. 模型组　　　c.SIL 组

d.SLTF 高剂量组　　　e.SLTF 中剂量组　　　f.SLTF 低剂量组

图 2　各组大鼠肝组织 Masson 染色结果比较（×200）

2.4　各组大鼠肝组织中 PDGF、TNF-α mRNA 的表达

结果显示，模型组 TNF-α、PDGF mRNA 表达水平显著升高（$P < 0.05$）；SLTF 高剂量组、SLTF 中剂量组、SLTF 低剂量组均可显著降低 TNF-α、PDGF mRNA 表达水平（$P < 0.05$），且 SLTF 高剂量组作用优于 SIL 组（$P < 0.05$），见表3、图3。

表3　各组肝组织中 TNF-α、PDGF mRNA 的表达比较（$\bar{x} \pm s$）

组别	n	TNF-α	PDGF
空白组	10	0.2901±0.0252	0.3793±0.0610
模型组	7	0.9802±0.0702[a]	1.0343±0.2210[a]
SIL 组	9	0.4870±0.0228[b]	0.5021±0.0423[b]
SLTF 高剂量组	10	0.4268±0.0156[bc]	0.4339±0.0173[bc]
SLTF 中剂量组	8	0.4821±0.0230[b]	0.5118±0.0399[b]
SLTF 低剂量组	8	0.5352±0.0249[bc]	0.5768±0.0470[bc]

注：与空白组比较，[a]$P < 0.05$；与模型组比较，[b]$P < 0.05$；与 SIL 组比较，[c]$P < 0.05$。

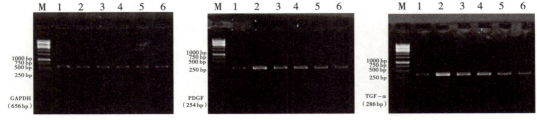

M.marker；1.空白组；2.模型组；3.SIL 组；4.SLTF 高剂量组；5.SLTF 中剂量组；6.SLTF 低剂量组

图3　各组大鼠肝组织中 PDGF、TNF-α mRNA 表达的凝胶电泳图比较

3　讨论

肝纤维化作为肝硬化的前期阶段，其病理变化的可逆性已得到公认[5]，所以抗肝纤维化的治疗便具有重要的临床意义，基础领域的抗肝纤维化研究也一直是热点，中医药以其独特的优势在该领域备受瞩目。研究表明，中药抗肝纤维化具有多途径、多靶点、多层次的特点[6]。中药荔枝核中含多种多糖、总皂苷、黄酮类化合物[7]，其中黄酮类化合物具有抗病毒[8-9]、保肝、抗肝纤维化[6]的作用。

肝纤维化发生的中心是 HSC 的活化[10]，细胞外基质（ECM）的过量生成和降解不足，使肝窦内皮细胞窗孔消失，发生毛细血管样变化，胶原纤维的增生使肝内组织形态发生一系列变化，肝内血管发生阻塞，肝小叶间纤维间隔形成，门静脉压力增高。肝细胞受到损伤后可以激活 Kuffer 细胞，使之分泌大量细胞因子，包括 PDGF、TNF、白细胞介素（IL）、转化生长因子（TGF-α、TGF-β）等，这些细胞因子激活 HSC，使 ECM 的含量增加。其中 PDGF 是机体内部存在较为普遍的促分裂因子，可通过旁分泌机制

直接激活 HSC[11]，是一种作用较强的增殖促进剂[12]。细胞外胶原纤维的降解源于基质金属蛋白酶（MMPs）的作用，胶原纤维的降解和合成的动态变化决定着肝纤维化的转归[13]。MMPs 的活性受到基质蛋白酶抑制剂（TIMPs）的调节，两者之间的比例决定了细胞外基质成分的动态变化。PDGF 可以通过上调 TIMPs 的活性来抑制 MMPs 的活性，减少细胞外基质的降解，从而促进肝纤维化的发展[14]。

在 Kuffer 细胞释放的众多细胞因子中，TNF 是一种活性多肽，由单核 - 巨噬细胞分泌，在肝脏中激活的 Kuffer 细胞也可以分泌。TNF-α 不仅参与组织的修复，还参与免疫调节、抗肿瘤等病理过程[15]。在肝脏炎性损伤修复过程中，TNF-α 能够增加中性粒细胞的黏附性，直接损伤内皮细胞，使周围纤维蛋白含量增加。在肝纤维化的形成中，TNF-α 不仅可以活化静止的 HSC，而且通过多种途径参与肝纤维化的形成[16]。动物实验证实，在 CCl_4 诱导的大鼠肝纤维化的过程中，TNF-α mRNA 在肝纤维化早期即出现，并随动物肝纤维化程度的加重而升高[17]，肝脏内 I 型胶原的含量与 TNF-α mRNA 水平呈正相关，在肝纤维化后期，I 型胶原的含量不随 TNF-α mRNA 的下降而下降，而呈持续增高趋势[18]。提示 TNF-α mRNA 在肝纤维化形成的早期具有促进细胞外胶原成分增生的作用，推测此作用可能是通过刺激 HSC、肌成纤维细胞，并通过细胞分子网络样作用影响 PDGF、TGF 等因子的释放，从而增加细胞外基质的生成。

SLTF 是荔枝核中具有药理活性的生物类黄酮，通过阻断 HSC 活化、增殖的信号转导通路，促进 HSC 凋亡，减少 ECM 的合成，从而发挥抗纤维化的作用[19]。本研究通过检测各组大鼠血清 ALT、AST、肝纤维化 3 项指标，采用 HE 染色和 Masson 染色方法观察大鼠肝组织病理学变化情况，并依据肝纤维化半定量评分标准进行严格评分，采用 PCR 方法检测模型组动物肝脏组织中 PDGF、TNF-α mRNA 的表达情况。结果显示，SLTF 各剂量组均使模型大鼠的肝组织损伤程度和肝纤维化程度显著减轻。其中，高剂量 SLTF 具有良好的抗大鼠肝纤维化作用，中剂量 SLTF 和 SIL 的抗大鼠肝纤维化效果相当，且 SLTF 高剂量组抗肝纤维化效果优于 SLTF 中剂量组和 SLTF 低剂量组。

参考文献

[1] 邵祥强，肖华胜 . 肝纤维化发病机制与临床诊断的研究进展 [J] . 世界华人消化杂志，2011，19（3）：268-274.

[2] 赵永忠，韦铮武，漆志平，等 . 荔枝核总黄酮对肝纤维化大鼠肿瘤坏死因子相关凋亡诱导配体表达的影响 [J] . 中国中西医结合消化杂志，2010，18（4）：223-226.

[3] 覃浩，孙旭锐，欧仕玉，等 . 荔枝核总黄酮预防大鼠肝纤维化的初步研究 [J] . 第三军医大学学报，2011，33（22）：2353-2356.

［4］曾民德，王泰龄，王宝恩．肝纤维化诊断和疗效评估共识［J］．诊断学理论与实践，2002，1（3）：191-192.

［5］BENYON R C，IREDALE J P．Is liver fibrosis reversible？［J］.Gut，2000，46（4）：443-446.

［6］张媛辉，刘俊田．中药抗肝纤维化作用机制的研究进展［J］.中国实验方剂学杂志，2006，12（6）：66-70.

［7］屠鹏飞，罗青，郑俊华．荔枝核的化学成分研究［J］.中草药，2002，33（4）：300-303.

［8］罗伟生，龚受基，梁荣感，等．荔枝核黄酮类化合物体外抗流感病毒作用的研究［J］.中国中药杂志，2006，31（16）：1379-1380.

［9］徐庆，宋芸娟，李丽亚，等．荔枝核总黄酮的抗鸭乙型肝炎病毒作用［J］.世界华人消化杂志，2005，13（17）：2082-2085.

［10］SATO M，SUZUKI S，SENOO H．Hepatic stellate cells：unique characteristics in cell biology and phenotype［J］.Cell Structure Function，2003，28（2）：105-112.

［11］SUGIMOTO R，ENJOJI M，NAKAMUTA M，et al．Effect of IL-4 and IL-13 on collagen production in cultured LI90 human hepatic stellate cells［J］.Liver International，2005，25（2）：420-428.

［12］王慧，陈真．PDGF及TGF信号转导通路与肝星状细胞活化增殖的研究进展［J］.安徽医药，2011，15（7）：799-801.

［13］FAOUZI S，LEPREUX S，BEDIN C，et al．Activation of cultured rat hepatic stellate cells by tumoral hepatocytes［J］.Lab Invest，1999，79（4）：485-493.

［14］黄艳，黄成，李俊．肝纤维化病程中Kupffer细胞分泌的细胞因子对肝星状细胞活化增殖、凋亡的调控［J］.中国药理学通报，2010，26（1）：9-13.

［15］CHONG L W，HSU Y C，CHIU Y T，et al．Antifibrotic effects of thalidomide on hepatic stellate cells and dimethylnitrosamine-intoxicatedrats［J］.J Biomed Sci，2006，13（3）：403-418.

［16］辛华，江青林，孙玉鸿，等．慢性肝病患者血清TGF-β、TNF-α、IL-6测定的临床意义［J］.黑龙江医药科学，2008，31（5）：51.

［17］MORIO L A，CHIU H，SPROWLES K A，et al．Distinct roles of tumor necrosis factor-α and nitric oxide in acute liver injury induced by carbon tetrachloride in mice［J］.Toxicol Appl Pharmacol，2001，172（1）：44-51.

［18］韩丽红，吴修斌．肝纤维化过程中血清Ⅰ型胶原与炎性介质关系的研究［J］.临床消化病杂志，1997，9（4）：145.

［19］罗伟生，欧士钰，靳雅玲，等．荔枝核总黄酮抗大鼠肝纤维化的作用及其对核转录因子-κB p65表达的影响［J］.广东医学，2012，33（21）：3201-3204.

p27 在荔枝核总黄酮抑制人肝星状细胞 LX2 增殖过程中的表达及其意义

徐伶俐，罗伟生，谭宁，徐庆，徐宾，诸葛福艳

【摘要】目的：研究荔枝核总黄酮（TFL）对人肝星状细胞（LX2）增殖的影响及其相关作用机制。方法：使用不同浓度（7.8125 μg/mL、15.6250 μg/mL、31.2500 μg/mL、62.5000 μg/mL、125.0000 μg/mL）TFL 处理 LX2。采用 CCK-8 法检测细胞的增殖活力，通过流式细胞仪分析各组细胞周期的分布，使用 RT-PCR 和 Western blot 技术测定细胞中 p27 基因 mRNA 和蛋白的表达。结果：TFL 作用 48 h、72 h 后可抑制 LX2 细胞增殖，且随着时间延长，抑制效果更加明显。TFL 处理 72 h 后可测得 LX2 细胞被阻滞在 S 期，且明显上调了 p27 基因的 mRNA 和蛋白的表达。结论：TFL 抑制人肝星状细胞增殖并将其阻滞在 S 期，该作用机制可能与 p27 表达上调相关。

【关键词】荔枝核总黄酮；人肝星状细胞；增殖；S 期；p27

肝纤维化是肝硬化的早期可逆阶段，及早控制肝纤维化的发生发展，可降低肝硬化的发生率，对改善疾病的预后至关重要[1-2]。肝纤维化的治疗方法主要包括祛除肝病的原发致病因素，如戒酒、抗病毒治疗等；抑制炎症和宿主免疫反应，常用药物有糖皮质激素、水飞蓟宾等[3]。但常规西医药对抗肝纤维化的疗效仍不确切，部分药物还会产生较大的不良反应，治疗效果不理想[4]。

传统中药制剂如扶正化瘀方、复方鳖甲软肝片、复方 861 合剂、强肝软坚汤等在抗肝纤维化治疗上得到了大量肯定[5-6]。与此同时，抑制肝纤维化的相关中药研究也受到了广泛重视，许多总黄酮提取物对抗肝纤维化的作用已通过大量科学研究得以证实，如木棉花总黄酮、黄芪总黄酮、鬼针草总黄酮等[7-11]。TFL 属于黄酮类提取物，是荔枝核中具有药理活性的主要成分之一。相关研究证明，TFL 有抑制鸭乙型肝炎病毒（DHBV）及抗肝纤维化等作用，其抗肝纤维化作用机制可能与抑制肝细胞凋亡有关[12-13]。本研究通过体外实验，探讨 TFL 对 LX2 增殖的影响及相关分子机制，为抗肝纤维化中药的开发与应用提供新的实验依据。

［基金项目］国家自然科学基金资助项目（81360530）。

1　材料和方法

1.1　材料

LX2 细胞株（购自中国科学院上海生命科学研究院细胞资源中心），TFL（购自南京泽朗医药科技有限公司，纯度 80%；将 TFL 粉末溶于 DMSO 试剂中，配制成 20 mg/mL 的贮存液，0.22 μm 微孔滤器过滤除菌，避光常温保存），DMEM 高糖培养液（购自赛默飞世尔科技有限公司，货号：C11995500BT），胎牛血清（FBS，购自 Corille 公司，货号：C1015-05），CCK-8（Cell Counting Kit-8）试剂盒（购自上海同仁化学研究所，货号：CK04），Prime Script™ RT Master Mix（Perfect Real Time）［购自宝生物工程（大连）有限公司，货号：RR036A］，SYBR® Premix Ex Taq™ Ⅱ（Tli RNase H Plus）［购自宝生物工程（大连）有限公司，货号：RR820A］，TRIzol 提取盒（购自 MRC 公司，货号：TR118），p27 单克隆抗体（购自 CST 公司，货号：#2552），β-actin 单克隆抗体［购自圣克鲁斯生物技术（上海）有限公司，货号：SC-47778］，Pierce®Goat Anti-Mouse IgG 抗体（购自赛默飞世尔科技有限公司，货号：#31431），Pierce® Goat Anti-Rabbit IgG 抗体（购自赛默飞世尔科技有限公司，货号：#31466）。

1.2　方法

1.2.1　细胞培养

将冻存 LX2 细胞置于 37 ℃水浴锅中快速复温直至完全融化，接种细胞于 10% FBS 的 DMEM（含青霉素 + 链霉素）培养基中，在 37 ℃、50 mL/L CO_2 及饱和湿度的培养箱中培养。采用 0.25% 胰蛋白酶消化传代，待细胞生长稳定后即开始实验。

1.2.2　CCK-8 法检测 TFL 对 LX2 增殖的影响

0.25% 胰蛋白酶消化收集细胞，用含 10% FBS 的 DMEM 培养液配成单细胞悬液，接种于 96 孔培养板中，每孔 2000 个细胞。待细胞贴壁后，加不同体积的 TFL 贮存液使得药物终浓度为 7.8125 μg/mL、15.6250 μg/mL、31.2500 μg/mL、62.5000 μg/mL、125.0000 μg/mL，对照组加等体积的 DMSO，每个浓度设 3 个复孔。待药物作用 24 h、48 h、72 h 后，分别吸去培养基，并加入 CCK-8 试剂 100 μL/ 孔，于培养箱中继续培养 2 h。培养完成后，将 96 孔板置于光栅型连续波长酶标仪（infiniteM200PRO 仪器）中，设定波长为 450nm，检测各孔吸光度（A）值。依次记录加药后第 1、第 2、第 3 天的 A 值并以此计算细胞抑制率。

细胞抑制率（%）=（实验对照组 A_{450} 值 − 干预加药组 A_{450} 值）/ 实验对照组 A_{450} 值 ×100%。

1.2.3 流式细胞仪检测 TFL 对 LX2 细胞周期的影响

胰酶消化收集细胞，用完全培养基混悬细胞，将细胞悬液以 2.5×10^5 个 / 皿计数接种于 6 cm 培养皿中。待细胞贴壁后，加药将细胞分成不同浓度的 TFL 干预组（TFL 终浓度为 7.8125 μg/mL、15.6250 μg/mL、31.2500 μg/mL、62.5000 μg/mL、125.0000 μg/mL），对照组加等体积的 DMSO（加药方式同 1.2.2），继续培养 72 h。培养结束后，胰酶消化，分别收集不同浓度组细胞，重悬于 PBS 缓冲液中，随即加入 –20 ℃冰预冷的乙醇（乙醇终浓度 > 700mL/L）固定，–20 ℃保存。待检测时，去除固定液，用 PBS 洗涤 2 遍后加入染液（PI 终浓度为 50 μg/mL，RNaseA 终浓度为 100 μg/mL），37 ℃避光孵育 30 min，过滤，用流式细胞仪（BD FACS Aria Ⅲ）进行检测。

1.2.4 p27 基因实时荧光定量 PCR 检测

将细胞接种于 6 cm 培养皿中，分组加药（步骤同 1.2.3）。继续培养 72 h 后，用 TRIzol 试剂盒提取各组细胞内的总 RNA，计算 RNA 纯度，逆转录合成 cDNA。进行实时荧光定量 PCR 检测，内参照为 β -actin。引物如下：

p27 引物序列：上游 5'-CTCTGAGGACACGCATTTGGTGGA-3'，下游 5'-GGCAT-TTGGGG-AACCGTCTGAAAC-3'。

β-actin-160 引物序列：上游 5'-AAGTGTGACGTGGACATCCGCAAAG-3'，下游 5'-ACTTGCGCTCAGGAGGAGCAATGAT-3'。

采用美国 ABI7500Fast 实时荧光定量 PCR 仪进行检测，设定反应条件如下：55 ℃ 3 min；95 ℃ 10 min；95 ℃ 15 s，65 ℃ 15 s，72 ℃ 30 s，40 个循环。

1.2.5 p27 蛋白表达的 Western blot 检测

将细胞接种于 6 cm 培养皿中，分组加药（步骤同 1.2.3）。继续培养 72 h 后，弃上清液，用 PBS 清洗 1 遍，加入适量 RIPA 蛋白裂解液（含上样缓冲液），均匀铺满皿底，置于冰上充分裂解细胞。裂解完全后，采用细胞刮取皿中蛋白，收集于 EP 管中。蛋白质变性：99 ℃，20 min。取蛋白样品进行 SDS-PAGE 凝胶电泳（6% 浓缩胶、12% 分离胶），蛋白分离完全后，通过半干式转膜仪将胶上蛋白转移至硝酸纤维素膜上。裁取含目的蛋白的硝酸纤维素膜，用 5% 脱脂奶粉，室温封闭 1 h，在目的条带中加入对应的 p27 和内参 *β*-actin 的一抗，4 ℃孵育过夜，TBST 洗膜 10 min×5 次，加入辣根过氧化物酶标记的 IgG 二抗，室温孵育 1 h，TBST 洗膜 5 min×5 次。ECL 化学发光显色，用 Image J 软件进行图像分析。

1.2.6 统计学处理

采用 SPSS 16.0 统计学软件进行统计分析。符合正态分布的计量资料以 mean ± SD 表示。每一浓度加药组与对照组间均数比较采用 LSD-*t* 检验，$P < 0.05$ 为差异有统计学意义。

2　结果

2.1　TFL 对 LX2 细胞增殖具有抑制作用

不同浓度的 TFL 加药组各自与相应的对照组进行比较，采用 SPSS 16.0 软件进行两独立样本 t 检验。如图 1 所示，加药后第 3 天，可发现 TFL 明显抑制 LX2 细胞增殖，此时浓度为 7.8125 μg/mL、15.6250 μg/mL、31.2500 μg/mL、62.5000 μg/mL、125.0000 μg/mL 的 TFL 对 LX2 细胞抑制率依次为 7.42% ± 5.66%、9.88% ± 0.73%、11.55% ± 3.35%、9.47% ± 3.67%、9.12% ± 5.35%，TFL 最小剂量加药组与对照组差异无统计学意义（$P > 0.05$），而 15.6250 μg/mL、31.2500 μg/mL、62.5000 μg/mL、125.0000 μg/mL 浓度的 TFL 加药组相对各对照组的差异性均具有统计学意义（$P < 0.05$）。LX2 细胞暴露在不同浓度的荔枝核总黄酮溶液（溶于 DMSO）和同剂量的 DMSO 溶液中孵育。在药物作用后 24 h、48 h、72 h，采用 CCK-8 法检测 96 孔板中各样品在 450 nm 波长处的吸光度。所有结果重复 3 次（与对照组相比，$^{a}P < 0.05$ 表示差异显著）。

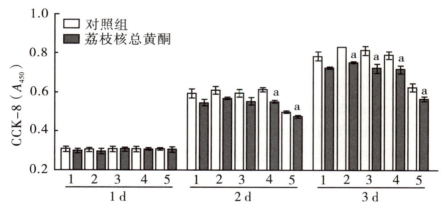

1. 7.8125 μg/mL；2. 15.6250 μg/mL；3. 31.2500 μg/mL；4. 62.5000 μg/mL；5. 125.0000 μg/mL

图 1　荔枝核总黄酮抑制 LX2 细胞增殖

2.2　TFL 将 LX2 细胞阻滞在 S 期

不同剂量的 TFL 分别作用于 LX2 细胞，并设置相应的对照组，各加药组与同浓度的对照组进行比较。在药物作用 72 h 后收集各组细胞，进行 PI 单染流式细胞检测。结果显示，随着 TFL 药物浓度的增大，LX2 细胞周期分布发生改变。如图 2 所示，7.8125 μg/mL、15.6250 μg/mL 加药组和对照组的细胞周期分布差异不具有统计学意义。而 31.2500 μg/mL、62.5000 μg/mL、125.0000 μg/mL 加药组相较对照组 G_0/G_1 期细胞数改变，差异无统计学意义（$P > 0.05$），S 期细胞量明显增多（$P < 0.05$），G_2/M 期细胞量则相应减少，此期改变部分具有差异性，提示 TFL 可将 LX2 细胞阻滞在 S 期。与对

照组相比，$^{a}P < 0.05$，$^{b}P < 0.01$。LX2 细胞暴露在不同浓度的荔枝核总黄酮溶液（溶于 DMSO）和同剂量的 DMSO 溶液中孵育。在药物作用 72 h 后，检测细胞周期的改变，所有试验重复 3 次。

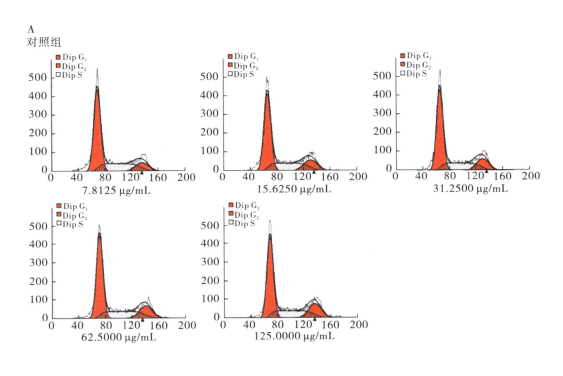

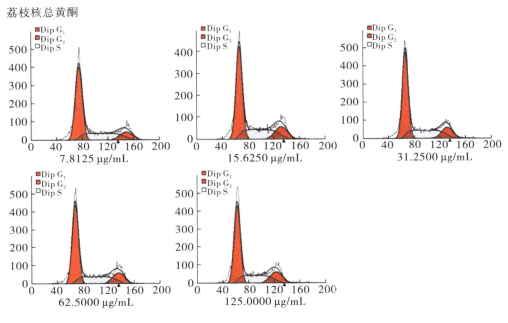

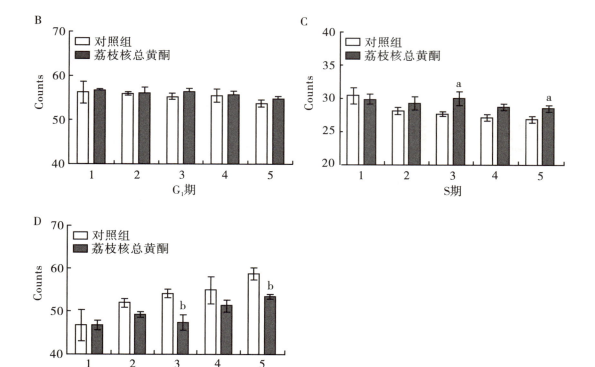

A.LX2 细胞周期的变化，红色部分表示 G_1 和 G_2 期细胞群，黑白条代表 S 期细胞群；B.LX2 细胞 G_1 期细胞群的比例分布图；C.LX2 细胞 S 期细胞群的比例分布图；D.LX2 细胞 G_2 期细胞群的比例分布图。1. 7.8125 μg/mL；2. 15.6250 μg/mL；3. 31.2500 μg/mL；4. 62.5000 μg/mL；5. 125.0000 μg/mL

图 2　荔枝核总黄酮使 LX2 细胞阻滞在 S 期

2.3　TFL 促进 LX2 细胞 p27 基因的 mRNA 上调

不同剂量的 TFL 分别作用于 LX2 细胞，并设置相应的对照组，各加药组与同浓度对照组进行比较。在药物作用 72 h 后提取各组 mRNA，逆转录合成 cDNA，在 PCR 仪上进行扩增并检测各组 p27 基因的表达量。结果显示，15.6250 μg/mL 加药组与对照组中 p27 mRNA 表达量差异无统计学意义（$P > 0.05$）。而 7.8125 μg/mL、31.2500 μg/mL、62.5000 μg/mL、125.0000 μg/mL 加药组中 p27 mRNA 相较于对照组表达水平升高，差异具有统计学意义（$P < 0.05$）。7.8125 μg/mL、15.6250 μg/mL、31.2500 μg/mL、62.5000 μg/mL、125.0000 μg/mL TFL 作用组中 p27 mRNA 表达量分别为其对照组的（1.64 ± 0.04）倍、（1.12 ± 0.08）倍、（1.74 ± 0.10）倍、（2.30 ± 0.14）倍、（3.01 ± 0.32）倍，提示 TFL 可促进 LX2 p27 基因表达上调（见图 3）。与对照组相比，[b]$P < 0.01$ 表示差异极显著。LX2 细胞暴露在不同浓度的荔枝核总黄酮溶液（溶于 DMSO）和同剂量的 DMSO 溶液中孵育。72 h 后分别提取加药组及对照组的 mRNA。使用实时荧光定量 PCR

检测 p27 mRNA 表达水平，并以 *β*-action mRNA 表达水平为参照进行校准，之后再将同浓度加药组与对照组进行比较（对照组 mRNA 表达量设置为 1），所有结果重复 3 次。

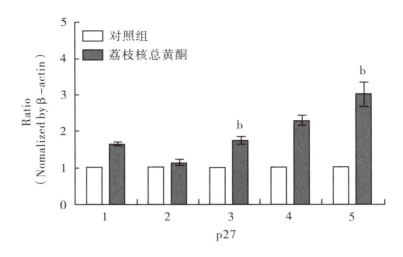

1. 7.8125 μg/mL；2. 15.6250 μg/mL；3. 31.2500 μg/mL；4. 62.5000 μg/mL；5. 125.0000 μg/mL

图 3　荔枝核总黄酮上调 LX2 细胞 p27 mRNA 水平

2.4　TFL 促进 LX2 细胞 p27 基因的蛋白上调

不同剂量的 TFL 分别作用于 LX2 细胞，并设置相应的对照组。作用 72 h 后提取各组总蛋白，Western blot 法检测各组 p27 蛋白的表达量，各加药组与同浓度对照组进行比较，分析 p27 蛋白表达的改变。该结果显示，7.8125 μg/mL、15.6250 μg/mL、31.2500 μg/mL、62.5000 μg/mL、125.0000 μg/mL 加药组与对照组 p27 蛋白表达量差异均具有统计学意义（$P < 0.05$）。除 62.5000 μg/mL 组外，加药组 p27 蛋白表达水平均相较于对照组有所升高。7.8125 μg/mL、15.6250 μg/mL、31.2500 μg/mL、62.5000 μg/ mL、125.0000 μg/mL TFL 作用组的 p27 蛋白表达量分别为其对照组的（1.33 ± 0.09）倍、（1.34 ± 0.02）倍、（1.16 ± 0.02）倍、（0.77 ± 0.01）倍、（1.64 ± 0.04）倍（见图 4）。Western blot 与 PCR 检测结果不完全相符，可能是 Western blot 技术中存在转膜效率、抗体孵育条件、曝光时间等不完全可控因素导致结果不稳定，但两种技术所测得的 p27 mRNA 及蛋白变化趋势基本相符，我们仍可认为，TFL 具有促进 LX2 细胞 p27 基因的蛋白表达上调的作用。

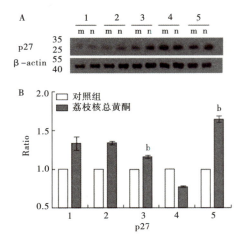

1. 7.8125 μg/mL；2. 15.6250 μg/L；3. 31.2500 μg/mL；4. 62.5000 μg/mL；5. 125.0000 μg/mL

图 4　荔枝核总黄酮上调 LX2 细胞 p27 蛋白水平

图 4 中的 A 表示使用免疫印迹法检测 p27 蛋白表达水平（将 β-action 蛋白表达水平设置为内参），其中 a 为对照组、b 为荔枝核总黄酮；B 表示通过条带灰度分析测得 p27 蛋白表达量，通过 β-action 蛋白量进行校准，之后将同浓度加药组与对照组（对照组蛋白表达量设置为 1）进行比较，分别为 7.8125 μg/mL、15.6250 μg/L、31.2500 μg/mL、62.5000 μg/mL、125.0000 μg/mL。LX2 细胞暴露在不同浓度的荔枝核总黄酮溶液（溶于 DMSO）和同剂量的 DMSO 溶液中孵育，72 h 后分别提取加药组及对照组蛋白，所有试验重复 3 次。与对照组相比，$^bP < 0.01$ 表示差异极显著。

3　讨论

肝纤维化是机体发生慢性肝损伤时产生的一种损伤修复反应，与肝硬化是同一疾病的不同阶段。它的形成主要包括以下 3 个步骤：肝细胞凋亡、间充质干细胞增殖及细胞外基质沉积。而肝星状细胞正是细胞外基质的主要来源，其可通过控制总细胞数及每个细胞的细胞外基质分泌量来实现肝纤维化[14-15]。因此，抑制肝星状细胞的增殖及其细胞外基质分泌量可达到抗肝纤维化的目的。研究结果显示，TFL 对 LX2 细胞的增殖具有抑制作用。

真核细胞的增殖主要由细胞周期调节。细胞周期由 4 个步骤组成：M 期（分裂期）、G_1 期（DNA 合成前期）、S 期（DNA 合成期）、G_2 期（DNA 合成后期）。当细胞周期未能正常运转，即发生周期阻滞时，细胞增殖亦会受到影响[16]。细胞周期的阻滞是通过 DNA 损伤关卡来完成的，包括 G_0/G_1、S、G_2/M 等关卡[17-18]。干预细胞周期运转中的 3 个关卡之一，就可能达到抑制细胞增殖的效果[19-21]。本次流式细胞周期结果显示，肝星状细胞 LX2 经 TFL 干预后，细胞周期阻滞在 S 期。由此我们可以推断，TFL 将 LX2

阻滞在 S 期与抑制其增殖密切相关。

细胞周期是一个高度有序的运转过程，受包括周期蛋白（Cyclins）、周期蛋白依赖性激酶（CDKs）、周期蛋白依赖性激酶抑制剂（CKIs）在内的复杂机制调控。CDKs 中有 4 种酶（CDK1、CDK2、CDK4、CDK6）直接参与了细胞周期调控，为调控系统的核心组分。Cyclins 为 CDKs 的活化因子，能够与 CDKs 紧密结合，刺激它们的催化活性[22]。Cyclins 分为 4 类：G_1 细胞周期蛋白（G_1 cyclins）、G_1/S 细胞周期蛋白（G_1/S cyclins）、S 细胞周期蛋白（S cyclins）和 M 细胞周期蛋白（M cyclins）。第 1 类负责对细胞外因子做出反应，控制细胞周期的进入，后两类则直接参与细胞周期控制事件。每个 Cyclin-CDK 复合物都依次启动 1 个复合物的激活，从而确保细胞周期进程有序地进行[23]。CDK 活性异常，可导致细胞周期分布发生相应改变。增加细胞周期蛋白的降解及减少细胞周期蛋白基因表达均可降低 CDK 的活性，而 CKIs 则为抑制其活性的另一种方式。CKIs 能结合并灭活 Cyclin-CDK 复合物，阻滞细胞周期进程[24]。CKI 分为 INK 家族和 Cip/Kip 家族。INK 家族包括 $p15_{INK4b}$、$p16_{INK4a}$、$p18_{INK4c}$、$p19_{INK4d}$，它们为绝对的抑制因子，能特异性地针对 CDK4 和 CDK6 的单体，通过减少细胞周期蛋白的结合亲和力来起作用。Cip/Kip 家族包括 p21、p27、p57，其中 p21、p27 蛋白的氨基端负责 CDK 的抑制功能[25]。p27 不仅抑制 G_1/S-CDKs（CyclinE-CDK2）[26]，也一样抑制了 S-CDKs（CyclinA-CDK2）。CDK2-CyclinA-p27 复合物的结构显示，p27 的细胞周期蛋白结合部分与周期蛋白 A 的疏水斑作用，p27 的 CDK 结合区域广泛地与激酶的亚单位相互作用，这些相互作用完全扭曲和部分拆散了在激酶活性位点上方的氨基端突出结构，也直接阻碍了 ATP 的结合位点，完全破坏了酶的催化功能[27]。p27 抑制 S-CDKs（CyclinA-CDK2）复合物，可产生 S 期阻滞现象，也早已通过大量研究得以证实。雷公藤甲素可通过上调 p21、p27，下调 CyclinA、CDC25A，使得人黑色素瘤细胞 A375.S2 发生 S 期阻滞[28]；桑黄中提取的多糖作用于人结直肠癌细胞 HT-29 及人肝癌细胞 $HepG_2$ 后，可激活 p27 kip1-CyclinA/D1/E-CDK2 分子途径，p27 表达上调，诱导细胞发生 S 期阻滞[29-30]。也有研究[31]显示，盐酸加替沙星可诱导人胰腺癌细胞 Panc-1 产生 S 期阻滞，p27 干扰小 RNA 转染入该细胞后可大大抑制该药物所诱导产生的周期阻滞现象，也就是说盐酸加替沙星使 Panc-1 发生 S 期阻滞是依赖 p27 而产生的。本实验通过荧光定量 PCR 和免疫印迹法检测各组 p27 在 RNA 和蛋白水平上的表达量，结果提示，随着 TFL 浓度增大，加药组 p27 的 mRNA 和蛋白量较对照组明显升高。

综合以上实验结果，我们尚可推断出 TFL 对 LX2 具有增殖抑制及 S 期阻滞的作用，并且初步探讨了该作用机制可能与 p27 分子具有密切关系，但有关 S 期阻滞的具体作用机制及 p27 的上下游作用因子尚待进一步研究。

参考文献

［1］莫志华，王振常.抗肝纤维化治疗的临床研究进展［J］.广西医学，2014（8）：1126-1129.

［2］孙吉，李静静.肝纤维化的分子机制及治疗方法研究［J］.中外医学研究，2014（6）：162-164.

［3］王美玲，陆伦根.肝纤维化治疗研究进展［J］.实用肝脏病杂志，2013（4）：369-371.

［4］夏海珊，陈少茹，钟月春，等.肝纤维化的发病机制和药物治疗现况［J］.中国医药导报，2014（18）：162-165，168.

［5］姚志刚，邵铭.肝纤维化的诊断及中医治疗研究进展［J］.河北中医，2014（4）：622-624.

［6］刘成海，刘平，胡义扬，等.中医药抗肝纤维化临床与基础研究进展［J］.世界科学技术—中医药现代化，2007，9（2）：112-119.

［7］唐爱存，卢秋玉，伍小燕，等.木棉花总黄酮对 CCl_4 致肝纤维大鼠 Col I 表达的影响［J］.世界中西医结合杂志，2014，9（2）：159-161，164.

［8］成扬，汪美凤，平键，等.黄芪总黄酮对二甲基亚硝胺诱导的大鼠肝硬化的干预作用［J］.中国中西医结合消化杂志，2013，21（11）：561-564.

［9］程新燕.鬼针草总黄酮对肝纤维化大鼠肝组织 TGF-β_1/Smad 通路的影响［J］.中国实验方剂学杂志，2013，19（21）：253-257.

［10］毕明，居靖，吴繁荣，等.野菊花总黄酮对肝纤维化大鼠治疗作用及机制探讨［J］.中国药学杂志，2014，49（5）：367-370.

［11］赵继玲，杨文辉.山楂总黄酮对四氯化碳致大鼠肝纤维化的保护作用及其机制研究［J］.河南医学研究，2013，22（5）：651-654.

［12］徐庆，宋芸娟，李丽亚，等.荔枝核总黄酮的抗鸭乙型肝炎病毒作用［J］.世界华人消化杂志，2005，13：2082-2085.

［13］罗伟生，靳雅玲，欧士钰，等.荔枝核总黄酮对肝纤维化大鼠肝细胞 Bcl-2/Bax 表达的影响［J］.世界华人消化杂志，2012，20（18）：1602-1608.

［14］邵祥强，肖华胜.肝纤维化发病机制与临床诊断的研究进展［J］.世界华人消化杂志，2011，19（3）：268-274.

［15］谭玉婷，王正根.肝纤维化相关信号通路研究进展［J］.中国现代医药杂志，2014，16（1）：106-109.

［16］YASUTIS K M，KOZMINSKI K G. Cell cycle checkpoint regulators reach a zillion［J］. Cell Cycle，2013，12（10）：1501-1509.

［17］BEN-SHLOMO R. Chronodisruption, cell cycle checkpoints and DNA repair［J］.

Indian J Exp Biol, 2014, 52（5）: 399-403.

［18］WANG X A, XIANG S S, LI H F, et al. Cordycepin induces S phase arrest and apoptosis in human gallbladder cancer cells［J］. Molecules, 2014, 19（8）: 11350-11365.

［19］KANG K, NHO C W, KIM N D, et al. Daurinol, a catalytic inhibitor of topoisomerase Ⅱ α, suppresses SNU-840 ovarian cancer cell proliferation through cell cycle arrest in S phase［J］.Int J Oncol, 2014, 45（2）: 558-566.

［20］李春.细胞周期及其调控［J］.福建医药杂志, 2013, 35（5）: 146-147, 176.

［21］仇玉兰, 夏昭林.DNA 损伤关卡及分子机制研究进展［J］.国外医学（卫生学分册）, 2006, 33（4）: 198-202.

［22］CANAVESE M, SANTO L, RAJE N. Cyclin dependent kinases in cancer : potential for therapeutic intervention［J］.Cancer Biol Ther, 2012, 13（7）: 451-457.

［23］GALLORINI M, CATALDI A, GIACOMO D V. Cyclin-dependent kinase modulators and cancer therapy［J］.BioDrugs, 2012, 26: 377-391.

［24］BOSE P, SIMMONS G L, GRANT S. Cyclin-dependent kinase inhibitor therapy for hematologic malignancies［J］.Expert Opin Investig Drugs, 2013, 22（6）: 723-738.

［25］HARPER J W. Cyclin dependent kinase inhibitors［J］. Cancer Surv , 1997, 29: 91-107.

［26］BENCIVENGA D, TRAMONTANO A, BORGIA A, et al. P27 Kip1 serine 10 phosphorylation determines its metabolism and interaction with cyclin-dependent kinases［J］.Cell Cycle, 2014, 13（23）: 3768-3782.

［27］YOON M K, MITREA D M, OU L, et al. Cell cycle regulation by the intrinsically disordered proteins p21 and p27［J］.Biochem Soc Trans, 2012, 40（5）: 981-988.

［28］HUNG F M, CHEN Y L, HUANG A C, et al. Triptolide induces S phase arrest via the inhibition of cyclin E and CDC25A and triggers apoptosis via caspase-and mitochondrial-dependent signaling pathways in A375.S2 human melanoma cells［J］. Oncol Rep, 2013, 29（3）: 1053-1060.

［29］ZHONG S, JI D F, LI Y G, et al. Activation of p27kip1-cyclin D1/E-CDK2 pathway by polysaccharide from Phellinus linteus leads to S-phase arrest in HT-29 cells［J］. Chem Biol Interact, 2013, 206（2）: 222-229.

［30］LI Y G, JI D F, ZHONG S, et al. Polysaccharide from Phellinus linteus induces S-phase arrest in HepG2 cells by decreasing calreticulin expression and activating the P27kip1-cyclin A/D1/E-CDK2 pathway［J］. J Ethnopharmacol, 2013, 150（1）: 187-195.

［31］YADAV V, SULTANA S, YADAV J, et al. Gatifloxacin induces S and G2-phase cell cycle arrest in pancreatic cancer cells via p21/p27/p53［J］. PLoS One, 2012, 7（10）: e47796.

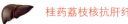

荔枝核总黄酮对大鼠肝纤维化 Smad3、Smad4 及 TIMP-1 信号表达的影响

黄红，康毅，黄旭平，王晨晓，罗伟生

【摘要】目的：观察荔枝核总黄酮（total flavone from *Litchi chinensis* Sonn., TFL）对二甲基亚硝胺（dimethylnitrosamine, DMN）诱导的肝纤维化大鼠肝脏 Smads 信号通路中关键信号传导分子 Smad3、Smad4 及基质金属蛋白酶抑制剂 -1（tissue inhibitor of metallo proteinase-1, TIMP-1）表达水平的变化，探讨 TFL 抗肝纤维化的作用机制。方法：90 只 SD 大鼠随机平均分成空白对照组、模型组、秋水仙碱组、TFL 高剂量组（200 mg/kg）、TFL 中剂量组（100 mg/kg）、TFL 低剂量组（50 mg/kg）。用 DMN 腹腔注射诱导大鼠肝纤维化模型，造模同时灌胃给药。1 次 / 天，共给药 6 周，于实验第 6 周后处死大鼠，取血清测定谷丙转氨酶（alanine aminotransferase, ALT）、谷草转氨酶（aspartate transaminase, AST）的含量。取肝脏同一部位行 Masson 染色观察大鼠病理改变及肝纤维化程度，免疫组织化学法检测 Smad3、Smad4、TIMP-1 表达量，实时荧光定量 PCR（real-time quantitative PCR, RT-qPCR）检测 Smad3、Smad4、TIMP-1 mRNA 表达量。结果：与模型组比较，TFL 能降低血清 ALT、AST 含量，Masson 染色病理显示 TFL 能显著减轻大鼠肝纤维化程度；与空白对照组相比，模型组大鼠的肝纤维化程度明显增加，肝组织 Smad3、Smad4 及 TIMP-1 的表达明显增强（$P < 0.05$）；与模型组相比，TFL 各剂量组和秋水仙碱组肝组织 Smad3、Smad4、TIMP-1 的表达不同程度地降低（$P < 0.05$）。结论：TFL 可减轻实验性大鼠肝损伤及改善肝纤维化程度，其机制可能与降低 Smad3、Smad4 及 TIMP-1 的表达有密切关系，改善肝功能、抑制肝细胞变性坏死，从而抑制胶原蛋白的合成和沉积，减少细胞外基质。

【关键词】肝纤维化；TFL；Smad3；Smad4；TIMP-1

肝纤维化是由多种病因导致的慢性肝病、肝损伤，主要是细胞外基质（extra cellular matrix，ECM）的合成和降解平衡遭到破坏，导致 ECM 过度沉积的病理过程，

［基金项目］国家自然科学基金项目（81360530）。

对肝纤维化进行早诊断、早治疗，就能有效挽救更多慢性肝病患者的性命。因此，研究肝纤维化的病理机制对肝纤维化的早诊断、早治疗，甚至逆转肝纤维化具有重要的意义[1]。

荔枝核味甘、微苦，归肝经、肾经，具有行气散结、散寒止痛的功效。TFL 为荔枝核中具有药理活性的主要成分之一，不少研究[2-7]已证实，TFL 具有抗病毒及抗肝纤维化的作用。本课题通过动物大鼠实验，从血清水平、病理形态学等角度验证 TFL 抗肝纤维化的效应，并运用免疫组织化学及 RT-qPCR 检测 Smad3、Smad4、TIMP-1 的表达，探讨 TFL 抗肝纤维化的分子机制。现将实验结果报告如下。

1　材料和方法

1.1　材料

SPF 级雄性 SD 大鼠 90 只，体质量（150±20）g，5 周龄，由广西医科大学动物中心提供，合格证为 SCXK 桂 2009-0002。按常规饲养条件（23 ℃ ±2 ℃，湿度 55%±10%，光照随昼夜变化）饲养，普通大鼠饲料喂养，自由饮水。实验大鼠于实验室适应性饲养 1 周后开始正式实验。TFL（购自南京泽朗医药科技有限公司，纯度为 82.1%；广西中医药大学药理实验室复测纯度一致），秋水仙碱片（购自西双版纳版纳药业有限责任公司），二甲基亚硝胺（dimethylnitrosamine，DMN；购自德国 Sigma Aldrich 公司），Smad3、Smad4、TIMP-1 抗体（购自 Protein Group 公司），免疫组织化学二抗试剂 DAB 显色试剂盒（购自福建迈新生物技术开发有限公司），全自动生化分析仪（购自日本 HITACH 公司，7600-020），倒置照相显微镜（购自日本 Olympus 公司，CK2）。根据 GenBank 收录的 Smad3、Smad4、TIMP-1 核苷酸序列设计引物，由上海生工生物工程技术服务有限公司合成，用 RT-qPCR 仪（购自美国 Biorad 公司）进行检测。

1.2　方法

1.2.1　动物分组及处理

将 90 只大鼠随机分为空白对照组、模型组、TFL 高剂量组、TFL 中剂量组、TFL 低剂量组、秋水仙碱组，每组 15 只。模型组、TFL 高剂量组、TFL 中剂量组、TFL 低剂量组、秋水仙碱组按照腹腔注射 0.5% DMN（2 mL/kg），每周连续 3 天，共 4 周。制作肝纤维化模型[8]。造模同时，模型组用 5 mL/kg 生理盐水灌胃，TFL 高剂量组、TFL 中剂量组、TFL 低剂量组分别按生药计算为 200 mg/kg、100 mg/kg、50 mg/kg 灌胃，秋水仙碱组用生理盐水配制 0.1 mg/kg 的秋水仙碱混悬液灌胃，1 次 / 天，共 6 周。正常对照组以等体积的生理盐水灌胃[7]。6 周后，腹主动脉采血，离心分离血清，−20 ℃冰箱保存，剖开大鼠腹腔暴露肝脏，观察肝脏外形改变，取新鲜肝脏右叶中部组织。一部分以 40 g/L 多聚甲醛溶液固定，3 天内石蜡包埋，准备病理组织切片和免疫组织化学检测，另一部分切取肝组织，滤纸吸干，称质量后置于液氮中速冻，−80 ℃冰箱冻存，作为组织待测标本。

1.2.2 肝功能检测

血液常规离心分离出血清后，用全自动生化分析仪测定血清 ALT、AST 水平。

1.2.3 Masson 胶原染色

取肝组织右叶中部进行 Masson 胶原染色：10% 三氯乙酸和 10% 重铬酸钾混合液染色 15 min，用蒸馏水清洗 6 次，5% 天青石蓝染色 6 min，用蒸馏水洗 6 次，1% 冰醋酸中冲洗 1 遍，滴上酸性品红与丽春红混合液（比例为 2：1），滴 1% 亮绿染色液等待 1 min，在冰醋酸中冲洗 3 遍，脱水透明，封片[9]。肝纤维化分期和半定量评分参照 2007 年中华肝脏病学会发布的《肝纤维化诊断及疗效评估共识》[10]，最低 0 分，最高 29 分，得分越高，表示纤维化程度越重。

1.2.4 采用免疫组织化学法检测肝组织 Smad3、Smad4、TIMP-1 蛋白的表达

肝组织经 10% 甲醛溶液固定，石蜡包埋、切片，脱蜡脱水，2% EDTA 高温修复 20 min，冷却后用 PBS 冲洗，3% H_2O_2 阻断 10 min，用 PBS 冲洗，0.1 mol/L 枸橼酸盐缓冲液微波处理，滴加 Smad3、Smad4、TIMP-1 多克隆抗体（1：200），4 ℃过夜，用 PBS 冲洗，5 min×3 次，滴加二抗，15 min 后用 PBS 冲洗，5 min×3 次，DAB 显色，苏木精复染，常规脱水透明，中性树胶封固，光镜下观察，阳性片细胞质中出现棕黄色，阴性片无着色，免疫组织化学结果半定量判断参照略修改，用已知阳性切片作为阳性对照，用 PBS 代替一抗作为阴性对照。采用半定量计分方法，参照免疫组织化学染色标准[9]。按显色程度分弱、中、强 3 种，分别计 1、2、3 分。每个指标的每个标本，选择阳性细胞较多的区域进行采集，取 10 个较好的高倍视野，按显色范围分为 4 度："+"为显色范围占高倍视野小于 1/4，"++"为显色占高倍视野的 1/4 ～ 2/4，"+++"为显色占高倍视野的 2/4 ～ 3/4，"++++"为显色占高倍视野大于 3/4。将每个高倍视野显色程度和范围换算成显色指数，"+"为 1 分，"++"为 2 分，"+++"为 3 分，"++++"为 4 分，取平均数作为每一种蛋白表达的最终显色指数。

$$显色指数 = 显色程度 \times 显色范围$$

1.2.5 RT-qPCR 检测 Smad3、Smad4、TIMP-1 mRNA 表达

按说明书进行逆转录聚合酶链式反应，各组总 RNA 样品均取 2 μg 逆转录为 cDNA，总反应体积为 20 μL。将反转录所得 cDNA 原液稀释 10 倍后用 RT-qPCR 仪检测，反应条件设置为 95 ℃预变性 10 s，扩增均设定为 45 个循环，其中每个循环 95 ℃变性 15 s，58 ℃ 30 s，72 ℃ 30 s。反应结束后，由电脑自动分析各样本的 Ct 值，即可得到一定荧光阈值的循环数。引物序列大小见表 1。考虑到每个样本总 RNA 浓度的差

异，本实验用内参 18S 进行校正，最终计算结果按下列公式换算：

$$目的基因的相对表达量 = 目的基因的相对表达量 = 2^{-\triangle\triangle Ct}$$

$$\triangle Ct = 目的基因\ Ct - 内参\ Ct$$

$$\triangle\triangle Ct = 待测样品中目的基因\triangle Ct - 参照样品中目的基因\triangle Ct)$$

表 1　引物序列大小

名称	引物序列	扩增长度 /bp
Smad3	上游：5'-CGTCCATCCTGCCCTTCAC-3' 下游：5'-CCAAGCTCTTGACCGCCTTC-3'	123
Smad4	上游：5'-CCTGGACTGGAAGTAGGACTG-3' 下游：5'-GGAAATGGGAGGCTGGAATGC-3'	146
TIMP-1	上游：5'-CCACAGATATCCGGTTGGCCTACA-3' 下游：5'-GCACCCCACAGCCAGCACTAT-3'	218
18S	上游：5'-GAATTCCCAGTAAGTGCGGGTCATA-3' 下游：5'-CGAGGGCCTCACTAAACCATC-3	105

　　统计学处理采用 SPSS 17.0 软件进行统计分析。计量资料以 mean ± SD 表示，两个样本均数间的比较采用 t 检验，多个样本间的比较采用单因素方差分析。组间比较应用最小显著差数法（LSD）检验，以 $P < 0.05$ 为差异具有统计学意义。

2　结果

2.1　基本实验情况

　　空白对照组大鼠体格健壮，喜动好斗，毛发光滑亮泽，饮食、二便正常，体重增长正常，无死亡。实验期间死亡 3 只大鼠，其中模型组 2 只、秋水仙碱组 1 只。秋水仙碱组大鼠死亡原因为灌胃时大鼠挣扎，导致灌胃针穿破食管和胸主动脉致大出血而死，模型组 2 只死亡大鼠，经尸检及肝脏 Masson 染色检查，系死于急性肝衰竭，故死亡大鼠不计入数据统计范围。

2.2　造模结果

　　6 周末时，模型组大鼠消瘦，反应迟钝，食欲差，少动，毛发稀疏，无光泽，解剖后观察肝脏色泽晦暗，表面不光滑，质地较硬，肝组织病理切片有较多纤维生成。根据 2007 年中华肝脏病学会发布的《肝纤维化诊断及疗效评估共识》[6]，证实实验大鼠肝纤维化已形成，造模成功。

2.3 各组血清 ALT、AST 水平

空白对照组的大鼠血清 ALT 为（38.96 ± 3.72）U/L，模型组大鼠（200.97 ± 10.53）U/L，较空白对照组增高（$P < 0.05$）。TFL 高剂量组、TFL 中剂量组、TFL 低剂量组和秋水仙碱组血清 ALT 分别为（61.48 ± 8.08）U/L、（84.90 ± 12.83）U/L、（94.30 ± 14.33）U/L、（98.65 ± 6.63）U/L，各治疗组均明显低于模型组（$P < 0.05$），且 TFL 高剂量组、TFL 中剂量组血清 ALT 较秋水仙碱组低（$P < 0.05$），TFL 低剂量组血清 ALT 较秋水仙碱组稍低但差异无统计学意义。空白对照组大鼠血清 AST 为（73.34 ± 7.82）U/L，模型组大鼠为（382.65 ± 19.39）U/L，模型组较空白对照组增高（$P < 0.05$）。TFL 高剂量组、TFL 中剂量组、TFL 低剂量组和秋水仙碱组血清 AST 分别为（111.29 ± 11.55）U/L、（147.83 ± 12.91）U/L、（154.56 ± 10.36）U/L、（154.56 ± 12.68）U/L，各治疗组均明显低于模型组（$P < 0.05$），且 TFL 高剂量组、TFL 中剂量组血清 AST 较秋水仙碱组低（$P < 0.05$），TFL 低剂量组血清 AST 与秋水仙碱组相比无统计学差异（见表 2）。

表 2 大鼠血清 ALT、AST 表达量（mean ± SD）

分组	n	ALT/（U·L^{-1}）	AST/（U·L^{-1}）
空白对照组	15	38.96±3.72[a]	73.34±7.82[a]
模型组	13	200.97±10.53	382.65±19.39
秋水仙碱组	14	98.65±6.63[a]	154.56±12.68[a]
TFL 高剂量组	15	61.48±8.08[ac]	111.29±11.55[ac]
TFL 中剂量组	15	84.90±12.83[ac]	147.83±12.91[ac]
TFL 低剂量组	15	94.30±14.33[a]	154.56±10.36[a]
F 值	—	418.623	975.213
P 值	—	0.000	0.000

注：与模型组相比，[a]$P < 0.05$；与秋水仙碱组相比，[c]$P < 0.05$。

2.4 肝脏组织病理学变化

Masson 染色显示，空白对照组无纤维组织增生，仅在肝板间和中央静脉等管壁周围有少许纤细的网状纤维包绕，模型组见汇管区大量胶原纤维增生，在中央静脉之间、汇管区之间、汇管区与中央静脉之间形成纤维间隔，破坏肝小叶结构，分割、包绕肝小叶，秋水仙碱组可见胶原纤维轻度增生，汇管区纤维间隔轻度扩大，局限于窦周和小叶内纤维化，肝小叶间未见纤维组织增生，无假小叶形成（见表 3、图 1）。

表 3　肝纤维化分期和半定量评分

分组	肝纤维化分期						肝纤维化半定量评分 / 分
	n	0	I	II	III	IV	
空白对照组	15	15	0	0	0	0	0.00 ± 0.00^{b}
模型组	13	0	0	4	7	3	15.92 ± 1.44
秋水仙碱组	14	0	4	5	4	1	11.71 ± 1.72^{b}
TFL 高剂量组	15	0	12	3	0	0	4.80 ± 1.78^{bc}
TFL 中剂量组	15	0	5	9	1	0	7.20 ± 2.37^{bc}
TFL 低剂量组	15	0	4	8	3	0	10.53 ± 2.56^{b}
F 值	—						566.131
P 值	—						0.000

注：与模型组相比，$^{b}P < 0.01$；与秋水仙碱组相比，$^{c}P < 0.05$。

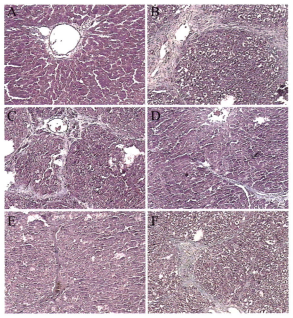

A. 空白对照组；B. 模型组；C. 秋水仙碱组；D.TFL 高剂量组；E.TFL 中剂量组；F.TFL 低剂量组

图 1　肝组织 Masson 染色（×100）

2.5　免疫组织化学法检测 Smad3、Smad4、TIMP-1 蛋白的表达

在正常肝组织中，Smad3、Smad4、TIMP-1 均呈弱阳性，散在分布于肝窦、肝细胞、汇管区血管壁及间质细胞，颜色较淡，在 DMN 诱导的模型组大鼠肝组织中，Smad3、Smad4、TIMP-1 呈强阳性表达，广泛且特点相似（见图 2、图 3），在纤维间隔、肝窦、汇管区和中央静脉等处均可见表达，显著高于空白对照组（$P < 0.01$）；与模型组相比，

TFL 高剂量组 Smad3、Smad4、TIMP-1 蛋白表达显著下降（$P < 0.01$）；仅在肝窦周围少部分着色，呈小片状，汇管区及肝细胞见少许淡黄色着色细胞，TFL 中剂量组及 TFL 低剂量组 Smad3、Smad4、TIMP-1 在肝小叶呈片状着色，肝窦周围颜色较深，个别单个肝细胞内可见强着色的细胞核，与模型组相比，TFL 高剂量组、TFL 中剂量组及 TFL 低剂量组 Smad3、Smad4、TIMP-1 表达下降（$P < 0.01$），与秋水仙碱组比，TFL 高剂量组、TFL 中剂量组 Smad3、Smad4、TIMP-1 表达较低（$P < 0.05$），TFL 低剂量组 Smad3、Smad4、TIMP-1 表达较秋水仙碱组稍低，差异无统计学意义（见表 4）。

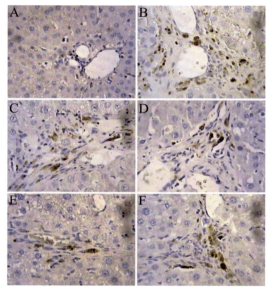

A. 空白对照组；B. 模型组；C. 秋水仙碱组；D.TFL 高剂量组；E.TFL 中剂量组；F.TFL 低剂量组

图 2　大鼠肝组织 Smad3 免疫组织化学染色（×400）

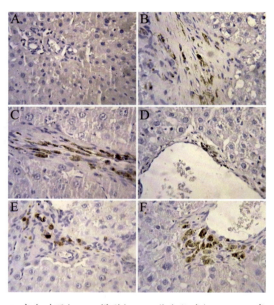

A. 空白对照组；B. 模型组；C. 秋水仙碱组；D.TFL 高剂量组；E.TFL 中剂量组；F.TFL 低剂量组

图 3　大鼠肝组织 Smad4 免疫组织化学染色（×400）

表 4　各组大鼠肝组织 Smad3、Smad4、TIMP-1 显色指数

分组	n	Smad3 显色指数	Smad4 显色指数	TIMP-1 显色指数
空白对照组	15	0.73 ± 0.32^b	0.76 ± 0.19^b	0.52 ± 0.25^b
模型组	13	7.95 ± 1.45	7.69 ± 2.76	7.85 ± 1.88
秋水仙碱组	14	4.99 ± 0.77^b	5.76 ± 1.42^b	4.85 ± 1.38^b
TFL 高剂量组	15	2.93 ± 0.98^{bc}	2.80 ± 1.06^{bc}	2.41 ± 0.80^{bc}
TFL 中剂量组	15	3.80 ± 0.83^{bc}	3.76 ± 1.44^{bc}	3.56 ± 1.16^{bc}
TFL 低剂量组	15	4.39 ± 1.29^b	4.71 ± 1.73^b	4.19 ± 1.30^b
F 值	—	79.113	32.044	57.173
P 值	—	0.000	0.000	0.000

注：与模型组相比，$^bP < 0.01$；与秋水仙碱组相比，$^cP < 0.05$。

2.6　RT-qPCR 检测 Smad3、Smad4、TIMP-1 mRNA 表达

RT-qPCR 检测结果显示，模型组中 Smad3、Smad4、TIMP-1 mRNA 表达较空白对照组显著升高（$P < 0.01$），差异具有统计学意义。与模型组相比，TFL 高剂量组、TFL 中剂量组、TFL 低剂量组及秋水仙碱组的 Smad3、Smad4、TIMP-1 mRNA 表达降低（$P < 0.01$），差异具有统计学意义；TFL 高剂量组、TFL 中剂量组与秋水仙碱组对比（$P < 0.05$），而 TFL 低剂量组 Smad3、Smad4、TIMP-1 mRNA 表达较秋水仙碱组稍低，差异无统计学意义（见表 5）。

表 5　各组大鼠肝组织 Smad3、Smad4、TIMP-1 mRNA 相对表达量

分组	n	Smad3/18S	Smad4/18S	TIMP-1/18S
空白对照组	15	1.71 ± 0.46^{b}	1.53 ± 0.41^{b}	1.36 ± 0.29^{b}
模型组	13	8.44 ± 1.14^{a}	8.04 ± 1.41^{a}	7.64 ± 1.27^{a}
秋水仙碱组	14	5.88 ± 1.19^{b}	6.57 ± 1.23^{b}	5.32 ± 1.23^{b}
TFL 高剂量组	15	2.44 ± 0.95^{bc}	2.02 ± 0.63^{bc}	2.05 ± 0.58^{bc}
TFL 中剂量组	15	3.95 ± 1.19^{bc}	4.52 ± 1.27^{bc}	4.34 ± 1.46^{bc}
TFL 低剂量组	15	4.32 ± 1.2^{b}	4.71 ± 1.42^{b}	4.46 ± 1.11^{b}
F 值	—	76.299	71.019	63.680
P 值	—	0.000	0.000	0.000

注：与空白对照组相比，$^{a}P < 0.01$；与模型组相比，$^{b}P < 0.01$；与秋水仙碱组相比，$^{c}P < 0.05$。

3　讨论

大量研究表明，荔枝核及其活性成分具有抗肝纤维化[5-6,9,11]、抗氧化[12]、抗肿瘤[13]、降糖[14]等多种作用，本文通过研究 Smad3、Smad4、TIMP-1 的表达来了解 TFL 对实验性大鼠肝纤维化的作用机制。肝纤维化的形成是一个复杂的过程，受多种细胞因子的调控，主要指肝细胞的凋亡、肝脏内弥漫性细胞外基质的过度沉积。而细胞外基质的沉积破坏了肝脏内正常组织结构，是导致肝硬化的必经病理过程；而肝星状细胞的活化是肝纤维化过程的中心环节，导致肝窦旁细胞发生一系列病理改变，包括正常肝细胞外基质的降解、瘢痕分子的积聚、血管和器官的收缩以及细胞因子的释放。因此，如何逆转和防治肝纤维化是现阶段国内外研究的热点[15]。周学东等[16]的研究表明，TFL 对肝纤维化模型大鼠肝细胞的损伤有改善作用。黄大健等[17]研究表明，TFL 改善肝纤维化的作用可能与抑制转化生长因子 -β₁（transforming growth factor-β，TGF-β₁）、骨桥蛋白高表达，从而减少 ECM 的分泌有关。TFL 通过抑制 TGF-β₁、Smad3 高表达，上调 Smad7 表达[5-6]。吴晓玲等[18]通过实验证实 Smads 分子在实验性大鼠肝纤维化中存在表达水平的失衡，这表明 TGF-Smad 信号通路可能与肝纤维化的形成有密切关系。

Smads 是 TGF-β 受体复合物下游非常重要的信号转导分子，具有独特的结构特点。根据各个因子在 TGF-β 信号转导中所起的不同作用分为 3 个亚族：受体激活型 Smad（R-Smads）、通用型 Smad（Co-Smads）和抑制型 Smad（I-Smads）。在肝纤维化过程中，TGF-β$_1$ 通过与细胞膜上特殊的丝氨酸 / 苏氨酸受体结合，促使下游的 Smad2/Smad3（R-Smads）磷酸化，后者与 Smad4（Co-Smads）形成复合体，然后发生核转位，从而调控靶基因的转录。因此，对 Smads 信号分子的调控是一种有效的抗肝纤维化治疗的策略[19-23]。通过细胞内 Smad 信号通路蛋白发挥促纤维化作用。Smad 蛋白是 TGF-Smad 信号通路中的重要组成部分，是胞内的信号分子，是目前所知的最重要的 TGF 受体 TR 胞内激酶的底物。Smads 是目前已知的最重要的 TGF-β 的下游信号传导分子，其家族成员的功能与其所处疾病的病理阶段和环境密切相关[19]。Smad3 蛋白是 TGF-β$_1$ 信号通路在炎症和纤维化中起中心作用的一个重要介质，而肝纤维化的形成与 Smads 有着密切关联，要产生最大效应胶原的活化肝星状细胞（hepatic stellate cell，HSC），必定需要 Smad3 的参与[24]。而在肝损伤的不同阶段，Smads 有不同的作用。在 Smad 蛋白家族中，Smad2 主要介导 TGF-β$_1$ 的生理功能，Smad3 在介导 TGF-β$_1$ 诱发肝纤维化中起着关键作用[25]。Smad4 是通用型信号传导分子，Smad3 必须与其结合后，才能转入核内诱导靶信号传导介质，将信号由胞质传递到胞核内调控目的基因的表达，具有活化 HSC、促进胶原合成等效应，是肝纤维化发生发展的必然过程。活化后的 HSC 在 Smad3 的参与下才能发挥最大效应的胶原合成作用，Smad3 蛋白主要表达于肝组织 HSC 中，随着肝纤维化程度的增加，其表达强度也呈递增趋势，这表明 TGF-β$_1$/Smad 信号通路的激活在大鼠肝纤维化中可能起重要作用，与肝纤维化的发生发展密切相关。Smad3 蛋白的活化可能促进 HSC 分泌 ECM，说明 Smad3 蛋白的活化可能与 HSC 的活化密切相关。TGF-β$_1$-Smad3 在大鼠肝纤维化组织内的表达不断升高，同时与肝纤维化程度呈正相关，TGF-β$_1$-Smad3-ILK 信号转导通路可能在肝纤维化中发挥着重要的作用[26]。

有学者认为，Smad3 介导 TGF-β 促肝纤维化效应，转基因大鼠肝脏内源性因子 Smad4 的表达降低，大鼠肝脏Ⅰ型胶原降低，显示抑制 Smad3、Smad4 的表达具有潜在的抗纤维化价值。本研究显示，肝纤维化大鼠肝组织 Smad3、Smad4 mRNA 的表达与对照组相比，均存在明显的增加，证实了实验性大鼠肝纤维化的形成过程中，Smad3、Smad4 表达水平明显升高。同时，有学者认为，敲除 Smad4 基因可延缓肝纤维化和肝癌的进展[27]。TIMP 是 ECM 合成和降解调节中的重要因素[28]。TIMP-1 主要通过抑制 MMPs 活性，从而减少 ECM 降解；抑制 HSC 凋亡，活化的 HSC 是导致肝纤维化的主要效应细胞，其合成的 TIMP-1 又可阻碍 HSC 凋亡，导致 ECM 增多；TIMP-1 可促进 HSC 增殖[29]。肝星状细胞的活化是肝纤维化的起始，TIMP-1 不是肝纤维化中起主要作用的因素，却能在肝纤维化的发展过程中起促进作用，肝脏受损后，经过一系列的细胞因子的作用来激活肝星状细胞，TIMP-1 表达可与酶原活化阶段的 MMPs 形成较稳定的复合体，使 MMPs 酶原激活受阻，从而抑制其活性[30]。

本试验结果表明，肝纤维化模型组中血清 AST、ALT 水平及肝纤维化半定量评分显著高于空白对照组（$P<0.05$）；TFL 高剂量组、TFL 中剂量组、TFL 低剂量组和秋水仙碱组血清 AST、ALT 水平、肝纤维化半定量评分均有所降低（$P<0.05$），其中 TFL 高剂量组、TFL 中剂量组均优于秋水仙碱组（$P<0.05$），表明 TFL 有较好的护肝和抗肝纤维化作用。与空白对照组相比，模型组大鼠肝组织纤维化程度显著增加，Smad3、Smad4、TIMP-1 的表达显著增加。TFL 干预组与秋水仙碱组肝组织内 Smad3、Smad4、TIMP-1 表达的高低与肝纤维化程度呈正相关，显示随着肝纤维化程度加重，Smad3、Smad4、TIMP-1 表达显著增加，TFL 低剂量组与秋水仙碱组无显著性差异。

总之，TFL 能降低肝纤维化大鼠血清 ALT、AST 水平，具有保护肝功能、改善肝细胞损伤的作用；TFL 能够降低大鼠肝纤维化程度，具有良好的抗肝纤维化作用；TFL 抗肝纤维化的作用机制可能是抑制 Smad3、Smad4、TIMP-1 的高表达和抑制肝星状细胞的活化，进而抑制肝纤维化的发生和发展。但肝纤维化涉及的细胞分子生物学机制极其复杂，单独研究 TFL 对某类细胞或某几个信号分子的干预存在局限性，今后应从细胞信号通路交联角度继续完善 TFL 抗肝纤维化的具体机制研究，为开发抗肝纤维化新药提供更多科学依据。传统药物可有效预防肝纤维化和其他原因引起的慢性肝损伤，这为今后防治肝纤维化和肝硬化提供了更多的可能。虽然这些药物都具有价格低廉的优势，安全性高且容易获得，但是它们中的大多数存在动物实验和临床观察的局限性，并在分子水平上缺乏系统的研究。

参考文献

［1］GIANNONE F A，BALDASSARRE M，DOMENICALI M，et al .Reversal of liver fibrosis by the antagonism of endocannabinoid CB1 receptor in a rat model of CCl（4）-induced advanced cirrhosis［J］.Lab Invest，2012，92（3）：384-395.

［2］徐庆，宋芸娟，李丽亚，等.荔枝核总黄酮的抗鸭乙型肝炎病毒作用［J］.世界华人消化杂志，2005，13：2082-2085.

［3］杨艳，彭璇，朱蕤，等.荔枝核黄酮类化合物的体外抗腺病毒作用［J］.武汉大学学报（医学版），2014，35（1）：41-45.

［4］罗伟生，龚受基，梁荣感，等.荔枝核黄酮类化合物体外抗流感病毒作用的研究［J］.中国中药杂志，2006，31：1379-1380.

［5］刘伍，赵永忠，肖绪华，等.荔枝核总黄酮对肝纤维化大鼠 TGF-β_1 及 Smad3、7 表达的影响［J］.重庆医学，2012，41：1299-1301.

［6］喻勤，傅向阳，罗伟生，等．荔枝核总黄酮对大鼠肝纤维化 TGF-β /Smad 信号通路的影响 ［J］．中国实验方剂学杂志，2013，19（18）：223-227.

［7］覃浩，孙旭锐，欧仕玉，等．荔枝核总黄酮预防大鼠肝纤维化的初步研究［J］．第三军医 大学学报，2011，33（22）：2353-2356.

［8］XU L，ZHENG N，HE Q，et al. Puerarin，isolated from Pueraria lobata（Willd.）， protects against hepatotoxicity via specific inhibition of the TGF-β₁/Smad signaling pathway，thereby leading to anti-fibrotic effect［J］.Phytomedicine，2013，20（13）： 1172-1179.

［9］罗伟生，欧士钰，靳雅玲，等．荔枝核总黄酮抗二甲基亚硝胺诱导的大鼠肝纤维化的实验研 究［J］．时珍国医国药，2012，23：2485-2487.

［10］中华肝脏病学会肝纤维化学组．肝纤维化诊断及疗效评估共识［J］．药品评价,2007,4(4)： 265-266.

［11］罗伟生，欧士钰，靳雅玲，等．荔枝核总黄酮抗肝纤维化作用的实验研究［J］．重庆医学， 2013，42（4）：373-375，378.

［12］江敏，胡小军，梁娥，等．荔枝核水提物抗氧化和抑菌作用的研究［J］．中国食品添加剂， 2012（3）：143-147.

［13］陈泳晖，肖柳英，潘竞锵，等．荔枝核及其含药血清的抗肿瘤作用研究［J］．中药材， 2010，33（12）：1925-1929.

［14］李常青，廖向彬，李小翠，等．荔枝核有效部位群改善实验性2型糖尿病胰岛素抵抗的作 用及机制［J］．中药材，2015，38（7）：1466-1471.

［15］邵祥强，肖华胜．肝纤维化发病机制与临床诊断的研究进展［J］．世界华人消化杂志， 2011，19（3）：268-274.

［16］周学东，刘庆涛．荔枝核总黄酮对肝纤维化模型大鼠肝细胞损伤的改善作用［J］．中国药 房，2015（22）：3099-3102.

［17］黄大健，赵永忠，卢青，等．转化生长因子 -β₁ 和骨桥蛋白在肝纤维化大鼠肝组织的表达 及荔枝核总黄酮的干预［J］．实用医学杂志，2013，29（22）：3646-3649.

［18］吴晓玲，曾维政，蒋明德，等．肝纤维化大鼠肝组织 Smads 基因表达状况及意义［J］．世 界华人消化杂志，2008，16（10）：1037-1041.

［19］Cohen M M. TGF beta/Smad signaling system and its pathologic correlates［J］. Am J Med Genet A,2003，116A（1）:1-10.

［20］YAN C，WANG L，LI B，et al. The expression dynamics of transforming growth factor-β /Smad signaling in the liver fibrosis experimentally caused by Clonorchis sinensis［J］.Parasit Vectors，2015，8：70.

［21］DOOLEY S，DIJKE P T. TGF-β in progression of liver disease［J］.Cell Tissue Res，

2012，347（1）：245-256.

［22］ZHANG B B, CAI W M, TAO J, et al. Expression of Smad proteins in the process of liver fibrosis in mice infected with Schistosoma japonicum［J］.Zhongguo Ji sheng chong xue Yu Ji sheng chong bing Zazhi，2013，31（2）：89-94.

［23］PROSSER C C, YEN R D, WU J. Molecular therapy for hepatic injury and fi brosis: Where are we ?［J］World J Gastroenterol ，2006, 12（4）: 509-515.

［24］JEONG D H, HWANG M, PARK J K, et al. Smad3 deficiency ameliorates hepatic fibrogenesis through the expression of senescence marker protein-30, an antioxidant-related protein［J］.Int J Mol Sci, 2013, 14（12）: 23700-23710.

［25］UEMURA M, SWENSON E S, GAÇA M D A, et al. Smad2 and Smad3 play different roles in rat hepatic stellate cell function and alpha-smooth muscle actin organization［J］. Mol Biol Cell ，2005, 16（9）: 4214-4224.

［26］吴雄健，毛忠懿 .TGFβ₁-Smad3-ILK 信号转导通路与大鼠肝纤维化的相关性研究［J］. 中国当代医药，2013，20（36）：14-18，21.

［27］XU X B, HE Z P, LENG X S, et al. Effects of Smad4 on liver fibrosis and hepatocarcinogenesis in mice treated with CCl₄/ethanol［J］.Zhonghua Ganzangbing Zazhi，2010，18（2）：119-123.

［28］ZHU Y W, MIAO Z N, GONG L, et al. Transplantation of mesenchymal stem cells expressing TIMP-1-shRNA improves hepatic fibrosis in CCl₄-treated rats［J］.Int J Clin Exp Pathol, 2015, 8（8）: 8912-8920.

［29］唐美英，刘坤，王正根 .TIMP-1 和肝星状细胞对肝纤维化的影响［J］.微生物学免疫学进展，2015，43（1）：69-72.

［30］刘东璞，卢凤美，王明富，等 .红景天对大鼠肝纤维化肝脏组织中 TIMP-1、Smad4 表达的影响［J］.中国老年学杂志，2012，32（12）：2556-2558.

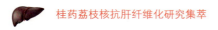

荔枝核总黄酮对肝纤维化大鼠模型
PPARγ／c-Ski 表达的影响

康毅，罗伟生，黄红，黄旭平，张扬武，黄瑞，谭全肖

【摘要】目的：本研究主要观察荔枝核总黄酮（TFL）对二甲基亚硝胺（DMN）诱导的肝纤维化大鼠的防治效果，并从 PPARγ、c-Ski 等信号分子角度探讨 TFL 抗肝纤维化的作用机制。方法：将 90 只雄性 SD 大鼠随机分为空白对照组、模型组、TFL（高、中、低）剂量组和秋水仙碱阳性对照组，每组 15 只。空白对照组不造模，其余各组按 2 mL/kg 腹腔注射 0.5% 的 DMN 溶液制作肝纤维化模型（生理盐水稀释，每周前 3 天，共 4 周）；造模同时，TFL（高、中、低）剂量组分别以 TFL 200 mg/kg、100 mg/kg、50 mg/kg 灌胃给药，秋水仙碱组以秋水仙碱 0.1 mg/kg 灌胃给药，空白对照组和模型组给予等体积生理盐水灌胃，每天 1 次，共 6 周（上述灌胃药物均用适量生理盐水配制成混悬液）；6 周末处死大鼠，腹主动脉真空负压采血检测天冬氨酸转氨酶（AST）、丙氨酸转氨酶（ALT）、转化生长因子 $-\beta_1$（TGF$-\beta_1$）的血清水平；Masson 染色法观察大鼠肝纤维化程度，并进行肝纤维化半定量评分；运用免疫组化检测各组肝组织平滑肌肌动蛋白 α（α-SMA）、过氧化物酶体增殖物活化受体 γ（PPARγ）和 c-Ski 的蛋白相对表达水平。结果：与空白对照组相比，模型组大鼠血清 AST、ALT、TGF$-\beta_1$ 水平、肝纤维化半定量评分和肝组织 α-SMA 蛋白表达均显著增加（$P < 0.05$）；PPARγ 和 c-Ski 蛋白相对表达明显减少（$P < 0.05$）；与模型组相比，荔枝核总黄酮各组血清 AST、ALT、TGF$-\beta_1$ 水平、肝纤维半定量评分和肝组织 α-SMA 蛋白表达均明显减少（$P < 0.05$）；肝组织 PPARγ、c-Ski 的蛋白相对表达明显增加（$P < 0.05$），且具有一定量效关系。结论：TFL 能够有效地降低 DMN 诱导的肝纤维化大鼠的肝损伤，改善其肝纤维化的程度；其抗肝纤维化的作用机制可能是通过上调 PPARγ/c-Ski 表达，下调 α-SMA 和 TGF$-\beta_1$ 表达，抑制肝星状细胞活化来实现的。

【关键词】肝纤维化；TFL；α-SMA；TGF$-\beta_1$；PPARγ；c-Ski

肝纤维化是在各种肝损伤因素持续作用下，肝细胞外基质（ECM）异常增多和降解不足，引起肝脏组织结构及功能异常的病理变化。肝纤维化如果得不到控制而持

［基金项目］国家自然科学基金项目（81360530）。

续进展，最终会发展成肝硬化，并产生多种危及生命的并发症，如肝功能衰竭、肝性脑病、肝癌等[1-2]。研究认为，肝纤维化乃至早期肝硬化均是可逆的[3]。肝星状细胞（HSC）的活化和增殖是肝纤维化发生和发展的中心环节[1, 4]。PPARγ 可影响 HSC 的活化，延缓肝纤维化的形成，并与多条信号通路交联介导肝纤维化的转归[5]。TGF-β/Smads 信号通路在肝纤维化启动、进展乃至肝硬化形成中发挥核心作用，活性蛋白 c-Ski 是 TGF-β/Smads 信号通路中的阻遏子[6]。PPARγ 活化后对 c-Ski 始于转录水平的上调，提示 c-Ski 可能是 PPARγ 的又一靶基因[7]。

桂药荔枝核味甘、微苦，归肝经、肾经，具有行气散结、祛寒止痛的功效。TFL 为荔枝核中有药理活性的主要成分之一，本课题组前期研究已证实 TFL 具有抗肝纤维化作用[8-10]。本试验通过大鼠实验，从血清水平、病理形态学角度验证 TFL 抗肝纤维化效应，并采用酶联免疫吸附法（ELISA）检测血清 TGF-β₁ 水平，免疫组化技术检测 PPARγ、c-Ski 和 α-SMA 的表达情况，探讨 TFL 抗肝纤维化可能的细胞分子生物学机制。

1 材料与方法

1.1 实验动物

SPF 级雄性 SD 大鼠 90 只，体质量（150±20）g，5 周龄，由广西医科大学动物中心提供，合格证号为 SCXK 桂 2009-0002。

1.2 试剂和仪器

TFL（纯度为 82.1%，购自南京泽朗医药科技有限公司，批号为 ZL131022300YY）；秋水仙碱片（规格为 0.5 mg/片，购自西双版纳版纳药业有限责任公司，批号为 130323）；DMN（规格为 1 g/mL，购自美国 Sigma 公司，由桂林医学院科学实验中心提供）；兔抗鼠 PPARγ 多克隆抗体（批号为 GPV1432）、兔抗鼠 c-Ski 多克隆抗体（批号为 GSC1422，均购自美国 Abcam 公司）；兔抗鼠 α-SMA 多克隆抗体（购自武汉三鹰生物技术有限公司，批号为 14395）；TGF-β₁ ELISA 试剂盒（购自武汉博士德生物工程有限公司，批号为 2271145327），DAB 显色试剂盒、免疫组织化学二抗试剂（购自福建迈新生物技术开发有限公司）；全自动生化分析仪 7600-020（日本 HITACHI 公司）；倒置照相显微镜 CK2（日本 Olympus 公司）。

1.3 方法

1.3.1 造模

将 90 只大鼠随机分为空白对照组、模型组、秋水仙碱组、TFL 高剂量组、TFL

中剂量组、TFL 低剂量组，每组 15 只。空白对照组不予处理。参照 Ala-Kokko 等[11]的方法，腹腔注射 2 mL/kg 0.5% DMN，每周 3 天，连续 4 周，制作肝纤维化模型。造模当日即开始分组给药，空白对照组、模型组按 5 mL/kg 生理盐水灌胃，TFL 高剂量组、中剂量组、低剂量组分别按生药计算为 200 mg/kg、100 mg/kg、50 mg/kg 灌胃，秋水仙碱组按 0.1 mg/kg 灌胃，灌胃药物均用适量生理盐水配制成混悬液，每天 1 次，共给药 6 周。

1.3.2　肝功能及 TGF-β_1 检测

血液常规离心分离出血清后，采用全自动生化分析仪检测 ALT、AST 水平，采用酶联免疫吸附法（ELISA）检测血清 TGF-β_1 水平，严格按照试剂盒说明书操作。

1.3.3　Masson 染色

实验结束后处死大鼠，取肝右叶中部组织用 4% 多聚甲醛固定，常规石蜡包埋，进行 Masson 染色。肝纤维化分级评分参照 2002 年中华肝脏病学会肝纤维化分级法[12]。

1.3.4　免疫组织化学染色检测 α-SMA、PPARγ、c-Ski 蛋白表达

肝组织防脱切片经过常规脱蜡、脱水；2% EDTA 抗原热修复 20 min，用 PBS 冲洗；3% H_2O_2 阻断 10 min，用 PBS 冲洗；分别滴加 α-SMA、PPARγ、c-Ski 多克隆抗体（按说明书预先稀释），孵育 1 h 后用 PBS 冲洗；滴加二抗，孵育 20 min，然后用 PBS 冲洗；DAB 显色；苏木精复染，脱水透明，封片，在光学显微镜下观察。参照徐列明等[13]的免疫组化显色评分标准进行评分。

1.4　统计学分析

采用 SPSS 17.0 软件进行统计分析。计量资料以 $\bar{x} \pm s$ 表示，多个样本间的比较采用单因素方差分析，组间比较应用 LSD-t 检验，$P < 0.05$ 表示差异具有统计学意义。

2　结果

2.1　基本实验情况

实验过程中共死亡 3 只大鼠，其中秋水仙碱组死亡 1 只，模型组死亡 2 只。秋水仙碱组大鼠的死亡原因为灌胃时大鼠挣扎，导致灌胃针穿破食管和胸主动脉大出血而死亡；模型组的死亡大鼠，经解剖及肝脏 HE 染色检查，证实死于急性肝衰竭。故有 3 只死亡大鼠不计入统计分析。

2.2　各组血清 ALT、AST、TGF-β_1 水平

空白对照组大鼠血清 ALT、AST 水平分别为（38.96 ± 3.72）U/L 和（73.34 ± 7.82）U/L，模型组大鼠血清 ALT、AST 水平分别为（200.97 ± 10.53）U/L 和（382.65 ± 19.39）U/L，与

空白对照组相比显著增加（$P < 0.05$）。TFL 各剂量组和秋水仙碱组血清 ALT、AST 分别为 TFL 高剂量组（61.48 ± 8.08）U/L、（111.29 ± 11.55）U/L，TFL 中剂量组（84.90 ± 12.83）U/L、（147.83 ± 12.91）U/L，TFL 低剂量组（94.30 ± 14.33）U/L、（154.56 ± 10.36）U/L，秋水仙碱组（98.65 ± 6.63）U/L、（154.56 ± 12.68）U/L，各治疗组血清 ALT、AST 水平均明显低于模型组（$P < 0.05$），且 TFL 高剂量组和 TFL 中剂量组血清 ALT 水平较秋水仙碱组明显降低（$P < 0.05$）。TFL 低剂量组血清 ALT 水平稍低于秋水仙碱组，但无统计学意义，详见表 1。空白对照组大鼠血清 TGF-β_1 水平为（267.11 ± 18.78）pg/mL，模型组大鼠血清 TGF-β_1 水平为（410.02 ± 10.75）pg/mL，与空白对照组相比有明显增高（$P < 0.05$）。TFL 高剂量组、TFL 中剂量组、TFL 低剂量组和秋水仙碱组血清 TGF-β_1 水平分别为（298.28 ± 17.92）pg/mL、（329.17 ± 18.16）pg/mL、（354.44 ± 18.79）pg/mL 和（364.16 ± 14.88）pg/mL，各治疗组均明显低于模型组（$P < 0.05$），且 TFL 高剂量组、TFL 中剂量组血清 AST 水平较秋水仙碱组降低（$P < 0.05$）。TFL 低剂量组血清 AST 与秋水仙碱组差异无统计学意义，见表 1。

表 1　大鼠血清 ALT、AST、TGF-β_1 表达情况（$\bar{x} \pm s$）

分组	n	ALT/（U·L^{-1}）	AST/（U·L^{-1}）	TGF-β_1/（pg·mL^{-1}）
空白对照组	15	38.96 ± 3.72	73.34 ± 7.82	267.11 ± 18.78
模型组	13	$200.97 \pm 10.53^{*}$	$382.65 \pm 19.39^{*}$	$410.02 \pm 10.75^{*\#}$
秋水仙碱组	14	$98.65 \pm 6.63^{\#}$	$154.56 \pm 12.68^{\#}$	$364.16 \pm 14.88^{\#}$
TFL 高剂量组	15	$61.48 \pm 8.08^{\#\triangle}$	$111.29 \pm 11.55^{\#\triangle}$	$298.28 \pm 17.92^{\#\triangle}$
TFL 中剂量组	15	$84.90 \pm 12.83^{\#\triangle}$	$147.83 \pm 12.91^{\#\triangle}$	$392.17 \pm 18.16^{\#\triangle}$
TFL 低剂量组	15	$94.30 \pm 14.33^{\#}$	$154.56 \pm 10.36^{\#}$	$354.44 \pm 18.79^{\#}$
F 值	—	418.623	975.213	125.775
P 值	—	0.000	0.000	0.000

注：与空白对照组相比，$^{*}P < 0.05$；与模型组相比，$^{\#}P < 0.05$；与秋水仙碱组相比，$^{\triangle}P < 0.05$。

2.3　肝脏组织病理学变化

Masson 染色结果显示：①空白对照组无纤维组织增生（见图 1 A）；②模型组汇管区可见大量胶原纤维增生，并在相邻汇管区、汇管区与中央静脉之间可见纤维间隔形成，分割、包绕肝小叶（见图 1 B）；肝纤维化半定量评分较空白对照组明显增高（$P < 0.05$），见表 3；③ TFL 高剂量组可见胶原纤维轻度增生，窦周和小叶内纤维化局限，汇管区及小叶间纤维间隔轻度扩大，肝小叶结构正常（见图 1 C）；④ TFL 中剂量组、TFL 低剂量组和秋水仙碱组汇管区和小叶间纤维粗大，数量较多（见图 1 D～F）；⑤ TFL 高剂量组、TFL 中剂量组、TFL 低剂量组和秋水仙碱组肝纤维化半定量评分较模型组低（$P < 0.05$），TFL 高剂量组、TFL 中剂量组肝纤维化评分较秋水仙碱组低（$P < 0.05$）。各组肝纤维化

半定量计分结果具体见图 1、表 2、表 3。

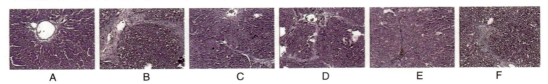

A. 空白对照组；B. 模型组；C.TFL 高剂量组；D. 秋水仙碱组；E.TFL 中剂量组；F.TFL 低剂量组

图 1　肝组织 Masson 染色（100×）

表 2　肝纤维半定量评分和 α-SMA 显色指数（$\bar{x} \pm s$）

组别	n	肝纤维半定量评分 / 分	α-SMA 显色指数
正常对照组	15	0.00±0.00	2.20±0.41
模型组	13	15.92±1.44**	9.46±1.13**
秋水仙碱组	14	11.71±1.72##	6.64±1.28##
TFL 高剂量组	15	4.80±1.78##△	3.60±1.12##△
TFL 中剂量组	15	7.20±2.37##△	5.40±2.02##△
TFL 低剂量组	15	10.53±2.56##	6.53±1.88##
F 值	—	566.131	45.088
P 值	—	0.000	0.000

注：与空白对照组相比，**$P < 0.01$；与模型组相比，##$P < 0.01$；与秋水仙碱组相比，△$P < 0.05$。

表 3　各组大鼠肝组织 PPARγ、c-Ski 显色指数（$\bar{x} \pm s$）

组别	n	PPARγ 显色指数	c-Ski 显色指数
空白对照组	15	2.00±0.65	1.67±0.62
模型组	13	0.69±0.68**	0.54±0.52**
秋水仙碱组	14	3.43±1.40##	3.21±1.31##
TFL 高剂量组	15	5.20±1.26##△	4.73±1.10##△
TFL 中剂量组	15	4.00±1.25##	3.47±1.41##
TFL 低剂量组	15	3.27±1.44##	2.87±1.25##
F 值	—	26.142	25.128
P 值	—	0.000	0.000

注：与空白对照组相比，**$P < 0.01$；与模型组相比，##$P < 0.01$；与秋水仙碱组相比，△$P < 0.05$。

2.4　各组 α-SMA 蛋白表达

免疫组化染色结果显示，α-SMA 阳性表达细胞被染成棕黄色。空白对照组大鼠肝组织中 α-SMA 仅在汇管区和窦周间质细胞中有少量表达。模型组大鼠肝组织中 α-SMA 广泛表达于中央静脉、窦周间隙、汇管区和纤维间隔中，其中汇管区和纤维间隔中表达丰富；显色指数评分显著高于空白对照组（$P < 0.05$）。TFL 高剂量组、TFL 中剂量组、

TFL 低剂量组和秋水仙碱组 α-SMA 表达均有所减少（$P < 0.05$），TFL 各组呈现剂量依赖性；与秋水仙碱组比较，TFL 高剂量组、TFL 中剂量组 α-SMA 表达较低（$P < 0.05$）；TFL 低剂量组 α-SMA 表达较秋水仙碱组稍高，但差异无统计学意义（见图 2、表 2）。

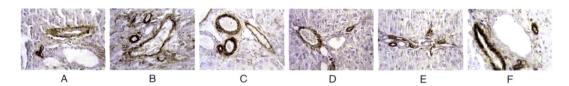

A. 空白对照组；B. 模型组；C. 秋水仙碱组；D.TFL 高剂量组；E.TFL 中剂量组；F.TFL 低剂量组

图 2　大鼠肝组织 α-SMA 免疫组化染色（400×）

2.5　各组 PPARγ、c-Ski 蛋白表达

免疫组化染色结果显示，在空白对照组中 PPARγ、c-Ski 广泛表达且特点相似，在纤维间隔、肝窦、汇管区和中央静脉等均可见表达，明显高于模型组（$P < 0.05$）；与模型组比较，TFL 高剂量组、TFL 中剂量组、TFL 低剂量组和秋水仙碱组 PPARγ、c-Ski 表达明显增加（$P < 0.05$），且 TFL 各组表达有剂量依赖性；与秋水仙碱组比较，TFL

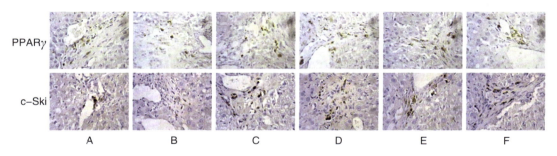

A. 空白对照组；B. 模型组；C. 秋水仙碱组；D.TFL 高剂量组；E.TFL 中剂量组；F.TFL 低剂量组

图 3　大鼠肝组织 PPARγ、c-Ski 免疫组化染色（400×）

高剂量组和 TFL 中剂量组 PPARγ、c-Ski 表达明显增加（$P < 0.05$）；TFL 低剂量组 PPARγ、c-Ski 表达较秋水仙碱组稍低，但差异无统计学意义（见图 3、表 3）。

3　讨论

肝纤维化的分子生物学机制涉及多种细胞、细胞因子和多条信号通路，且相互影响、交联成网。其中，HSC 的激活、增殖是肝纤维化发生的中心环节[1,4]。当肝脏因理化等因素受损害时，HSC 由静息状态被激活转化为具有增殖、分泌和收缩等活性的 MFB，并在细胞内大量表达 α-SMA。研究认为，α-SMA 是 HSC 活化的重要标志[1,14]。PPARγ 属于配体依赖的核激素受体超家族，可抑制 HSC 的活化，延缓肝纤维化的形成，并与多条信号通路交联介导肝纤维化的转归[5]。多种内源性 PPARγ 或外源性 PPARγ 配体可明显抑制 HSC 纤维化生成活性[15-16]。

活性蛋白 c-Ski 是 Ski 原癌基因蛋白家族成员，不能直接与 DNA 结合，而是作为转录辅助因子调控相关信号蛋白的核转录。TGF-β/Smads 信号通路在肝纤维化启动、进展乃至肝硬化形成中发挥核心作用，c-Ski 是 TGF-β/Smad 信号通路的阻遏子，它可以通过结合 TGF-βI 型受体（TβRI），从而干扰 Smad2、Smad3 磷酸化、阻止磷酸化 Smad3 与 Smad4 结合形成有活性的 Smad 复合物及募集大量辅抑制子而阻断 TGF-β/Smad 途径对靶基因的转录调控[17-18]。研究发现，PPARγ 活化后对 c-Ski 始于转录水平的上调，并提示 c-Ski 可能是 PPARγ 的又一靶基因[7]。田雪等[19]报道 PPARγ 激动剂吡格列酮可上调糖尿病大鼠肾组织中 c-Ski 的表达，下调 TGF-β₁ 的表达。

结果显示，肝纤维化模型组血清 AST、ALT 水平，肝纤维化半定量评分均显著高于空白对照组（$P < 0.05$）；TFL 高剂量组、TFL 中剂量组、TFL 低剂量组和秋水仙碱组血清 AST、ALT 水平、肝纤维化半定量评分均有所降低（$P < 0.05$），其中 TFL 高剂量组、TFL 中剂量组均优于秋水仙碱组（$P < 0.05$），表明 TFL 有较好的护肝和抗肝纤维化作用，且具有一定剂量依赖性。肝纤维化模型组肝组织 α-SMA 显色指数、血清 TGF-β₁ 水平显著高于空白对照组（$P < 0.05$），而 PPARγ、c-Ski 显色指数明显降低（$P < 0.05$）；TFL 高剂量组、TFL 中剂量组、TFL 低剂量组和秋水仙碱组的肝组织 α-SMA 显色指数、血清 TGF-β₁ 水平明显低于模型组（$P < 0.05$），而 PPARγ、c-Ski 显色指数明显升高（$P < 0.05$）。这表明，TFL 抗肝纤维化作用机制可能是通过上调 PPARγ、c-Ski 表达水平，抑制 α-SMA、TGF-β₁ 的高表达，抑制肝星状细胞活化，进而抑制肝纤维化的发生和发展。

综上所述，TFL 可以降低实验肝纤维化大鼠血清 ALT、AST 水平，具有肝功能保护作用；TFL 能够明显改善实验性肝纤维化大鼠的肝纤维化程度，具有良好的抗肝纤维化作用；TFL 抗肝纤维化的作用机制可能是通过上调肝脏中 PPARγ、c-Ski 的表达，抑制 α-SMA、TGF-β₁ 的高表达，抑制 HSC 活化，进而抑制肝纤维化的发生和发展。但是，肝纤维化涉及的细胞分子生物学机制极其复杂，单独研究 TFL 对某类细胞或某几个信号分子的干预存在局限。后续研究应从细胞信号通路交联角度继续完善 TFL 抗肝纤维化的具体机制研究，评估其是否具有成为抗肝纤维化新药的可能。

参考文献

［1］FRIEDMAN S L. Mechanisms of hepatic fibrogenesis［J］.Gastroenterology,2008,134（6）：1655-1669.

［2］LEE U E, FRIEDMAN S L. Mechanisms of hepatic fibrogenesis［J］.Best Pract Res Clin Gastroenterol, 2011, 25（2）: 195-206.

［3］IREDALE J P, BATALLER R. Identifying molecular factors that contribute to resolution of liver fibrosis［J］.Gastroenterology, 2014, 146（5）: 1160-1164.

［4］PUCHE J E, SAIMAN Y, FRIEDMAN S L. Hepatic stellate cells and liver fibrosis［J］.Compr Physiol, 2013, 3（4）: 1473-1492.

［5］ZHANG F, LU Y, ZHENG S Z. Peroxisome proliferator-activated recaptor-γ cross-regulation of signaling events implicated in liver fibrogenesis［J］.Cell Signal, 2012, 24（3）: 596-605.

［6］BONNON C, ATANASOSKI S. C-Ski in health and disease［J］.Cell Tissue Res, 2012, 347（1）: 51-64.

［7］李工博, 李军, 曾益军, 等.PPARγ 对 TGF-β／Smad 信号通路阻遏子 c-Ski 的上调作用.生理学报, 2011, 63（1）: 62-68.

［8］罗伟生, 欧士钰, 靳雅玲, 等.荔枝核总黄酮抗肝纤维化作用的实验研究［J］.重庆医学, 2013, 42（4）: 373-375, 378.

［9］喻勤, 傅向阳, 罗伟生, 等.荔枝核总黄酮对大鼠肝纤维化 TGF-β／Smad 信号通路的影响［J］.中国实验方剂学杂志, 2013, 19（18）: 223-227.

［10］覃浩, 孙旭锐, 欧仕玉, 等.荔枝核总黄酮预防大鼠肝纤维化的初步研究［J］.第三军医大学学报, 2011, 33（22）: 2353-2356.

［11］ALA-KOKKO L, PIHLAJANIEMI T, MYERS J C, et al. Gene expression of type Ⅰ, Ⅲ and Ⅳ collagens in hepatic fibrosis induced by dimethylnitrosamine in the rat［J］. Biochem J, 1987, 244(1): 75-79.

［12］中华肝脏病学会肝纤维化学组.肝纤维化诊断及疗效评估共识［J］.中华肝脏病杂志, 2002, 10（5）: 327-328.

［13］徐列明, 刘平, 吕刚, 等.Ⅰ、Ⅳ型胶原及板层素在肝纤维化大鼠肝窦周围的变化［J］.中华消化杂志, 1995, 15（3）: 146-148.

［14］CHANG X M, CHANG Y, JIA A. Effects of interferon-alpha on expression of hepatic stellate cell and transforming growth factor betal and alpha-smooth muscle actin in rats with hepatic fibrosis［J］.World J Gastroenterol, 2005, 11（17）: 2634-2636.

［15］ZHANG F, LU Y, ZHENG S. Peroxisome proliferator-activated receptor-gamma cross-regulation of signaling events implicated in liver fibrogenesis [J] .Cell Signal, 2012, 24 (3): 596-605.

[16] 孙凯，黄晓卉，甄茂川，等 . 过氧化物酶增殖物激活受体 γ 对大鼠肝星状细胞增殖及凋亡的影响 [J] . 中华实验外科杂志，2006，23（10）：1194-1196.

[17] HE J, TEGEN S B, KRAWITZ A R, et al. The transforming activity of Ski and SnoN is dependent on their ability to repress the activity of Smad proteins [J] .J Biol Chem, 2003, 278 (33): 30540-30547.

[18] FERRAND N, ATFI A, PRUNIER C. The oncoprotein c-Ski functions as a direct antagonist of the transforming growth factor- ｛ beta ｝ type I receptor [J] .Cancer Res, 2010, 70 (21): 8457-8466.

[19] 田雪，于倩，张捷，等 . 糖尿病大鼠肾组织中 PPARγ 激动剂对 TGF-β_1、c-Ski 调控作用的研究 [J] . 天津医科大学学报，2013，19（1）：31-35.

荔枝核总黄酮及罗格列酮对大鼠肝星状细胞 HSC-T6 PPARγ 和 CTGF 表达的影响

刘瑞，陈桂泓，徐伶俐，罗伟生

【摘要】目的：研究中药荔枝核总黄酮（TFL）对大鼠肝星状细胞 -T6（HSC-T6）增殖的影响，并以西药罗格列酮作对照，探讨 TFL 抗肝纤维化的相关作用机制。方法：采用 MTT 法检测 TFL 对 HSC-T6 增殖的影响；RT-PCR 检测 TFL 和罗格列酮对 HSC-T6 过氧化物酶体增殖物激活受体 γ（PPARγ）和结缔组织生长因子（CTGF）mRNA 表达的影响；Western blot 检测 TFL 和罗格列酮对 HSC-T6 CTGF 蛋白表达的影响。结果：TFL 作用 48 h、72 h 后可以明显抑制 HSC-T6 增殖，且在一定范围内随时间延长及药物浓度增加，抑制作用更加明显；TFL 和罗格列酮处理 72 h 后均能上调 HSC-T6 PPARγ mRNA 的表达，下调 CTGF mRNA 和蛋白的表达，TFL 作用随浓度增加而逐渐增强。结论：TFL 能够抑制 HSC-T6 增殖从而拮抗肝纤维化，且在一定范围内有剂量和时间依赖性，此种抑制作用可能是通过上调 PPARγ，下调 CTGF 的表达来实现的。

【关键词】荔枝核总黄酮；罗格列酮；大鼠肝星状细胞；PPARγ；结缔组织生长因子

　　肝纤维化是一种常见的慢性组织损伤的细胞创伤愈合反应，表现为肝星状细胞（HSC）增殖和迁移，产生胶原和细胞外基质（extra cellular matrix，ECM）[1]。多条信号通路和多种分子参与肝纤维化过程。PPARγ 抑制 HSC 的活化，延缓肝纤维化的形成，PPARγ 已被公认为一种潜在的治疗纤维化疾病的药理学靶点[2]。CTGF 是一个重要的促组织纤维化蛋白，在细胞黏附、基质生成、组织重建、再生及分化中发挥着重要作用，是肝纤维化产生的"总开关"[3]。罗格列酮是 PPARγ 的高选择性、强效激动剂，能够抑制 HSC 的增殖和活化[4]。TFL 是荔枝核中具有药理活性的主要成分之一，相关研究[5-6]证明，其具有抑制 HSC 增殖、促进 HSC 凋亡从而拮抗肝纤维化的作用，但其具体作用靶点和途径尚未完全明确。本实验通过观察 TFL 对 HSC-T6 增殖的影响，从细胞分子水平探讨 TFL 和罗格列酮抗肝纤维化的相关作用机制。

［基金项目］国家自然科学基金项目（81360530）。

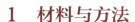

1 材料与方法

1.1 材料

HSC-T6 细胞系（购自中国科学院昆明动物研究所细胞库），TFL（购自南京泽朗医药科技有限公司，纯度 80%），罗格列酮（购自 MCE 上海皓元生物医药科技有限公司）；FBS（购自美国 Gemini 公司），MTT（购自北京沃凯生物科技有限公司），DMEM 高糖培养基、cDNA 第一链合成试剂盒、Power SYBR™Green PCR Master Mix、PPARγ、CTGF 引物（购自美国 Life Technologies 公司），CTGF 多克隆抗体（购自美国 GeneTex 公司），辣根酶标记山羊抗兔 IgG（H+L）(购自北京中杉金桥生物技术有限公司)。

1.2 实验分组

罗格列酮溶于二甲基亚砜（DMSO）中，配制成 15 μmol/L 的工作液，此浓度罗格列酮对 HSC 抑制作用最强[7]；称取 20 mg TFL 溶解于 25 mL 溶液（125 μL DMSO+24875 μL 10%FBS 的培养基）中，配成 800 μg/mL 的 TFL 母液，前期实验证实此浓度为 TFL 在培养基中的最大溶解浓度。将 TFL 母液分别稀释为 640 μg/mL、320 μg/mL、160 μg/mL、80 μg/mL、40 μg/mL，分别作用于 HSC-T6，48 h、72 h 后对细胞抑制作用效果好且浓度趋势最明显的为 160 μg/mL、80 μg/mL、40 μg/mL 组，将此 3 组纳入实验分组。实验分为 5 组：HSC-T6 正常组、40 μg/mL TFL 组、80 μg/mL TFL 组、160 μg/mL TFL 组和罗格列酮组。

1.3 MTT 法检测不同浓度 TFL 对 HSC-T6 的增殖抑制作用

将处于对数生长期的 HSC-T6 消化传代，每孔 1000 个细胞接种于 96 孔板。待细胞贴壁后，加入 40 μg/mL、80 μg/mL、160 μg/mL TFL 的培养液继续培养，每个浓度设 5 个复孔，药物作用 24 h、48 h、72 h 后，加入 MTT 溶液（5 mg/mL），继续 37 ℃孵育 4 h，弃培养基，加入 150 μL DMSO，37 ℃混匀 10 min，多功能酶标仪读数在 490 nm 处检测吸光度 A，依次计算不同浓度 TFL 对 HSC-T6 的抑制率。

1.4 RT-PCR 法检测 TFL 及罗格列酮对 HSC-T6 mRNA 表达的影响

以 3×10^5 个 / 皿接种细胞于 10 cm 培养皿中，用 TFL 和罗格列酮干预细胞，72 h 后提取各组细胞内的总 RNA，逆转录合成 cDNA。按 Power SYBR™Green PCR Master Mix 说明书进行 RT-PCR 检测，设 GAPDH 为内参。引物如下：

PPARγ：上游引物 5′ -CTGTTTTATGCTGTTATGGGT-3′，下游引物 5′ -GTCAAA-GGAATGGGAGTGGTC-3′。

CTGF：上游引物 5′-CCAGGGAGTAAGGGACACGA-3′，下游引物 5′-GCATGA-CAATGACACACGGTT-3′。

GAPDH：上游引物 5′-ATGGGAAGCTGGTCATCAAC-3′，下游引物 5′-GTGGTT-CACACCCATCACAA-3′。

采用美国 ABI 7500 Fast 实时荧光定量 PCR 仪进行检测，设定反应条件如下：50 ℃ 20 s，95 ℃ 10 min，95 ℃ 15 s，60 ℃ 1 min，95 ℃ 15 s，60 ℃ 1 min，95 ℃ 30 s，60 ℃ 15 s。40 个循环。

1.5　Western blot 法检测 TFL 及罗格列酮对 HSC-T6 CTGF 蛋白表达的影响

药物作用 72 h 后，弃培养基，经蛋白裂解、蛋白定量、蛋白变性。取蛋白样品经 SDS-PAGE 凝胶恒压电泳（浓缩胶 75 V，分离胶 110 V）。湿法电转法恒流 260 mA 将蛋白带转移到 PVDF 膜上，5% 脱脂牛奶 37 ℃ 封闭 1 h，加入 β-actin、CTGF 一抗，4 ℃ 孵育过夜。TBST 洗膜 10 min×3 次。加入二抗，37 ℃ 孵育 2 h。TBST 洗膜 5 min×5 次。ECL 化学发光显色。用 Image J 软件分析处理图像。

1.6　统计学方法

采用 SPSS 18.0 统计软件进行统计分析。计量资料以 $\bar{x} \pm s$ 表示。多样本间比较用单因素方差分析，两组间比较采用 LSD-t 检验，检验水准 $\alpha = 0.05$，$P < 0.05$ 为差异有统计学意义。

2　结果

2.1　TFL 对 HSC-T6 细胞增殖具有抑制作用

药物作用 24 h、48 h、72 h 后，MTT 法检测各组样品 490 nm 处吸光度 A，结果重复 3 次。如图 1 所示，在 TFL 40 ～ 160 µg/mL 范围内，随着 TFL 浓度增加和作用时间延长，HSC-T6 细胞增殖下降，加药后 72 h，可发现 TFL 明显抑制 HSC-T6 增殖，不同浓度 TFL 对 HSC-T6 抑制率依次为 12.53%±0.30%、22.82%±1.24%、30.73%±0.23%，不同浓度的 TFL 组 A 值与 HSC-T6 正常组比较差异有统计学意义（$P < 0.05$）。

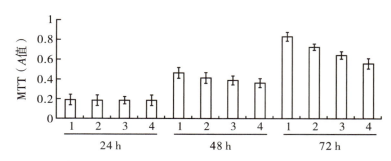

1. HSC-T6 正常组；2. 40 μg/mL TFL 组；3. 80 μg/mL TFL 组；4. 160 μg/mL TFL 组

图 1　TFL 对 HSC-T6 增殖的影响

2.2　TFL 和罗格列酮促进 HSC-T6 中 PPARγ mRNA 上调，抑制 HSC-T6 中 CTGF mRNA 下调

RT-PCR 检测结果如图 2、图 3 所示。与 HSC-T6 正常组相比，TFL 组及罗格列酮组均能明显上调 PPARγ mRNA 的表达（$P < 0.05$），下调 CTGF mRNA 的表达（$P < 0.05$）；与罗格列酮组相比，TFL 组上调 PPARγ mRNA 表达的能力均明显降低（$P < 0.05$），40 μg/mL TFL 组 CTGF mRNA 表达水平增高（$P < 0.05$），80 μg/mL TFL 组与罗格列酮组 CTGF mRNA 表达量差异无统计学意义（$P > 0.05$），160 μg/mL TFL 组 CTGF mRNA 表达水平减低（$P < 0.05$）；40 ～ 160 μg/mL TFL 组 PPARγ mRNA 的表达水平依次增高（$P < 0.05$），CTGF mRNA 的表达水平依次降低（$P < 0.05$）。

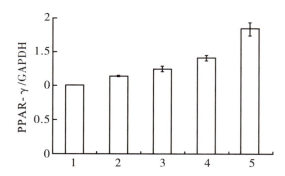

1. HSC-T6 正常组；2. 40 μg/mL TFL 组；3. 80 μg/mL TFL 组；4. 160 μg/mL TFL 组；5. 罗格列酮组

图 2　各组 HSC-T6 中 PPARγ mRNA 相对表达水平

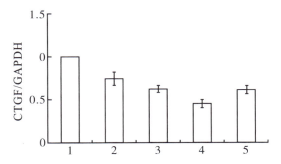

1. HSC-T6 正常组；2. 40 μg/mL TFL 组；3. 80 μg/mL TFL 组；4. 160 μg/mL TFL 组；5. 罗格列酮组

图 3　各组 HSC-T6 中 CTGF mRNA 相对表达水平

2.3　TFL 和罗格列酮抑制 HSC-T6 中 CTGF 蛋白的表达

Western blot 测定 HSC-T6 中 CTGF 蛋白的表达，结果如图 4 所示。与 HSC-T6 正常组相比，TFL 组及罗格列酮组均能明显下调 CTGF 蛋白的表达水平（$P < 0.05$）；与罗格列酮组相比，40 μg/mL TFL 组 CTGF 蛋白表达水平增高（$P < 0.05$），80 μg/mL TFL 组与罗格列酮组的 CTGF 蛋白表达量差异无统计学意义（$P > 0.05$），160 μg/mL TFL 组的 CTGF 蛋白表达水平减低（$P < 0.05$）；40 ～ 160 μg/mL TFL 组的 CTGF 蛋白表达水平依次减低（$P < 0.05$），见表 1。

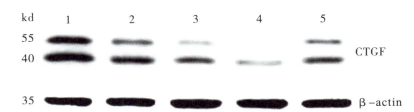

1. HSC-T6 正常组；2. 40 μg/mL TFL 组；3. 80 μg/mL TFL 组；4. 160 μg/mL TFL 组；5. 罗格列酮组

图 4　各组 HSC-T6 中 CTGF 蛋白表达水平

表 1　各组 HSC-T6 中 CTGF 蛋白表达水平的比较（$\bar{x} \pm s$）

组别	n	CTGF/β–actin
HSC-T6 正常组	3	3.69±0.22
40 μg/mL TFL 组	3	2.90±0.39
80 μg/mL TFL 组	3	2.02±0.32
160 μg/mL TFL 组	3	0.71±0.11
罗格列酮组	3	2.14±0.29

3　讨论

HSC 转化为肌成纤维细胞被认为是肝纤维化发生、进展及肝脏内 ECM 沉积的中心事件[8]。研究发现，肝纤维化是一个动态的、潜在可逆的过程，故抑制 HSC 增殖和活化，诱导其凋亡可能成为抗肝纤维化的一种有效方法[9]。

肝纤维化的信号通路非常复杂，其中 TGF-β-Smad-CTGF/PPARγ-c-Ski 信号交联共同调节着肝纤维化的进程。TGF-β 通过 Smad3 结合位点的 CTGF 启动子诱导 CTGF 的表达[10]。PPARγ 通过阻断 TGF-β_1/TβR-Ⅰ信号，抑制 Smad 磷酸化，从而抑制 Smad 靶基因的转录，最终抑制 ECM 生成[11]。PPARγ 激动剂可激活 PPARγ，抑制 TGF-β-Smad 信号及其下游 CTGF 等的表达，有效地抑制肝纤维化的发生和发展[12]。有研究表明，作为 PPARγ 的激动剂，罗格列酮除具有降糖的作用外，还可以下调 HSC Ⅰ型前胶原、MMP-2 表达，明显降低 HSC 的增殖活性[7,13]。

本试验证明，TFL 和罗格列酮均能上调 HSC-T6 PPARγ mRNA 的表达，下调 CTGF mRNA 和蛋白的表达，可以推论 TFL 和罗格列酮是通过上调 PPARγ，阻断 TGF-β/Smad 信号通路下游分子 CTGF 的表达，达到抑制 HSC-T6 增殖从而拮抗肝纤维化的目的。罗格列酮能明显上调 PPARγ mRNA 的表达，此作用优于 TFL，但其下调 CTGF 的作用劣于高剂量 TFL，可以解释为 CTGF 是多条信号通路的下游分子，TFL 抑制 HSC-T6 增殖的作用可能存在其他信号通路尚未完全明确。

HSC 的激活、肝纤维化的形成涉及多条信号通路、多种细胞和细胞因子，各种细胞信号转导途径纵横交错、相互影响，构成一个复杂的细胞信号通路网络，共同介导慢性肝损伤至肝纤维化的漫长病理过程。因此，对其机制的研究既要把握重点，又要有整体观念[14]。TFL 通过激活 PPARγ 抑制 HSC 增殖，可能会成为预防肝脏疾病、延缓肝纤维化进展的一个主要分子机制，这些结果为 TFL 进一步应用于临床治疗肝纤维化提供了细胞和分子基础。

参考文献

[1] LI J, DONG N, CHENG S, et al. Tetramethylpyrazine inhibits CTGF and Smad2/3 expression and proliferation of hepatic stellate cells [J].Biotechnol Biotechnol Equip, 2015, 29 (1): 124-131.

[2] ZHANG F, KONG D S, LU Y, et al. Peroxisome proliferator-activated receptor-γ as a therapeutic target for hepatic fibrosis : from bench to bedside [J].Cell Mol Life Sci, 2013, 70 (2): 259-276.

[3] 薛苗，毛小荣，陈红 . CTGF：肝纤维化治疗新亮点 [J].国际消化病杂志，2010，30（4）：

220-221.

［4］GUO Y T, LENG X S, LI T, et al. Effect of ligand of peroxisome proliferator-activated receptor gamma on the biological characters of hepatic stellate cells［J］. World J Gastroenterology, 2005, 11（30）：4735-4739.

［5］孙旭锐，覃浩，靳雅玲，等 . 荔枝核总黄酮对大鼠肝星状细胞的增殖抑制作用及对蛋白 TGF-β_1 和 α-SMA 表达的影响［J］. 时珍国医国药，2012，23（10）：2502-2504.

［6］徐伶俐，罗伟生，谭宁，等 . p27 在荔枝核总黄酮抑制人肝星状细胞 LX2 增殖过程中的表达及其意义［J］. 世界华人消化杂志，2015，23（4）：539-546.

［7］冯业霜，马红，岳兰萍，等 . 罗格列酮对大鼠肝星状细胞基质金属蛋白酶 -2 表达的影响［J］. 肝脏，2008，13（6）：479-482.

［8］LAKNER A M, STEUERWALD N M, WALLING T L, et al. Inhibitory effects of microRNA19b in hepatic stellate cell-mediated fibrogenesis［J］. Hepatology, 2012, 56（1）：300-310.

［9］SEKI E, BRENNER D A. Recent advancement of molecular mechanisms of liver fibrosis［J］. J Hepatobiliary Pancreat Sci, 2015, 22（7）：512-518.

［10］VERRECCHIA F, MAUVIEL A. Transforming growth factor-beta and fibrosis［J］. World J Gastroenterol, 2007, 13（22）：3056-3062.

［11］蔡玲燕，刘菲 . PPARγ 对肝纤维化中肝星状细胞相关信号通路的影响［J］. 国际内科学杂志，2009，36（7）：417-419，427.

［12］SUN K, HUANG X H, WANG Q. Peroxisome proliferator-activated receptor gamma inhibits transforming growth factor beta1-induced connective tissue growth factor expression in rat hepatic stellate cells［J］. 南方医科大学学报，2009，29（7）：1354-1358.

［13］钟朝辉，郭晏同，周迈，等 . 过氧化物酶体增殖物活化的受体 γ 对肝星状细胞作用机制的研究［J］. 中华普通外科杂志，2006，21（11）：776-779.

［14］陈达凡，李建英，郑伟达，等 . ERK 信号通路与肝纤维化［J］. 国际消化病杂志，2007，27（5）：370-372，391.

荔枝核总黄酮对大鼠肝纤维化
转化生长因子 $-\beta_1$ 受体和胶原的影响

黄旭平，康毅，黄红，王晨晓，罗伟生

【摘要】目的：观察荔枝核总黄酮（TFL）对二甲基亚硝胺（DMN）诱导的大鼠肝纤维化的防治效果，并探讨其可能机制。方法：将 90 只 SD 大鼠随机分为 6 组，即正常对照组、模型对照组、秋水仙碱组、TFL 大剂量组、TFL 中剂量组和 TFL 小剂量组，每组 15 只。除正常对照组外，其余各组腹腔注射 0.5% DMN 2 mL/kg，共 4 周，建立大鼠肝纤维化模型。造模当日开始给药，正常对照组及模型对照组灌胃 0.9% 氯化钠溶液 5 mL/kg，TFL 大剂量组、TFL 中剂量组、TFL 小剂量组分别灌胃 TFL 200 mg/kg、100 mg/kg、50 mg/kg，秋水仙碱组灌胃秋水仙碱 0.1 mg/kg，各组每天给药 1 次，共 6 周。至试验第 6 周末处死大鼠，取肝脏同一部位行苏木精－伊红（HE）染色、Masson 染色，观察大鼠病理改变及肝纤维化程度；采用免疫组化法和蛋白质印迹法（Western blotting）检测转化生长因子 $\beta-I/II$ 型受体（TβR I / II）和 I 型胶原、III 型胶原的表达。结果：与正常对照组比较，模型对照组大鼠肝纤维半定量评分及 TβR I、TβR II、I 型胶原和 III 型胶原蛋白表达均显著升高，差异有统计学意义（$P < 0.01$）；与模型对照组比较，TFL 大剂量组、TFL 中剂量组、TFL 小剂量组 TβR I、TβR II、I 型胶原和 III 型胶原蛋白表达均明显降低，差异极显著（$P < 0.01$）；肝纤维半定量评分显著降低，差异极显著（$P < 0.01$），且具有一定量效关系。结论：TFL 可抑制 DMN 诱导的大鼠肝纤维化形成，其机制可能与下调促肝纤维化转化生长因子 $-\beta_1$（TGF-β_1）受体 TβR I / II 的表达，抑制肝星状细胞的增殖与活化，降低胶原含量，从而发挥抗肝纤维化的作用有关。

【关键词】TFL；肝纤维化；转化生长因子 $-\beta_1$ 受体；I 型胶原；III 型胶原

肝纤维化（HF）是指肝脏内弥漫性细胞外基质（ECM）过度增生和异常沉积的病理变化，是大部分慢性肝病发展成肝硬化的病理过程。肝实质受到损伤后，肝细胞释放大量 TGF-β_1。TGF-β_1 是启动邻近静息态肝星状细胞（HSC）激活的初始信号之一[1]。

［基金来源］国家自然科学基金项目（81360530）。

TGF-β_1 可使 HSC 转化为肌成纤维细胞，并分泌大量胶原纤维（主要包括Ⅰ型胶原、Ⅲ型胶原），促进 ECM 合成，导致肝纤维化[2]。而 TGF-βⅠ/Ⅱ型受体（TβRⅠ/Ⅱ）是转导 TGF-β_1 信号的主要受体[3]。世界范围内对慢性肝病尚未发现特效疗法，因而中药治疗显示出其优势。荔枝核是无患子科植物荔枝的干燥成熟种子，具有行气散结、祛寒止痛的功效，其中 TFL 是荔枝核中具有药理活性的主要成分之一。研究显示，TFL 具有明显的抗氧化和抗炎保肝作用，能明显改善肝脏组织学病变。文献报道，TFL 对乙型肝炎病毒 HbsAg、HbeAg、HBV-DNA 有明显的抑制作用[4-6]。本课题组前期研究发现TFL 能降低肝纤维化三项即层黏蛋白、透明质酸、Ⅲ型前胶原[7]，降低肝组织中基质的表达[8]，抑制 NF-κB[9-10]、Smad3 通路的表达，抑制多种细胞因子表达[11] 及诱导其凋亡[7] 等。本研究主要观察 TFL 对大鼠肝纤维化 TβRⅠ、TβRⅡ、Ⅰ型胶原和Ⅲ型胶原的影响，结果如下。

1　材料与方法

1.1　实验动物

SPF 级雄性 SD 大鼠 90 只，体质量（150±20 g），鼠龄 5～6 周，由广西医科大学动物中心提供，实验动物生产许可证号为 SCXK（桂）2009-0002。常规饲养条件，温度（23±2）℃，相对湿度（55±10）%，光照随昼夜变化；普通大鼠饲料喂养，自由饮水。所有大鼠在实验室适应性饲养 1 周后，再开始正式实验。

1.2　药物与试剂

TFL（南京泽朗医药科技有限公司，纯度：82.1%，批号：ZL131022300YY）；秋水仙碱（西双版纳版纳药业有限责任公司，批号：130323，规格：每片 0.5 mg）；二甲基亚硝胺（dimethylnitrosamine，DMN，美国 Sigma 公司，规格：1 g/mL；由桂林医学院提供）；兔抗鼠 TβRⅠ多克隆抗体（ab31013）、兔抗鼠 TβRⅡ多克隆抗体（ab32798）、兔抗鼠Ⅰ型胶原多克隆抗体（ab34710）、兔抗鼠Ⅲ型胶原多克隆抗体（ab7778）均购自美国 Abcam 公司；免疫组织化学二抗试剂（批号：BST07A19BH）、DAB 显色剂（福建迈新生物技术开发有限公司）。

1.3　仪器

包埋机（美国 Leica 公司）；病理切片机（赛默飞世尔科技有限公司）；高速冷冻离心机（美国 Beckman 公司）；倒置照相显微镜（日本 Olympus 公司，型号：CK2）；电泳仪（上海培清科技有限公司，型号：JS-Power300）；垂直电泳槽（上海天能科技有限公司，型号：VE-180）。

1.4　大鼠分组与处理

将 90 只 SD 大鼠依次编号，采用随机数字表法分为正常对照组、模型对照组、秋水仙碱组、TFL 大剂量组、TFL 中剂量组及 TFL 小剂量组，每组 15 只。参照 Ala-Kokko 等[12]的方法腹腔注射 0.5% DMN 2 mL/kg，每周 3 天，连续 4 周，制作肝纤维化模型。正常对照组不做处理。自造模当日开始，正常对照组及模型对照组灌胃 0.9% 氯化钠溶液 5 mL/kg，TFL 大剂量组、TFL 中剂量组、TFL 小剂量组分别灌胃 TFL，按生药计算为 200 mg/kg、100 mg/kg、50 mg/kg，秋水仙碱组灌胃秋水仙碱 0.1 mg/kg，各组每天给药 1 次，共 6 周[7]。

1.5　肝组织病理学检查

取肝脏右叶中部组织用 4% 多聚甲醛固定，予常规苏木精 - 伊红（HE）染色，观察肝脏组织的病理学改变。同时进行 Masson 染色，用半定量的方法判断胶原纤维增生的程度。参照 2002 年中华肝脏病学会肝纤维化分级法进行胶原纤维增生程度半定量分析[13]，最低 0 分，最高 29 分；肝纤维化程度与得分成正比，程度越重，得分越高。

1.6　免疫组化检测 TβR I、TβR II、I 型胶原、III 型胶原蛋白表达

石蜡切片脱蜡至水；3% 过氧化氢（H_2O_2）室温处理 10 min 以灭活内源性酶，用纯化水洗涤 3 次，每次 5 min；高温修复 20 min 冷却后，用磷酸盐缓冲溶液（PBS）冲洗 3 次；滴加 5% 牛血清白蛋白（BSA），室温下孵育 30 min；滴加适当稀释的 TβR I、TβR II、I 型胶原、III 型胶原多克隆抗体（1∶200），4 ℃过夜；室温修复 1 h 后使用 PBS 冲洗涤 3 次，每次 5 min；滴加相应二抗，37 ℃ 30 min，用 PBS 冲洗涤 3 次，滴加 SABC，37 ℃ 30 min，用 PBS 冲洗涤 3 次；DAB 显色；苏木精复染，流水充分水洗；梯度乙醇脱水，二甲苯透明，中性树胶封片，光镜下观察。以已知阳性切片作为阳性对照，PBS 替代一抗作为阴性对照。

运用半定量计分法，以细胞核或者细胞质显棕黄色为"＋"。参考免疫组化显色标准[14]：按显色程度分为弱、中、强三种，分别计 1 分、2 分、3 分。每个标本都取 10 个相对较好的高倍视野，按显色范围分 4 度：显色范围占高倍视野小于 25% 为"＋"，显色占高倍视野的 25%～50% 为"＋＋"，显色占高倍视野的 50%～75% 为"＋＋＋"，显色占高倍视野大于 75% 为"＋＋＋＋"。把每个高倍视野显色程度与范围换算为显色指数，"＋"为 1 分，"＋＋"为 2 分，"＋＋＋"为 3 分，"＋＋＋＋"为 4 分，取平均数为每个检测指标的最终显色指数。

$$显色指数 = 显色程度 \times 显色范围$$

1.7 Western blotting 检测 TβR Ⅰ、TβR Ⅱ、Ⅰ型胶原、Ⅲ型胶原表达

取少量肝脏组织置于冰上匀浆，按比例加入裂解液，用移液枪吹打数下，使裂解液与组织充分接触。充分裂解后，12000×g 离心 5 min，取上清液。提取总蛋白后，立即用 BCA 蛋白定量试剂盒进行蛋白含量测定。SDS 聚丙烯酰胺凝胶电泳（SDS-PAGE）制胶，取蛋白 30 μg 进行 SDS-PAGE 电泳，再把蛋白样本转移到聚偏氟乙烯（PVDF）膜上。转膜后用 5% 脱脂奶粉封闭 1.5 h，将膜取出直接加入抗 β-actin、TβR Ⅰ、TβR Ⅱ、Ⅰ型胶原、Ⅲ型胶原多克隆抗体，4 ℃封闭过夜。用 PBST 洗膜，5 min×4 次，将膜转入相应的二抗中，37 ℃反应 1 h，用 PBST 洗膜，5 min×4 次。DAB 显色，用化学发光法显影，胶片曝光，扫描计算灰度值。同时以 β-actin 作为内参，实验重复 3 次。

$$电泳条带密度值 = 灰度 \times 面积 / 参照物值$$

1.8 统计学方法

采用 SPSS 17.0 统计软件进行统计分析。各组数据以平均数 ± 标准差（$\bar{x} \pm s$）表示，先进行数据的正态性检验及方差齐性检验，两样本均数间的比较采用 t 检验；多个样本间的比较采用单因素方差分析，组间均数比较应用最小显著差异法（LSD）检验，以 $P < 0.05$ 为差异有统计学意义。

2 结果

2.1 基本实验情况

实验过程中大鼠死亡 3 只，分别为秋水仙碱组 1 只、模型对照组 2 只。秋水仙碱组大鼠死亡原因为灌胃时大鼠挣扎，导致灌胃针穿破食管和胸主动脉致大出血而死亡；模型对照组死亡大鼠，经尸检取部分肝脏组织行 HE 染色，发现均死于急性肝衰竭，故死亡大鼠未纳入统计学分析。

2.2 造模结果

第 6 周末以 10% 水合氯醛腹腔注射麻醉大鼠，剖腹取材，肉眼观察，模型对照组大鼠肝脏色泽暗淡，边缘粗钝，表面粗糙，触之质地较硬。正常对照组大鼠肝脏色泽淡红，表面光滑，边缘锐利，质地柔软湿润，其余各组组织肉眼观察介于模型对照组和正常对照组之间。肝组织病理切片后可见不同程度的纤维生成，按照 Nanji 等[15] 肝纤维化分级方法证实大鼠肝纤维化形成，造模成功。

2.3　肝脏病理学变化

2.3.1　HE 染色肝组织病理图

正常对照组大鼠肝组织结构完整，肝小叶结构未见明显异常，汇管区未见明显纤维索条影，肝细胞未见变性、坏死或炎性细胞浸润，以中央静脉为中心，呈放射状向周围排列。模型对照组肝细胞出现广泛的变性、坏死、气球样变，肝细胞疏松淡染，排列紊乱拥挤，肝细胞水肿，肝小叶内、汇管区和中央静脉周围可见片状坏死伴炎性细胞浸润，汇管区胶原纤维增生，部分可见假小叶。与正常对照组相比，模型对照组的纤维化程度显著增加。与模型对照组相比，TFL 大剂量组、TFL 中剂量组、TFL 小剂量组的肝小叶结构破坏显著减轻，炎性细胞浸润明显减轻，肝细胞水肿且变性程度降低、胶原纤维增生减少、纤维疏松变窄，其中 TFL 大剂量组最少。与 TFL 大剂量组、TFL 中剂量组、TFL 小剂量组相比，秋水仙碱组炎症细胞浸润及纤维增生相对更严重，肝小叶结构破坏，可见较粗的纤维间隔。各组大鼠肝组织 HE 染色见图 1。

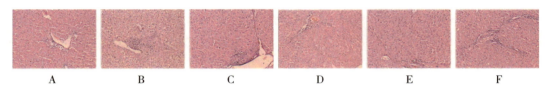

A. 正常对照组；B. 模型对照组；C. 秋水仙碱组；D. TFL 大剂量组；E. TFL 中剂量组；F. TFL 小剂量组

图 1　用 HE 染色的 6 组大鼠肝组织病理图（×100）

2.3.2　Masson 染色肝组织病理图

正常对照组未见增生纤维组织，可见少量极为纤细的网状纤维包绕肝窦。模型对照组汇管区可见大量胶原纤维增生，在中央静脉之间、汇管区之间、汇管区与中央静脉之间形成粗大的纤维间隔并形成假小叶。TFL 大剂量组周围可见少量胶原纤维增生，局限于窦周和小叶内；肝小叶间未见纤维组织增生，无假小叶形成。与 TFL 大剂量组相比，秋水仙碱组胶原纤维增多、增粗。纤维化评分中，模型对照组评分最高，与正常对照组相比，差异有统计学意义（$P < 0.01$），TFL 大剂量组、TFL 中剂量组、TFL 小剂量组和秋水仙碱组评分较模型对照组降低，但仍高于正常对照组，差异均有统计学意义（$P < 0.05$）。Masson 染色见图 2，肝纤维化评分见表 1。

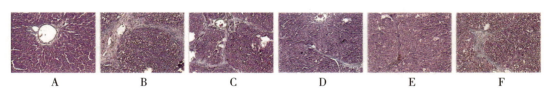

A. 正常对照组；B. 模型对照组；C. 秋水仙碱组；D. TFL 大剂量组；E. TFL 中剂量组；F. TFL 小剂量组

图 2　用 Masson 染色的 6 组大鼠肝组织病理图（×100）

表1　6组大鼠肝纤维化分期和半定量评分（$\bar{x} \pm s$）

组别		大鼠/只	肝纤维化分期					肝纤维化半定量评分/分
			0	Ⅰ	Ⅱ	Ⅲ	Ⅳ	
正常对照组		15	15	0	0	0	0	0.00 ± 0.00
模型对照组		13	0	0	4	7	2	$15.92 \pm 1.44^{*1}$
秋水仙碱组		14	0	4	5	4	1	$11.71 \pm 1.72^{*2}$
TFL	大剂量组	15	0	12	3	0	0	$4.80 \pm 1.78^{*2*3}$
	中剂量组	15	0	5	9	1	0	$7.20 \pm 2.37^{*2*3}$
	小剂量组	15	0	4	8	3	0	$10.53 \pm 2.56^{*2}$
F			—					566.131
P			—					0.000

注：与正常对照组相比，$^{*1}P < 0.01$；与模型对照组相比，$^{*2}P < 0.01$；与秋水仙碱组相比，$^{*3}P < 0.05$。

2.4　免疫组化检测 TβRⅠ、TβRⅡ、Ⅰ型胶原、Ⅲ型胶原蛋白表达结果

实验结果显示，正常对照组肝组织 TβRⅠ、TβRⅡ、Ⅰ型胶原、Ⅲ型胶原均呈弱阳性表达，仅肝静脉窦周可见少量分布，显色淡。模型对照组 TβRⅠ、TβRⅡ、Ⅰ型胶原、Ⅲ型胶原均呈强阳性表达，主要表达于汇管区和纤维间隔及肝细胞中，显色最深，呈棕黄色。与模型对照组相比，TFL 大剂量组 TβRⅠ、TβRⅡ、Ⅰ型胶原、Ⅲ型胶原蛋白表达明显下降（$P < 0.01$），仅在肝窦及汇管区周围可见散在少量中等着色细胞，部分肝细胞呈淡黄色。TFL 小剂量组及秋水仙碱组在肝小叶内呈片状着色，肝窦周围着色较深，单个肝细胞内可见强着色细胞核，TβRⅠ、TβRⅡ、Ⅰ型胶原、Ⅲ型胶原表达与模型对照组比较，差异有统计学意义（$P < 0.05$）。但 TFL 小剂量组和秋水仙碱组比较，差异无统计学意义。免疫组化染色见图3，显色指数评分见表2。

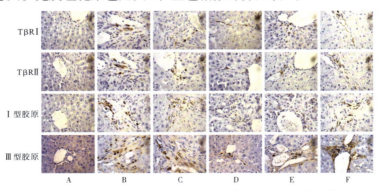

A. 正常对照组；　B. 模型对照组；　C. 秋水仙碱组；　D. TFL 大剂量组；　E. TFL 中剂量组；　F. TFL 小剂量组

图3　用免疫组化染色6组大鼠肝组织 TβRⅠ、TβRⅡ、Ⅰ型胶原、Ⅲ型胶原病理图（×400）

表2 6组大鼠肝组织 TβRⅠ、TβRⅡ、Ⅰ型胶原、Ⅲ型胶原显色指数（$\bar{x} \pm s$）

组别		大鼠/只	TβRⅠ	TβRⅡ	Ⅰ型胶原	Ⅲ型胶原
正常对照组		15	1.00±0.00	1.00±0.00	1.00±0.00	1.00±0.00
模型对照组		13	5.98±0.84[*1]	5.38±0.74[*1]	6.38±1.18[*1]	7.56±1.14[*1]
秋水仙碱组		14	4.53±0.45[*2]	3.94±0.69[*2]	4.73±0.74[*2]	5.04±0.74[*2]
TFL	大剂量组	15	2.05±0.40[*2*3]	1.37±0.62[*3]	2.03±0.50[*3]	2.32±0.36[*2*3]
	中剂量组	15	2.85±0.45[*2*3]	2.39±0.61[*2*3]	3.10±0.51[*2*3]	3.25±0.37[*2*3]
	小剂量组	15	3.77±0.70[*2*3]	2.56±0.73[*2]	4.06±0.93[*2]	4.81±0.82[*2]
F		—	138.512	115.997	98.575	169.465
P		—	0.000	0.000	0.000	0.000

注：与正常对照组相比，[*1]$P < 0.01$；与模型对照组相比，[*2]$P < 0.01$；与秋水仙碱组相比，[*3]$P < 0.05$。

2.5 TFL 对肝纤维化大鼠 TβRⅠ、TβRⅡ、Ⅰ、Ⅲ型胶原蛋白表达的影响

Western blot 结果显示，随着 TFL 药物浓度的增加，细胞中 TβRⅠ、TβRⅡ、Ⅰ型胶原、Ⅲ型胶原的蛋白表达呈下降趋势（见图4）。与正常对照组比较，模型对照组大鼠肝组织 TβRⅠ、TβRⅡ、Ⅰ型胶原、Ⅲ型胶原的蛋白表达明显增加，差异极显著（$P < 0.01$）。与模型对照组相比，各治疗组 TβRⅠ、TβRⅡ、Ⅰ型胶原、Ⅲ型胶原的蛋白表达明显减少（$P < 0.01$）。与秋水仙碱组相比，TFL 大剂量组 TβRⅠ、TβRⅡ、Ⅰ型胶原、Ⅲ型胶原的蛋白表达量相对降低（$P < 0.05$）。结果表明，TFL 对大鼠肝纤维化细胞中的 TβRⅠ、TβRⅡ、Ⅰ型胶原、Ⅲ型胶原的蛋白表达有抑制作用，其抗纤维化的机制可能与抑制 TβRⅠ、TβRⅡ、Ⅰ型胶原、Ⅲ型胶原的蛋白表达有关，见表3。

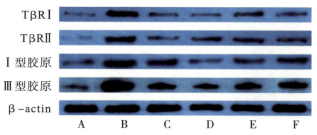

A. 正常对照组；B. 模型对照组；C. 秋水仙碱组；D. TFL 大剂量组；E. TFL 中剂量组；F. TFL 小剂量组

图4 6组大鼠肝组织 TβRⅠ、TβRⅡ、Ⅰ型胶原蛋白、Ⅲ型胶原蛋白 Western blot 电泳图

表 3　6 组大鼠肝组织 TβRⅠ、TβRⅡ、Ⅰ型胶原、Ⅲ型胶原蛋白相对表达量（$\bar{x} \pm s$）

组别		大鼠 /只	TβRⅠ /β–actin	TβRⅡ /β–actin	Ⅰ型胶原 /β–actin	Ⅲ型胶原 /β–actin
正常对照组		15	0.18 ± 0.07	0.15 ± 0.06	0.23 ± 0.07	0.20 ± 0.06
模型对照组		13	$0.91 \pm 0.18^{*1}$	$0.84 \pm 0.10^{*1}$	$1.03 \pm 0.18^{*1}$	$1.11 \pm 0.21^{*1}$
秋水仙碱组		14	$0.49 \pm 0.16^{*2}$	$0.45 \pm 0.15^{*2}$	$0.58 \pm 0.14^{*2}$	$0.53 \pm 0.11^{*2}$
TFL	大剂量组	15	$0.30 \pm 0.14^{*2*3}$	$0.34 \pm 0.10^{*2*3}$	$0.34 \pm 0.10^{*2*3}$	$0.32 \pm 0.08^{*2*3}$
	中剂量组	15	$0.47 \pm 0.14^{*2}$	$0.46 \pm 0.12^{*2}$	$0.51 \pm 0.11^{*2}$	$0.47 \pm 0.09^{*2}$
	小剂量组	15	$0.51 \pm 0.16^{*2}$	$0.50 \pm 0.13^{*2}$	$0.54 \pm 0.14^{*2}$	$0.56 \pm 0.11^{*2}$
F		—	40.777	53.333	66.757	100.101
P		—	0.000	0.000	0.000	0.000

注：与正常对照组相比，$^{*1}P < 0.01$；与模型对照组相比，$^{*2}P < 0.01$；与秋水仙碱组相比，$^{*3}P < 0.05$。

3　讨论

逆转肝纤维化是阻止其发展为肝硬化的唯一可靠治疗手段，而肝纤维化过程的关键环节是 HSC 的活化[16]。HSC 的激活导致肝内组织胶原纤维、ECM 过多沉积。TGF-β_1 可通过直接或间接的作用激活 HSC，而只有激活的 TGF-β_1 方可与受体结合发挥生物学效应。激活的 TGF-β_1 与 TβRⅡ膜外区特异性结合，TβRⅡ被活化，活化的 TβRⅡ募集并结合 TβRⅠ，形成Ⅱ型受体 - 配体 - Ⅰ型受体的异源三聚体，使其 GS 结构域被磷酸化，活化的Ⅱ型受体使 Smad 蛋白磷酸化，从而将细胞信号转至细胞内。

荔枝核味甘、微苦，性温，归肝经、肾经，多用于厥阴肝经病变。荔枝核黄酮类化合物主要包括黄酮醇类和黄烷酮类等，其中荔枝核中的黄酮以二氢黄酮为主[17]。笔者在本实验所用的 TFL 是中药荔枝核经过微波法处理，通过大孔树脂柱和聚酰胺柱分离提纯得到的荔枝核有效药理成分，TFL 具有抗氧化和消除自由基的作用，难溶于水。本试验给药时按每只大鼠的体质量予相应的 TFL 药量与 0.9% 氯化钠溶液混合搅拌制成混悬液灌胃，保证每只大鼠给药量的准确性。

本次试验采用 DMN 腹腔注射的经典造模方法成功复制了肝纤维化模型。DMN 具有肝毒性、基因毒性和免疫毒性，大鼠造模后，肝内小叶炎性细胞浸润，出血性坏死，在肝内形成中心—中心纤维间隔或中心—门脉性纤维。相对于其他造模方法，DMN 造模具有周期短、大鼠死亡率低、肝纤维化形成稳定等优点[18]。实验结果发现，通过 DMN 造模后的大鼠 HSC TβRⅠ、TβRⅡ、Ⅰ型胶原、Ⅲ型胶原蛋白表达强烈，通过荔枝核总黄酮干预后，TFL 大剂量组的 TβRⅠ、TβRⅡ、Ⅰ型胶原、Ⅲ型胶原蛋白表达量明显降低，提示 TFL 可能通过调低 TβR Ⅰ、TβR Ⅱ的表达量，减少受体与 TGF-β$_1$ 的结合，从而降低其生物学效应，抑制 HSC 的活化，降低胶原含量，减少 ECM 的合成，而Ⅰ型胶原、Ⅲ型胶原蛋白表达量降低的同时，又反过来证明 ECM 的合成减少，从而达到抗肝纤维化的作用。结果提示，TFL 通过抑制 TGF-β-Smad 信号通路的上下游因子发挥作用，呈量效关系。

　　肝纤维化的形成是一个复杂的过程，涉及多条信号通路、多种细胞和细胞因子，各种细胞信号转导途径纵横交错，相互影响。因此，TFL 单独从某个信号分子或单条信号通路去研究肝纤维化的分子机制，都不足以揭示问题的全貌，TFL 逆转肝纤维化的通路仍需要进一步研究。

参考文献

［1］NAGASHIO Y, UENO H, IMAMURA M, et al. Inhibition of transforming growth factor beta decreases pancreatic fibrosis and protects the pancreas against chronic injury in mice［J］. Lab Invest, 2004, 84（12）: 1610-1618.

［2］卢平，周力，张永宏. 转化生长因子 -β$_1$-Smads 信号传导与肝纤维化的关系［J］. 临床肝胆病杂志，2006，22（1）: 69-71.

［3］ATTISANO L, WRANA J L. Signal transduction by the TGF-β superfamily［J］. Science, 2002, 296（5573）: 1646-1647.

［4］汤建萍，丁立稳，周春山. 紫外分光光度法测定荔枝核抗乙肝成分的含量［J］. 时珍国医国药，2006，17（11）: 2218-2219.

［5］陈华妮，潘洁萍，黄小丹，等. 响应曲面法优化野生酸荔枝核中抗乙肝提取成分的提取工艺［J］. 中国实验方剂学杂志，2014，20（18）: 41-44.

［6］苏齐鉴，邓秋云，韦金露，等. 荔枝核提取物抗鸭乙型肝炎病毒的作用［J］. 中国新药杂志，2010，19（16）: 1434-1437.

［7］覃浩，孙旭锐，欧士钰，等. 荔枝核总黄酮预防大鼠肝纤维化的初步研究［J］. 第三军医大学学报，2011，33（22）: 2353-2356.

［8］罗伟生，欧士钰，靳雅玲，等. 荔枝核总黄酮对肝纤维化大鼠核转录因子 -κB 及基质金属蛋白酶 -2 表达的影响［J］. 重庆医科大学学报，2012，37（11）: 943-948.

［9］罗伟生，欧士钰，靳雅玲，等. 荔枝核总黄酮抗大鼠肝纤维化作用的实验研究［J］. 重庆医学，2013，42（4）: 373-375, 378.

［10］罗伟生，欧士钰，靳雅玲，等. 荔枝核总黄酮抗大鼠肝纤维化的作用及其对核转录因子 -κB p65 表达的影响［J］. 广东医学，2012，33（21）: 3201-3204.

［11］傅向阳，喻勤，罗伟生，等. 荔枝核总黄酮对大鼠肝纤维化血小板衍生生长因子、肿瘤坏

死因子的影响［J］.广州中医药大学学报，2013，30（5）：685-689，774.

［12］ALA-KOKKO L，PIHLAJANIEMI T，MYERS J C，et al. Gene expression of type Ⅰ，Ⅲ and Ⅳ collagens in hepatic fibrosis induced by dimethylnitrosamine in the rat［J］. Biochem J，1987，244(1)：75-79.

［13］中华肝脏病学会肝纤维化学组.肝纤维化诊断及疗效评估共识［J］.中华肝脏病杂志，2002，10（5）：8-9.

［14］欧仕钰，罗伟生，靳雅玲，等.荔枝核总黄酮对肝纤维化大鼠肝组织 MMP-2 表达的影响［J］.中国实验方剂学杂志，2012，18（13）：209-213.

［15］NANJI A A，JOKELAINEN K，FOTOUHINIA M，et al. Increassd severity of alcoholic liver injury in female rats：role of oxidative stress，endotoxin，and chemokines［J］. Am J Physiol Gastrointest Liver Physiol，2001，281（6）：1348-1356.

［16］SAREM M，ZNAIDAK R，MACIAS M，et al. Hepatic stellate cells：its role in normal and pathological conditions［J］. Gastroenterol Hepatol，2006，29（2）：93-101.

［17］张菊艳，张翠.荔枝核化学成分及其药理作用的研究进展［J］.广东药学院学报，2014，30（6）：792-797.

［18］HYON M K，KWON E，CHOI H J，et al. Dimethylnitrosamine-induced liver fibrosis and recovery in NOD/SCID mice［J］. J Vet Med Sci，2011，73（6）：739-745.

荔枝核总黄酮治疗肝脏疾病实验研究进展

张扬武，罗伟生

荔枝核是无患子科植物荔枝的干燥成熟种子，主产于两广、福建等地。荔枝核往往被当作废弃物扔掉，造成资源的浪费和环境的污染。荔枝核归肝经、胃经，具有理气止痛、祛寒散结的功效。研究表明，其提取物之一的荔枝核总黄酮（TFL）在肝脏疾病的治疗中具有重要作用，主要表现在对乙肝病毒的抑制和抗肝纤维化等方面。本文对 TFL 的提取、分离、纯化及其在肝脏疾病中的作用进行总结，以更加清晰地阐明其在肝脏疾病中的作用机制，以期更好地开发和利用荔枝核。

1 TFL 的提取、分离纯化

1.1 提取

TFL 的主要成分为二氢黄酮[1]。提取过程要综合考虑温度、功率、提取时间、固液比对 TFL 的影响，在保证提取率的情况下尽量节约成本，综合以上几点选择出最优的生产工艺。林大专等[2] 运用超声法，得出最优的提取条件为时间 60 min，温度 100 ℃，固液比为 1∶5，50% 乙醇溶剂，TFL 的提取率为 5.98%。在罗维等[3] 的改进试验中，将固液比改为 1∶6，时间延长 40 min，用 60% 的乙醇溶剂，得出的提取率为 6.89%。而李伟等[4] 经过对测定方法及工艺的优化，得出最佳提取条件为时间 90 min，固液比为 1∶10，60% 的乙醇溶剂，在该方法条件下提取率提高到 7.323%。该工艺较前稳定，提取率较前升高，但仍旧偏低。蒋琼凤等[5] 通过微波加超声协同萃取 TFL，多次试验后得出最适宜提取条件为时间 30 min，温度 60 ℃，固液比为 1∶30，70% 的乙醇溶剂，微波 - 超声波功率为 600 ~ 800 W，此条件下 TFL 提取率达 8.201%，这可能与微波的快速加热和超声波的强烈振动有关，加速有效成分进入溶剂，从而提高提取率。该工艺有速度快、得率高等优点，可适应快速的工业化生产，促进荔枝核的有效利用。

［基金来源］国家自然科学基金项目（81360530）。

1.2　分离纯化

TFL 的分离纯化主要依靠不同型号的树脂吸附，吸附能力越强的树脂得到的浓度越高。董华群等[6]通过运用 70% 乙醇水溶液回流 3 h，得到提取物后再用大孔树脂 AB-8 进行分离纯化，最后的黄酮得率达 86.5%。王妍等[7]运用 D4006 型树脂进行静态吸附，最终其总黄酮得率为 90%，运用这一型号的树脂大大提高了 TFL 分离和纯化的效率。在另一项试验中[8]，运用 HPD800 树脂，TFL 更是达到 99.25%。运用大孔树脂吸附中药的化学成分还未达成技术的一致性和规范性，需要考虑多种因素，以确定最佳的树脂型号和吸附条件。

2　TFL 在肝脏疾病中的作用

2.1　抗乙肝病毒

TFL 具有抗鸭乙肝病毒的作用。徐庆等[9-11]通过 HepG2.2.15 细胞的培养，滴加荔枝核提取物 9 天后乙肝病毒 HBsAg 抑制率达 90.9%，HBeAg 抑制率达 84.3%。为了解其作用成分，后续实验通过提取 TFL，证实其对 HepG2.2.15 细胞的 HBsAg、HBeAg、HBV-DNA 均有明显的抑制作用。TFL 在体内也具有抗乙肝病毒的作用，以麻鸭为动物模型，让其感染 HBV 后，予 TFL 灌胃 2 周，检测用药前后麻鸭血清 HBV 载量，观察肝组织的炎性活动度，结果发现用药后血清 HBV 载量较前明显降低，肝脏染色未发现明显的点状坏死，从而证明 TFL 在体内同样具有抑制 HBV 复制和减少肝组织炎性活动的作用。

2.2　抗肝纤维化

2.2.1　诱导肝星状细胞凋亡

肝纤维化的形成是由肝细胞的慢性损伤、炎症和组织的重建导致的。肝星状细胞（HSC）受各种细胞因子的调控发生表型转变，国内外主要围绕诱导 HSC 凋亡、减少胶原分泌、促进胶原降解，从而达到抗肝纤维化的目的。覃浩等[12]认为 TFL 可抑制肝纤维化大鼠 HA、LN、PC Ⅲ 的表达，诱导 HSC 凋亡并减轻 DMN 所致肝纤维化的程度。孙旭锐等[13]在体外试验中证实，TFL 能够通过阻滞细胞周期和诱导凋亡来抑制大鼠 HSC 的增殖，达到阻滞细胞增殖周期和诱导细胞凋亡的目的。成秋宸等[14]认为 TFL 能够抑制肝纤维化大鼠肝脏 P16、PC3、PC Ⅰ 蛋白的表达，诱导 HSC 凋亡，从而逆转肝纤维化。Bcl-2 家族在调节线粒体外膜通透性对细胞凋亡的进程中具有非常重要的作用。以 Bax、Bcl-2 蛋白为代表，通过激活一系列下游基因发挥调节凋亡的作用[15]。罗伟生等[16]推测 TFL 的作用机制可能与上调 Bcl-2、下调 Bax 的表达、抑制肝细胞凋亡有关。周学东等[17]也认为 TFL 抗肝纤维化的机制可能与上调 Bcl-2、

下调 Bax 的表达有关。

2.2.2　抑制转化生长因子 –β 的信号通路

转化生长因子 -β（TGF-β）是启动邻近静息态 HSC 激活和转化的初始信号之一，其与纤维化有关的其他生长因子及调节基质代谢的各种酶，促使 HSC 激活并分泌胶原纤维，通过 Smad 信号通路激活 HSC 增殖[18]。刘侴等[19]认为 TFL 能有效地减轻肝纤维化程度，其机制可能与抑制 TGF-β_1、Smad3 高表达，上调 Smad7 表达有关。TFL 还能够通过抑制 TGF-β 及相关蛋白的表达，减少细胞外基质（ECM）的分泌，从而减缓肝纤维化的进程[20]。赵永忠等[21]推测 TFL 能有效地减轻胆总管结扎诱导的肝纤维化大鼠的肝损伤及纤维化程度，其机制可能与抑制肝内结缔组织生长因子（CTGF）和 TGF-β_1 的表达有关。孙旭锐等[13]发现 TFL 的作用机制可能通过抑制细胞 TGF-β_1 和平滑肌肌动蛋白 α（α-SMA）表达，进而阻滞细胞增殖周期和诱导细胞凋亡。黄大健等[22]发现大剂量 TFL 的作用机制可能为抑制 TGF-β_1、骨桥蛋白（OPN）的高表达，从而减少 ECM 的分泌。

2.2.3　抑制核转录因子 –κB 信号通路

p65、p50 是核转录因子 -κB（NF-κB）重要的蛋白家族成员。当细胞受到肿瘤坏死因子刺激时，NF-κB 信号通路被激活，刺激 HSC 分泌大量细胞因子，从而加重肝纤维化[23]。罗伟生等[24-26]的实验显示，TFL 具有显著的抗肝纤维化作用，可减轻机体脂质过氧化反应及抑制 NF-κB 的表达。抑制 NF-κB 相关因子 p65、MMP-2 的表达，可能是其抗肝纤维化作用机制之一。刘燕秀等[27]的研究发现，TFL 可通过抑制 NF-κB、α-SMA 的表达来发挥抗肝纤维化作用。

2.2.4　抑制 Toll 样受体信号通路

Toll 样受体（TLR）是模式识别受体家族的一员，TLR2、TLR4 是其重要成员[28]。何志国等[29-30]认为，TFL 抑制 TLR2 和 TLR4 的蛋白表达，从而减轻肝纤维化的程度。脂多糖与 TLR4 受体结合，激活 NF-κB 的表达，从而促进肝纤维化。大剂量 TFL 可能通过抑制 TLR4、NK-κB 的表达来改善肝纤维化程度。而 TLR4 还能与相应配体结合，通过分泌 TGF-β，从而促进 HSC 的活化。董勇等[31]发现 TFL 能够降低 TLR4 在 HSC-T6 中的表达，抑制其细胞增殖和诱导细胞凋亡，从而达到抗肝纤维化的效果。

2.2.5　抑制血小板衍生生长因子信号通路

血小板衍生生长因子（PDGF）是人体血小板中的一种蛋白质生长因子，是一种促细胞分裂剂，可刺激肌成纤维细胞等多种细胞分裂增殖[32]。PDGF 可以对 HSC 起到趋化作用，使 HSC 转化为肌成纤维细胞。TNF-α 也是重要的促纤维化因子，通过刺激 HSC、肌成纤维细胞的增殖，促进 PDGF 等细胞因子的合成，促进肝纤维化的形成和发展[33]。傅向阳等[34]认为 TFL 可以下调肝纤维化大鼠的 PDGF、TNF-α mRNA 表达水平，因此具有一定的抗肝纤维化作用。

3　问题与展望

目前，TFL 的提取率仍旧偏低，加大对 TFL 提取工艺研究和改进的力度，将对荔枝核废弃物的有效利用产生深远影响。多项研究已经证实，TFL 具有抗鸭乙肝病毒、抗肝纤维化的作用，其抗肝纤维化的作用机制与上述多种信号转导机制有关。肝纤维化是由多种细胞因子、多种信号通路转导共同参与形成的，因此，深入研究各信号通路及关联因子之间的联系，为阻断 HSC 激活、逆转肝纤维化提供新的思路。另外，深入各组学，如基因组学、蛋白质组学、代谢组学等的研究，更能从整体、联系的层面揭示 TFL 抗肝纤维化的作用机制，对发现 HSC 药物作用靶点、信号转导通路及其后期的开发研究具有重要意义。

参考文献

[1] 张菊艳，张萃．荔枝核化学成分及其药理作用的研究进展［J］．广东药学院学报，2014（6）：792-797.

[2] 林大专，惠春，孙全乐，等．超声法提取荔枝核黄酮类化合物的工艺研究［J］．医药导报，2013，32（9）：1221-1223.

[3] 罗维，罗俊．荔枝核总黄酮提取分离工艺的研究［J］．中国医药指南，2012（28）：69-70.

[4] 李伟，杨兆丽，詹利之，等．荔枝核总黄酮提取测定方法及工艺的优化［J］．中医学报，2011，26（6）：701-703.

[5] 蒋琼凤，袁志辉．荔枝核中总黄酮和多糖的连续提取工艺研究［J］．中国食品添加剂，2015（7）：111-116.

[6] 董华群，张英慧，黄剑波，等．荔枝黄酮提取和大孔树脂分离及其组分的 HPLC 分析［J］．中国实验方剂学杂志，2012，18（11）：111-115.

[7] 王妍，俞发．大孔吸附树脂富集荔枝核中总黄酮类成分的工艺研究［J］．辽宁中医药大学学报，2009，11（9）：160-162.

[8] 江敏，胡小军，林彩霞，等．树脂法分离纯化荔枝核黄酮［J］．食品与发酵工业，2013，39（3）：206-209.

[9] 徐庆，陈全斌，义祥辉，等．荔枝核提取物对 HepG2.2.15 细胞系 HBsAg 与 HBeAg 表达的影响［J］．中国医院药学杂志，2004，24（7）：393-395.

[10] 徐庆，宋芸娟，陈全斌，等．荔枝核黄酮类化合物对 HepG2.2.15 细胞系 HBsAg 与 HBeAg 表达及 HBV-DNA 含量的影响［J］．第四军医大学学报，2004，25（20）：1862-1866.

［11］徐庆，宋芸娟，李丽亚，等．荔枝核总黄酮的抗鸭乙型肝炎病毒作用［J］.世界华人消化杂志，2005，13（17）：2082-2085.

［12］覃浩，孙旭锐，欧士玉，等．荔枝核总黄酮预防大鼠肝纤维化的初步研究［J］.第三军医大学学报，2011，33（22）：2353-2356.

［13］孙旭锐，覃浩，罗伟生，等．荔枝核总黄酮对大鼠肝星状细胞增殖的抑制作用［J］.广东医学，2012，33（15）：2215-2217.

［14］成秋宸，赵永忠，李胜联，等．荔枝核总黄酮对胆汁淤积性肝纤维化大鼠抗肝纤维化的机制探讨［J］.医药论坛杂志，2013，34（12）：11-14.

［15］VICK B，WEBER A，URBANIK T，et al. Knockout of myeloid cell leukemia-1 induces liver damage and increases apoptosis susceptibility of murine hepatocytes［J］. Hepatology，2009，49（2）：627-636.

［16］罗伟生，靳雅玲，欧士钰，等．荔枝核总黄酮对肝纤维化大鼠肝细胞 Bcl-2/Bax 表达的影响［J］.世界华人消化杂志，2012，20（18）：1602-1608.

［17］周学东，刘庆涛．荔枝核总黄酮对肝纤维化模型大鼠肝细胞损伤的改善作用［J］.中国药房，2015（22）：3099-3102.

［18］CHENG J H，SHE H，HAN Y P，et al. Wnt antagonism inhibits hepatic stellate cell activation and liver fibrosis［J］. Am J Physiol Astrointest Liver Physiol，2008，294（1）：G39-49.

［19］刘伶，赵永忠，肖绪华，等．荔枝核总黄酮对肝纤维化大鼠 TGF-β_1 及 Smad3、7 表达的影响［J］.重庆医学，2012，41：1299-1301.

［20］喻勤，傅向阳，罗伟生，等．荔枝核总黄酮对大鼠肝纤维化 TGF-β/Smad 信号通路的影响［J］.中国实验方剂学杂志，2013，19（18）：223-227.

［21］赵永忠，肖绪华，漆志平，等．荔枝核总黄酮对大鼠肝纤维化 TGF-β_1 及 CTGF 表达的影响［J］.河北医药，2010，32（10）：1194-1196.

［22］黄大健，赵永忠，卢青，等．转化生长因子-β_1和骨桥蛋白在肝纤维化大鼠肝组织的表达及荔枝核总黄酮的干预［J］.实用医学杂志，2013，29（22）：3646-3649.

［23］SUGIMOTO R，ENJOJI M，NAKAMUTA M，et al. Effect of IL-4 and IL-13 on collagen production in cultured LI90 human hepatic stellate cells［J］. Liver International，2005，25（2）：420-428.

［24］罗伟生，欧士钰，靳雅玲，等．荔枝核总黄酮抗肝纤维化作用的实验研究［J］.重庆医学，2013，42（4）：373-375.

［25］罗伟生，欧士钰，靳雅玲，等．荔枝核总黄酮对肝纤维化大鼠核转录因子-κB 及基质金属蛋白酶-2表达的影响［J］.重庆医科大学学报，2012，37（11）：943-948.

［26］罗伟生，欧士钰，靳雅玲，等．荔枝核总黄酮抗大鼠肝纤维化的作用及其对核转录因

子-κBp65 表达的影响［J］.广东医学，2012，33（21）：3201-3204.

［27］刘燕秀，赵永忠，李彩，等.荔枝核总黄酮对 TGF-β₁ 诱导的大鼠肝星状细胞内 NF-κB、α-SMA 表达的影响［J］.天津医药，2015（11）：1258-1262.

［28］KATSARGYRIS A，KLONARIS C，ALEXANDROU A，et al. Toll-like receptors in liver ischemia reperfuion injury：a novel target for therapeutic modulation？［J］. Expert Opin Ther Targets，2009，13（4）：427-442.

［29］何志国，赵永忠，卢青，等.荔枝核总黄酮对肝纤维化大鼠肝组织 Toll 样受体 2、4 表达的影响［J］.广东医学，2013，34（19）：2926-2930.

［30］何志国，赵永忠，卢青，等.荔枝核总黄酮对肝纤维化大鼠肝组织 TLR4/NF-κB 信号通路的影响［J］.医药导报，2014，33（3）：286-290.

［31］董勇，赵永忠，肖绪华，等.荔枝核总黄酮对活化大鼠肝星状细胞的增殖抑制作用及 TLR4 表达的影响［J］.安徽医科大学学报，2015（4）：432-436.

［32］SUGIMOTO R，ENJOJI M，NAKAMUTA M，et al. Effect of IL-4 and IL-13 on collagen production in cultured LI90 human hepatic stellate cells［J］. Liver Int，2005，25（2）：420-428.

［33］CHONG L W，HSU Y C，CHIU Y T，et al. Anti-fibrotic effects of thalidomide on hepatic stellate cells and dimethylnitrosamine-intoxicated rats［J］. J Biomed Sci，2006，13（3）：420-428.

［34］傅向阳，喻勤，罗伟生，等.荔枝核总黄酮对大鼠肝纤维化血小板衍生生长因子、肿瘤坏死因子的影响［J］.广州中医药大学学报，2013，30（5）：685-689，774.

荔枝核总黄酮对肝星状细胞增殖的
抑制作用及其机制

陈桂泓，刘瑞，刘盛楠，罗伟生

【摘要】目的：探讨荔枝核总黄酮（TFL）对肝星状细胞（HSC）-T6增殖的抑制作用及其机制。方法：体外培养HSC-T6并随机分为对照组及TFL低剂量组、TFL中剂量组、TFL高剂量组，均置于含10% FBS的培养基中培养，TFL低剂量组、TFL中剂量组、TFL高剂量组分别加入TFL，浓度分别为160 μg/mL、320 μg/mL、640 μg/mL。分别于作用24 h、48 h、72 h时，采用MTT法检测细胞增殖情况（吸光度 A 值）。作用72 h时采用RT-PCR法、Western blot法检测基质金属蛋白酶2（MMP-2）、组织金属蛋白酶抑制剂1（TIMP-1）的mRNA和蛋白表达。结果：除TFL高剂量组作用48 h、72 h外，各组随着作用时间的延长，HSC-T6的吸光度 A 值均明显增加（ $P < 0.05$ ）。作用24 h时，各组HSC-T6的吸光度 A 值变化不明显；作用48 h时，TFL低剂量组、TFL中剂量组、TFL高剂量组HSC-T6的吸光度 A 值明显低于对照组，TFL高剂量组的差异最显著（ $P < 0.05$ ）；作用72 h时，随着TFL浓度增加HSC-T6吸光度 A 值逐渐降低（ $P < 0.05$ ）。作用72 h时，TFL低剂量组、TFL中剂量组、TFL高剂量组MMP-2、TIMP-1的mRNA和蛋白相对表达量均低于对照组，且随着TFL浓度升高相对表达量逐渐降低（ $P < 0.05$ ）。结论：TFL可抑制HSC-T6增殖，具有时间和浓度依赖性，其作用机制可能与下调MMP-2及TIMP-1的表达有关。

【关键词】肝纤维化；TFL；HSC；MMP-2；TIMP-1

研究证实，肝纤维化的形成是细胞外基质（ECM）的生成和降解失衡[1]。MMP-2及TIMP-1是调节胶原纤维生成和降解的重要因子[2]，二者表达失衡可导致ECM堆积，促进肝纤维化的发生及发展。HSC既是肝纤维化中ECM生成的主要细胞，也是MMP-2及TIMP-1生成的主要场所。TFL是从荔枝核中提取的具有药理活性的主要成分，具有保肝护肝的作用。本课题组前期研究发现，TFL在一定浓度范围内可抑制大鼠

［基金项目］国家自然科学基金项目（81360530）。

HSC 增殖，减少 HSC 分泌胶原蛋白[3-6]。为进一步探究 TFL 对 HSC 增殖的抑制作用及其抗肝纤维化的机制，本试验于 2015 年 9 月—2016 年 7 月进行了如下研究。现将研究过程及结果报告如下。

1　材料与方法

1.1　材料

HSC-T6 细胞购自中国科学院昆明动物研究所细胞库。TFL 购自南京泽朗医药科技有限公司，纯度为 80%。实验前称取 TFL 粉末 20 mg，完全溶解于 125 μL DMSO，再加入 24875 μL 培养基，配成 800 μg/mL TFL 母液；实验时用含 10% FBS 的培养基稀释为 160 μg/mL、320 μg/mL、640 μg/mL。

光栅型连续波长酶标仪、梯度 PCR 仪（美国 Sigma 公司）；JS-780 全自动凝胶成像分析系统（上海培清科技有限公司）；电泳及转膜系统（美国 Bio-Rad 公司）；Tanon 5200 全自动化学发光图像分析系统（上海天能科技有限公司）；FBS（美国 Gemini 公司）；DMEM 高糖培养液（赛默飞世尔科技有限公司）；MTT（北京沃凯生物科技有限公司）；总 RNA 提取试剂盒、2×Taq PCR Master Mix（天根生化科技有限公司）；cDNA 第一链合成试剂盒（美国 Life technologies 公司）；MMP-2 及 TIMP-1 引物的设计及合成、MMP-2 抗体（美国 Proteintech 公司）；TIMP-1 抗体（南京恩晶生物有限公司）；山羊抗兔 IgG 抗体（北京中杉金桥生物技术有限公司）。

1.2　实验方法

1.2.1　细胞培养及分组干预

取大鼠 HSC-T6 置于含 10%FBS 的培养基中，置于 37 ℃、5% CO_2、恒温培养箱中培养；隔天换液，待细胞生长至 80% 融合时，用胰酶消化，传代。取对数生长期细胞接种于 96 孔板，每孔 1000 个。待细胞贴壁后将细胞分为 4 组，分别加入含 10% FBS 的培养基（对照组）及浓度为 160 μg/mL、320 μg/mL、640 μg/mL TFL 的含 10% FBS 的培养基（分别为 TFL 低剂量组、TFL 中剂量组、TFL 高剂量组），各 200 μL，每组设 5 个复孔。用于后续实验。

1.2.2　细胞增殖检测

采用 MTT 法。各组作用 24 h、48 h、72 h 时吸净孔内培养基，用 PBS 冲洗 2 次，加入不含 FBS 的培养基，再加入 5 mg/mL MTT 溶液 20 μL 作用 4 h，吸净孔内溶液，再加入 150 μL DMSO 溶液，37 ℃摇床低速摇匀 10 min。采用酶标仪检测各孔 490 nm 波长处的吸光度值。

1.2.3　细胞 MMP-2、TIMP-1 mRNA 表达检测

采用 RT-PCR 法。取各组作用 72 h 的细胞，采用 TRIzol 法提取细胞总 RNA，用 DNA/RNA 浓度测定仪检测总 RNA 的浓度和纯度。按 cDNA 第一链合成试剂盒操作，逆转录为 cDNA，然后进行 PCR 扩增。引物序列如下：

MMP-2：上游引物 5′-GTCGCCCATCATCAAGT-TCC-3′，下游引物 5′-GCATG-GTCTCGATGGTGTTC-3′，扩增产物 200 bp。

TIMP-1：上游引物 5′-GATATGTCCACAAGTCCCAGAA-3′，下游引物 5′-CAGA-TTATGCCAGGGAACCA-3′，扩增产物 113 bp。

β-actin：上游引物 5′-CCCATCTATGAGGGTTACGC-3′，下游引物 5′-TTTA-ATGTCACGCACGATTTC-3′，扩增产物 150 bp。

PCR 反应体系参照天根生化科技（北京）有限公司 angenGTCACGCACGAT 试剂盒说明书。PCR 反应条件：94 ℃ 3 min，94 ℃ 30 s，55 ℃（MMP-2）或 50 ℃（TIMP-1）30 s，72 ℃ 1 min，共 30 个循环，最后 72 ℃ 5 min。以 β-actin 作为内参。取 5 μL 合成的 PCR 产物在 2% 琼脂糖凝胶上进行电泳，电压调至 100V，电泳液为 1×TBE。分析仪拍照后采用凝胶成像分析系统分析各条带灰度值。以 MMP-2 或 TIMP-1 条带灰度值与 β-actin 条带灰度值的比值作为 MMP-2 或 TIMP-1 mRNA 的相对表达量。

1.2.4　细胞 MMP-2、TIMP-1 蛋白表达检测

细胞 MMP-2、TIMP-1 蛋白表达检测采用 Western blot 法。取各组作用 72 h 的细胞，采用 RIPA 蛋白裂解法提取总蛋白，BCA 法进行蛋白定量。蛋白样品经 100 ℃水浴变性后，进行 SDS-PAGE 电泳分离，湿转法转移至 PVDF 膜，PVDF 膜用含 5% 脱脂牛奶室温封闭 1 h，加入相应的一抗，4 ℃孵育过夜，用 TBST 于室温条件下在摇床上洗膜 6 min×5 次，室温下二抗孵育 1 h，采用 TBST 于室温条件下在摇床上洗膜 6 min×5 次，ECL 显影。采用 Image J 图像分析软件进行分析。以目的蛋白吸光度（OD）值与内参蛋白 OD 值的比值作为 MMP-2 或 TIMP-1 蛋白的相对表达量。

1.3　统计学方法

采用 SPSS 18.0 对数据进行统计分析。符合正态分布的计量资料以平均数 ± 标准差（$\bar{x} \pm s$）表示，多组间比较采用单因素方差分析，组间多重比较采用 LSD-t 法，$P < 0.05$ 为差异有统计学意义。

2　结果

2.1　各组细胞增殖情况比较

除 TFL 高剂量组作用 48 h、72 h 外，各组随着作用时间的延长，HSC-T6 增殖均

明显增加（$P < 0.05$）。作用 24 h 时，各组 HSC-T6 增殖变化不明显；作用 48 h 时，TFL 低剂量组、TFL 中剂量组、TFL 高剂量组 HSC-T6 增殖明显低于对照组，以 TFL 高剂量组最明显（$P < 0.05$）；作用 72 h 时，随着 TFL 浓度增加，各 TFL 组 HSC-T6 增殖逐渐降低（$P < 0.05$），见表 1。

表 1　各组细胞增殖活性比较（$\bar{x} \pm s$）

组别	细胞增殖活性（A 值）		
	24 h	48 h	72 h
对照组	0.223 ± 0.028	0.536 ± 0.029▲	0.900 ± 0.048▲▽
TFL 低剂量组	0.222 ± 0.039	0.506 ± 0.046*▲	0.756 ± 0.034*▲▽
TFL 中剂量组	0.220 ± 0.037	0.486 ± 0.043*▲	0.602 ± 0.045*#▲▽
TFL 高剂量组	0.217 ± 0.025	0.395 ± 0.045*#△▲	0.394 ± 0.051*#△▲

注：与对照组同时间点相比，*$P < 0.05$；与 TFL 低剂量组同时间点相比，#$P < 0.05$；与 TFL 中剂量组同时间点相比，△$P < 0.05$；与同组 24 h 相比，▲$P < 0.05$；与同组 48 h 相比，▽$P < 0.05$。

2.2　各组细胞 MMP-2、TIMP-1 mRNA 和蛋白表达比较

作用 72 h 时，TFL 低剂量组、TFL 中剂量组、TFL 高剂量组的 MMP-2、TIMP-1 mRNA 和蛋白相对表达量均低于对照组，且随着 TFL 浓度升高，其相对表达量逐渐降低（$P < 0.05$），见表 2。

表 2　各组细胞 MMP-2、TIMP-1 的 mRNA 和蛋白相对表达量比较（$\bar{x} \pm s$）

组别	MMP-2		TIMP-1	
	mRNA	蛋白	mRNA	蛋白
对照组	0.926 ± 0.035	0.317 ± 0.024	1.676 ± 0.068	0.273 ± 0.017
TFL 低剂量组	0.430 ± 0.039*	0.257 ± 0.022*	1.470 ± 0.076*	0.185 ± 0.019*
TFL 中剂量组	0.230 ± 0.038*#	0.225 ± 0.013*#	1.302 ± 0.067*#	0.142 ± 0.021*#
TFL 高剂量组	0.125 ± 0.033*#△	0.203 ± 0.025*#	0.898 ± 0.062*#△	0.096 ± 0.020*#△

注：与对照组相比，*$P < 0.05$；与 TFL 低剂量组相比，#$P < 0.05$；与 TFL 中剂量组相比，△$P < 0.05$。

3　讨论

肝纤维化是肝损伤发展为肝硬化、肝癌的必经阶段，积极干预可延缓或阻止肝纤维化的进展，延长患者生存时间，提高患者生活质量。研究发现，肝纤维化是慢性肝损伤情况下 ECM 生成和降解失衡，导致 ECM 异常沉积的结果[7]。HSC 活化被认为

是肝纤维化发生、发展的中心环节[8]。HSC 正常的生理功能是通过调控 TGF-β-Smad/PPARγ 等多条信号通路，使 ECM 的生成和降解处于动态平衡，从而维持正常的肝脏结构和功能。活化的 HSC 具有很强的胶原合成能力，可导致 ECM 生成增多[9]，从而促进肝纤维化的形成。TGF-β-Smad/PPARγ 信号通路是肝纤维化的主要通路之一，肝纤维化发生时，过表达的 TGF-β 可造成静息态 HSC 的激活与转化，同时通过调节 Smads 因子结合与肝纤维化相关的基因位点，如胶原蛋白、重组人结缔组织生长因子（CTGF）、MMP、TIMP 等，促进 ECM 的生成并抑制其降解。激活的 HSC 又可分泌大量 TGF-β，这种自分泌的正反馈机制不断推动肝纤维化的发展。

MMP 是降解 ECM 的主要因子，能够降解除多糖外的所有 ECM 成分。MMP-2 可参与 ECM 的降解，特别是 ECM 的主要成分Ⅳ型胶原蛋白的降解，破坏基底膜，为 HSC 活化创造了有利条件，从而促进肝纤维化的发生。TIMP 可抑制 MMP 的活性，从而抑制 ECM 的降解；两者均由 HSC 分泌及调控，共同维持 ECM 生成和降解的平衡[10-11]。HSC 活化后 TIMP 分泌增多，可抑制 ECM 降解；在肝纤维化早期，HSC 分泌的 MMP 增多，降解破坏基底膜，使肝脏正常结构遭到破坏，促使肝纤维化进一步发展[12]。随着肝纤维化的发展，MMP 活性逐渐降低，至肝硬化阶段时，MMP 活性进一步降低。胶原酶活性降低的原因可能有生物合成减少、抑制物增多、酶原活化障碍等[13-14]。MMP-2 与 TIMP-1 是 TGF-β-Smad/PPARγ 信号通路的重要下游因子，二者表达失衡均可造成 ECM 的异常堆积，继而促进肝纤维化的发展。

研究发现，TFL 可通过 TGF-β-Smad/PPARγ 信号通路，影响 HSC 中 PPARγ、CTGF、Smad3、Smad4 等的表达，发挥抗肝纤维化的作用[3-6]。但其抗肝纤维化作用是否与 TGF-β-Smad/PPARγ 信号通路的下游因子 MMP-2、TIMP-1 表达变化有关，目前尚不清楚。

本研究结果显示，当 TFL 作用 24 h 时，各 TFL 组细胞增殖活性变化不明显；当作用 48 h、72 h 时，TFL 低剂量组、TFL 中剂量组随作用时间的延长，HSC-T6 增殖活性明显降低；作用 48 h 时，各 TFL 组细胞增殖活性均明显低于对照组，以 TFL 高剂量组变化最明显；作用 72 h 时，各 TFL 组随着 TFL 浓度的增加，细胞增殖活性逐渐降低。说明 TFL 可抑制 HSC 增殖，作用具有时间、浓度依赖性。本研究还发现，当 TFL 作用 72 h 时，各 TFL 组细胞 MMP-2、TIMP-1 mRNA 和蛋白表达均下调，且 TFL 浓度越高，下调越明显。由此推断，TFL 可能通过调控 TGF-β-Smad/PPARγ 信号通路的下游因子 MMP-2、TIMP-1 的表达，从而改善 ECM 的生成和降解失衡，继而抑制 HSC 增殖，发挥抗肝纤维化的作用[15]。

综上所述，TFL 可抑制大鼠 HSC 的增殖活性，其机制与其抑制 MMP-2、TIMP-1 的表达有关，这为 TFL 用于肝纤维化的治疗提供了依据。

参考文献

［1］IREDALE J P. Models of liver fibrosis：exploring the dynamic nature of inflammation and repair in a solid organ［J］. J Clin Invest，2007，117（3）：539-548.

［2］余维巍，夏秦. 丙酸氟替卡松吸入对肺纤维化大鼠 MMP-2、TIMP-1 表达的影响［J］. 华中科技大学学报（医学版），2010，39（5）：667-671.

［3］黄红，康毅，黄旭平，等. 荔枝核总黄酮对大鼠肝纤维化 Smad3、Smad4 及 TIMP-1 信号表达的影响［J］. 世界华人消化杂志，2016，24（2）：176-186.

［4］刘瑞，陈桂泓，徐伶俐，等. 荔枝核总黄酮及罗格列酮对大鼠肝星状细胞 HSC-T6 PPARγ和 CTGF 表达的影响［J］. 实用医学杂志，2016，32（3）：344-347.

［5］董勇，赵永忠，肖绪华，等. 荔枝核总黄酮对活化大鼠肝星状细胞的增殖抑制作用及 TLR4 表达的影响［J］. 安徽医科大学学报，2015（4）：432-436.

［6］徐伶俐，罗伟生，谭宁，等. p27 在荔枝核总黄酮抑制人肝星状细胞 LX2 增殖过程中的表达及其意义［J］. 世界华人消化杂志，2015，23（4）：539-546.

［7］AHMAD A，AHMAD R. Understanding the mechanism of hepatic fibrosis and potential therapeutic approaches［J］. Saudi J Gastroenterol，2012，18（3）：155-167.

［8］BANSAL R，PRAKASH J，RUITER M D，et al. Interferon gamma peptidomimetic targeted to hepatic stellate cells ameliorates acute and chronic liver fibrosis in vivo［J］. J Control Release，2014（179）：18-24.

［9］GRESSNER O A，GRESSNER A M. Connective tissue growth factor：a fibrogenic master switch in fibrotic liver diseases［J］. Liver Int，2008，28（8）：1065-1079.

［10］GUO J，FRIEDMAN S L. Hepatic fibrogenesis［J］. Semin Liver Dis，2007，27（4）：413-426.

［11］FRIEDMAN S L. Mechanisms of hepatic fibrogenesis［J］. Gastroenterology，2008，134（6）：1655-1669.

［12］吕靖，陆雄，陶艳艳，等. 肝纤维化小鼠肝组织血管新生特点及其形成机制［J］. 肝脏，2011，16（1）：35-40.

［13］傅向阳，喻勤，罗伟生. 基质金属蛋白酶和白细胞介素 -10 因子在抗肝纤维化中的作用机制［J］. 中国医药导报，2012，9（34）：33-35.

［14］康毅，罗伟生，黄红，等. 荔枝核总黄酮对肝纤维化大鼠模型 PPARγ/c-Ski 表达的影响［J］. 世界科学技术：中医药现代化，2016，18（1）：106-111.

［15］GARCIA-TSAO G，SANYAL A J，GRACE N D，et al. Prevention and management of gastroesophageal varices and variceal hemorrhage in cirrhosis［J］. Am J Gastroenterol，2007，102（9）：2086-2102.

荔枝核总黄酮对大鼠肝星状细胞 HSC-T6 增殖及 PPARγ、TGF-β₁ 表达的影响

张扬武，罗伟生，康毅，禤传凤，王仕衍，张夏，陈姗，蔡碧莲

【摘要】目的：探讨荔枝核总黄酮（TFL）对大鼠肝星状细胞 HSC-T6 增殖及过氧化物酶体增殖物激活受体 γ（PPARγ）、转化生长因子 -β₁（TGF-β₁）表达的影响及其机制，为肝纤维化的临床治疗提供依据。方法：将体外培养的 HSC-T6 细胞分为观察 1 组、观察 2 组、观察 3 组和对照组。观察 1 组加 640 μg/mL 的 TFL，观察 2 组加 640 μg/mL 的 TFL 和 15 μmol/L 的罗格列酮，观察 3 组加 640 μg/mL 的 TFL 和 2 μmol/L 的 GW9662，对照组加正常培养基。各组均培养 72 h。采用 CCK-8 法检测各组细胞增殖情况（结果以 OD_{450} 值表示）；采用实时荧光定量 PCR 法检测各组细胞 PPARγ、TGF-β₁ mRNA 相对表达量；采用免疫组化 SP 法检测各组细胞 PPARγ、TGF-β₁ 蛋白阳性表达率。结果：培养 72 h，观察 1 组、观察 2 组、观察 3 组 OD_{450} 值均低于对照组（$P < 0.05$），观察 2 组 OD_{450} 值低于观察 1 组（$P < 0.05$），观察 3 组 OD_{450} 值高于观察 1 组（$P < 0.05$）。观察 1、2、3 组 PPARγ mRNA 相对表达量和蛋白阳性表达率均高于对照组（$P < 0.05$）；TGF-β₁ mRNA 相对表达量和蛋白阳性表达率均低于对照组（$P < 0.05$）；观察 2 组 PPARγ mRNA 相对表达量和蛋白阳性表达率均高于观察 1 组（$P < 0.05$），TGF-β₁ mRNA 相对表达量和蛋白阳性表达率均低于观察 1 组（$P < 0.05$）；观察 3 组 PPARγ mRNA 相对表达量和蛋白阳性表达率均低于观察 1 组（$P < 0.05$），TGF-β₁ mRNA 相对表达量和蛋白阳性表达率均高于观察 1 组（$P < 0.05$）。结论：TFL 能够抑制大鼠 HSC-T6 的增殖，该作用可能与其上调 PPARγ 表达、下调 TGF-β₁ 表达有关。

【关键词】肝纤维化；TFL；HSC-T6；PPARγ；TGF-β₁；大鼠

　　荔枝核味甘、微苦，归肝经、肾经，具有祛寒止痛、行气散结的功效，TFL 是荔枝核药理活性的主要成分之一。研究表明，TFL 具有明显的抗肝纤维化作用；TFL 能够上调 PPARγ、下调结缔组织生长因子的表达，逆转肝纤维化[1]；TFL 可通过上调

［基金项目］国家自然科学基金项目（81360530），国家自然科学基金项目（81660779）。

PPARγ/c-Ski、下调平滑肌肌动蛋白 α（α-SMA）抑制肝星状细胞的活化[2]。但其对 PPARγ/TGF-β₁ 信号通路有无交叉影响尚不明确。2016 年 1 月—2017 年 2 月，我们观察了 TFL 对大鼠肝星状细胞 HSC-T6 增殖及 PPARγ、TGF-β₁ 表达的影响，现将分析结果并探讨其机制，旨在为肝纤维化的临床治疗提供依据。

1　材料与方法

1.1　材料

HSC-T6 细胞购自中国科学院昆明动物研究所细胞库；TFL 购自南京泽朗医药科技有限公司，纯度为 85%；罗格列酮、GW9662 购自上海皓元生物医药科技有限公司；FBS、DMEM 高糖培养基购自维森特生物技术（南京）有限公司；CCK-8 试剂盒购自日本 Dojindo 公司；总 RNA 提取试剂盒、反转录试剂盒、荧光定量 PCR 试剂盒、PPARγ、TGF-β₁、GAPDH 内参引物购自宝生物工程（大连）有限公司；PPARγ、TGF-β₁ 一抗购自美国 Abcam 公司；兔免疫组化 SP 试剂盒购自北京中杉金桥生物技术有限公司。

1.2　细胞分组及干预

电子天平称量 20 mg TFL 溶解于 125 μL 的 DMSO 中，加入完全培养基至 25 mL，过滤配制成 800 μg/mL 的母液，然后用完全培养基稀释成 640 μg/mL 的工作液[1]；参考文献［3］［4］的方法制作罗格列酮工作液（浓度为 15 μmol/L）和 GW9662 工作液（浓度为 2 μmol/L）。取处于对数生长期的 HSC-T6 细胞，胰酶消化后进行细胞计数，调整细胞密度为 2×10^4/mL，吹悬打匀后以每孔 100 μL 接种于 96 孔培养板。设观察 1 组、观察 2 组、观察 3 组和对照组，每组 5 孔。细胞完全贴壁后弃去旧培养基，观察 1 组加 640 μg/mL 的 TFL，观察 2 组加 640 μg/mL 的 TFL 和 15 μmol/L 的罗格列酮，观察 3 组加 640 μg/mL 的 TFL 和 2 μmol/L 的 GW9662，对照组加正常培养基；继续培养 72 h。

1.3　相关指标观察

1.3.1　各组细胞增殖情况采用 CCK-8 法

各组细胞培养 72 h 后弃培养基，加入新的完全培养基后每孔加入 10 μL 的 CCK-8 溶液，置于 37 ℃培养箱孵育 1 h，多功能酶标仪上测定 450 nm 处的 OD 值（OD_{450} 值）。

1.3.2　PPARγ、TGF-β₁ mRNA 表达采用实时荧光定量 PCR 法

培养 72 h 后用 TRIzol 法提取各组细胞总 RNA，逆转录合成 cDNA，用 SYBR™PremixEx Taq TM Ⅱ试剂盒按说明书行实时荧光定量 PCR，以 GAPDH 为内参物。

GAPDH：上游引物 5′-ATGG-GAAGCTGGTCATCAAC-3′，下游引物 5′-GTGGTT-CACACCCATCACAA-3′。

PPARγ：上游引物 5′-CTGTTT-TATGCTGTTATGGGT-3′，下游引物 5′-GTCAAAG-GAATGGGAGTGGTC-3′。

TGF-β$_1$：上游引物 5′-CTGGGGC-CCTGCCCCTACAT-3′，下游引物 5′-CTTGGGC-TTGCGACCCACGT-3′。

采用美国 ABI7300PCR 仪进行扩增，两步法反应条件如下：95 ℃ 30 s，95 ℃ 5 s，60 ℃ 30 s，44 个循环。读取 Ct 值，采用 $2^{-\Delta\Delta Ct}$ 法计算目的基因 mRNA 相对表达量。

1.3.3　PPARγ、TGF-β$_1$ 蛋白表达采用免疫组化 SP 法

培养 72 h 后取各组细胞用 4% 多聚甲醛固定，3% H_2O_2 消除内源性过氧化氢酶，正常血清封闭后分别加入鼠抗人 PPARγ、TGF-β$_1$ 单克隆抗体，4 ℃孵育过夜，随后加入生物素二抗工作液及辣根酶标记链霉卵白素工作液，经 DAB 显色，脱水、封片，在光学显微镜下观察。每组随机选取 9 个有意义的高倍镜视野进行观察，可见细胞质呈特异性棕褐色阳性染色，计算每个视野下细胞中阳性细胞所占的百分数，即阳性表达率。

1.4　统计学方法

采用 SPSS 17.0 对数据进行统计处理。计量资料以 $\bar{x} \pm s$ 表示，组间比较采用 q 检验。$P < 0.05$ 为差异具有统计学意义。

2　结果

2.1　各组细胞增殖情况比较

培养 72 h 时，观察 1 组、观察 2 组、观察 3 组和对照组 OD$_{450}$ 值分别为（1.534 ± 0.016）nm、（1.318 ± 0.006）nm、（1.846 ± 0.017）nm、（2.244 ± 0.084）nm。观察 1 组、观察 2 组、观察 3 组 OD$_{450}$ 值均低于对照组（$P < 0.05$），观察 2 组 OD$_{450}$ 值低于观察 1 组（$P < 0.05$），观察 3 组 OD$_{450}$ 值高于观察 1 组（$P < 0.05$）。

2.2　各组 PPARγ、TGF-β$_1$ mRNA 相对表达量比较

观察 1 组、观察 2 组、观察 3 组 PPARγ mRNA 相对表达量均高于对照组（$P < 0.05$），TGF-β$_1$ mRNA 相对表达量均低于对照组（$P < 0.05$）。观察 2 组 PPARγ mRNA 相对表达量高于观察 1 组（$P < 0.05$），TGF-β$_1$ mRNA 相对表达量低于观察 1 组（$P < 0.05$）。观察 3 组 PPARγ mRNA 相对表达量低于观察 1 组（$P < 0.05$），TGF-β$_1$ mRNA 相对表达量高于观察 1 组（$P < 0.05$），见表 1。

表1 培养 72 h 后各组 PPARγ、TGF-β₁ mRNA 相对表达量
和蛋白阳性表达率比较 ($\bar{x} \pm s$)

组别	PPARγ mRNA 相对表达量	TGF-β₁ mRNA 相对表达量	PPARγ 蛋白阳性表达率（%）	TGF-β₁ 蛋白阳性表达率（%）
观察 1 组	1.524±0.066*	0.574±0.049*	49.33±8.09*	13.67±2.83*
观察 2 组	2.505±0.166*#	0.477±0.029*#	76.33±5.72*#	7.11±1.62*#
观察 3 组	1.181±0.054*#	0.864±0.442*#	24.78±4.66*#	27.56±5.48*#
对照组	1.000±0.000	1.000±0.000	12.89±3.55	48.89±6.74

注：与对照组相比，*$P < 0.05$；与观察 1 组相比，#$P < 0.05$。

2.3 各组 PPARγ、TGF-β₁ 蛋白阳性表达率比较

3 个观察组 PPARγ 蛋白阳性表达率均高于对照组（$P < 0.05$），TGF-β₁ 蛋白阳性表达率均低于对照组（$P < 0.05$）。观察 2 组 PPARγ 蛋白阳性表达率高于观察 1 组（$P < 0.05$），TGF-β₁ 蛋白阳性表达率低于观察 1 组（$P < 0.05$）。观察 3 组 PPARγ 蛋白阳性表达率低于观察 1 组（$P < 0.05$），TGF-β₁ 蛋白阳性表达率高于观察 1 组（$P < 0.05$），见表 1。

3 讨论

肝纤维化是多种慢性肝脏疾病转化成肝硬化的必经阶段。逆转肝纤维化是阻断肝脏疾病转化成肝硬化的唯一方法[5]。纤维化的形成是由于 HSC 的激活从而导致大量的细胞外基质（ECM）沉积于肝内，而 HSC 激活的同时又可分泌大量的 TGF-β₁，这种自分泌的正反馈机制使 TGF-β₁ 加强储脂细胞合成胶原，促进大量 ECM 合成，从而促进肝纤维化不断进展[6]。研究证实，PPARγ 通路可抑制 HSC 的活化而延缓肝纤维化进程，PPARγ 可能是一种新的治疗纤维化疾病的药理学靶点[7]。PPARγ 活性降低与 HSC 成纤维细胞样活化关系密切，而给予活化的 HSC 多种内源性 PPARγ 或外源性 PPARγ 配体可显著抑制 HSC 纤维生成活性[8]。PPARγ 可通过阻断 TGF-β₁ 信号通路抑制 ECM 的生成，从而抑制肝星状细胞的活化和增殖[9]。PPARγ/TGF-β-Smad 信号通路共同介导肝纤维化，姜黄素通过减少 PPARγ 的表达，从而减少 ECM 产生，PPARγ 基因启动子内有 2 个 Smad 结合元件（SBEs），Smad3/4 蛋白复合物可特异性结合至 SBEs，Smad4 过度表达可消除姜黄素对 PPARγ 启动子的负调节作用，减弱其对 TGF-β 信号通路的抑制作用[10]。

PPARγ 作为一种核转录因子，对细胞的活化和增殖具有重要的调节作用。罗格列酮除了具有降糖作用，还可以作为 PPARγ 的激动剂。研究发现，罗格列酮能够通过上

调 PPARγ 的表达从而抑制 I 型胶原的表达，实现肝纤维化的逆转[11]；罗格列酮干预后大鼠的肝纤维化程度减轻，PPARγ 信号通路的变化与 TGF-β_1 的表达存在某种关联，PPARγ 信号的激活可能通过 TGF-β_1 途径调节肝纤维化的进程[12]。GW9662 是 PPARγ 选择性不可逆拮抗剂。当罗格列酮激动 PPARγ 的表达时，HSC 细胞的活化和增殖受到抑制，采用 GW9662 干预后，其 PPARγ 的表达受到抑制，抑制肝纤维化的作用减弱，从而证明 GW9662 可作为罗格列酮激动 PPARγ 表达的特异性阻断剂[13-15]。

TFL 是从荔枝核中提取的一种化合物。研究证实，TFL 有明显的抗肝纤维化作用，参与的信号通路主要有 PPARγ、TGF-β_1、核转录因子 -κB（NF-κB）、Toll 样受体（TLR）、血小板衍生生长因子（PDGF）等[1-2, 16]。肝纤维化进程不是单一信号通路作用的结果，其中存在多个途径的相互交叉和叠加，这一过程非常复杂。研究显示，TFL 能抑制 HSC-T6 细胞的增殖，加入罗格列酮则 HSC-T6 细胞增殖活性进一步下降，加入 GW9662 则 HSC-T6 细胞增殖活性有所恢复。应用 TFL 联合罗格列酮的观察 2 组 PPARγ mRNA 相对表达量及蛋白阳性表达率均高于单纯应用 TFL 的观察 1 组，TGF-β_1 mRNA 相对表达量及蛋白阳性表达率均低于单纯应用 TFL 的观察 1 组；而应用 TFL 联合 GW9662 的观察 3 组 PPARγ mRNA 相对表达量及蛋白阳性表达率均低于单纯应用 TFL 的观察 1 组，TGF-β_1 mRNA 相对表达量及蛋白阳性表达率均高于单纯应用 TFL 的观察 1 组。提示 TFL 抑制 HSC-T6 细胞增殖的作用可能是通过上调 PPARγ 表达、下调 TGF-β_1 表达而实现的。激活 PPARγ 信号通路进而抑制 TGF-β_1 表达，可以抑制 HSC-T6 细胞的增殖，可能有助于逆转肝纤维化。

参考文献

［1］刘瑞，陈桂泓，徐伶俐，等 . 荔枝核总黄酮及罗格列酮对大鼠肝星状细胞 HSC-T6 PPARγ 和 CTGF 表达的影响［J］. 实用医学杂志，2016，32（3）：344-347.

［2］康毅，罗伟生，黄红，等 . 荔枝核总黄酮对肝纤维化大鼠模型 PPARγ/c-Ski 表达的影响［J］. 世界科学技术：中医药现代化，2016，18（1）：106-111.

［3］郭晏同，赵景明，柏楠，等 .PPARγ 特异配体抑制肝星状细胞的活化［J］. 中华肝胆外科杂志，2008，14（11）：786-789.

［4］郭晏同，赵景明，王欣，等 . 罗格列酮抑制肝星状细胞活化的作用机制研究［J］. 山东医药，2008，48（19）：6-8.

［5］GARCIA-TSAO G, SANYAL A J, GRACE N D, et al. Prevention and management of gastroesophageal varices and variceal hemorrhage in cirrhosis［J］. Hepatology, 2007, 46(3)：922-938.

［6］XU T, NI M M, LI X, et al. NLRC5 regulates TGF-β_1-induced proliferation and activation of hepatic stellate cells during hepatic fibrosis ［J］. Int J Biochem Cell Biol, 2016（70）：92-104.

［7］WAKINO S，HAYASHI K，KANDA T，et al. Peroxisome proliferato-ractivated receptor gamma ligands inhibit Rho/Rho kinase pathway by inducing protein tyrosine phosphatase SHP-2［J］. Circ Res，2004，95（5）：e45-55.

［8］孙凯，黄晓卉，甄茂川，等.过氧化物酶增殖物激活受体 γ 对大鼠肝星状细胞增殖及凋亡的影响［J］.中华实验外科杂志，2006，23（10）：1194-1196.

［9］蔡玲燕，刘菲.PPARγ 对肝纤维化中肝星状细胞相关信号通路的影响［J］.国际内科学杂志，2009，36（7）：417-419，427.

［10］ZHENG S，CHEN A. Disruption of transforming growth factor-beta signaling by curcumin induces gene expression of peroxisome proliferator-activated receptor-gamma in rat hepatic stellate cells［J］. Am J Physiol Gastrointest Liver Physiol, 2007，292（1）：G113-123.

［11］毕丽青，郝彦琴，王翠玲，等.罗格列酮对类胰蛋白酶诱导的大鼠肝星状细胞 I 型胶原及过氧化物酶体增殖物活化受体 γ 表达的影响［J］.中国药物与临床，2014，14（1）：13-15.

［12］康谊，曾艳丽，魏君锋，等.罗格列酮抑制大鼠肝纤维化机制研究［J］.中华实用诊断与治疗杂志，2013，27（7）：676-679.

［13］平键，成扬，徐列明，等.姜黄素激活 PPARγ 下调肝星状细胞 α-SMA 和 I 型胶原的基因表达［J］.中国中西医结合消化杂志，2006，14（4）：215-218.

［14］车媛梅，张一，应杰.PPARγ、脂联素抑制肝星状细胞增殖［J］.中国老年学杂志，2014（23）：6710-6712.

［15］何志国，赵永忠，卢青，等.荔枝核总黄酮对肝纤维化大鼠肝组织 TLR4/NF-κB 信号通路的影响［J］.医药导报，2014，33（3）：286-290.

［16］傅向阳，喻勤，罗伟生，等.荔枝核总黄酮对大鼠肝纤维化血小板衍生生长因子、肿瘤坏死因子的影响［J］.广州中医药大学学报，2013，30（5）：685-689，774.

大黄蒽醌联合荔枝核黄酮干预
SIV/CEMx174 细胞的蛋白组学研究

张夏，罗伟生，张扬武，王仕衍，禤传凤，康毅，陈姗

【摘要】目的：观察大黄蒽醌联合荔枝核黄酮类化合物体外抗猴艾滋病病毒（SIV）与模型组差异蛋白质的表达。方法：建立艾滋病病毒模型，利用大黄及荔枝核提取大黄蒽醌及荔枝核黄酮类化合物共同作用于猴 CEMx174 细胞48 h 后，提取两组细胞的总蛋白，利用 iTRAQ 技术筛选出表达的差异蛋白，并利用 GO 数据库对差异蛋白进行注释与分类分析，以及利用 KEGG 数据库对差异蛋白进行注释与通路分析。结果：大黄蒽醌联合荔枝核黄酮组鉴定出116个特异蛋白，模型组鉴定出121个特异蛋白，两组的差异蛋白共有20个，其中5个蛋白表达上调，15个蛋白表达下调。GO 数据库分析显示差异蛋白主要参与了蛋白质、RNA、DNA 等结合的分子功能，免疫反应、信号转导、病毒感染、细胞凋亡等生物过程，细胞组件主要存在于细胞质、细胞膜、细胞核、胞外体中。KEGG 分析显示，差异蛋白主要参与癌症通路、病毒致癌作用、肺结核、EB 病毒感染、金黄色葡萄球菌感染、补体途径、炎症介质的调节、调控细胞自噬通路等相关信号通路。结论：iTRAQ 技术能够快速筛选出差异蛋白，结合 GO 分析、KEGG 分析，能够以整体观阐释大黄蒽醌类化合物联合荔枝核黄酮类化合物体外抗 SIV 的作用机制。

【关键词】大黄蒽醌类；荔枝核黄酮类化合物；蛋白组学；iTRAQ；SIV

艾滋病（acquired immune deficiency syndrome，AIDS）是一种感染人类免疫缺陷病毒（human immuno-deficiency virus，HIV）的疾病，该病毒特异性破坏 CD4+T 淋巴细胞，降低人体免疫力，从而引起全身免疫器官的损害。截至 2017 年 2 月，全国报告 HIV/AIDS 病例 680791 例，死亡 212605 例，2 月份新增 HIV/AIDS 病例 9804 例，死亡 1975 例[1]。目前，临床上对于艾滋病的治疗主要为高效抗逆转录病毒治疗（highly active antiretroviral therapy，HAART），虽然 HAART 可有效地抑制 HIV 的复制，但是 HAART 并不能将病毒从体内完全清除，临床上一旦中止抗病毒药物的治疗，病毒载量就会迅速

［基金项目］国家自然科学基金项目（81360530）；广西科技攻关计划项目（桂科攻 1355005-3-4）。

反弹，且不良反应较多，导致疗效不甚理想[2]。因此，寻求一种新型的抗 HIV 药物显得尤为迫切。课题组前期研究证实，荔枝核黄酮类化合物对流感病毒、单纯疱疹病毒、呼吸道合胞病毒有一定的抑制作用[3-6]。此外，亦有研究表明，荔枝核黄酮类化合物具有体外抗腺病毒、抗单纯疱疹病毒及抑制肠道病毒的作用[7-9]。由此推测，大黄蒽醌及荔枝核黄酮类化合物可能对 HIV 有一定的治疗作用，但其具体的作用机制仍需实验研究进一步阐明。

艾滋病的发展进程可能包含了细胞内的多种信号通路的改变，可以从整体上观察研究参与蛋白信号通路的协同变化。蛋白质组学通过对整体蛋白的分析和研究生物学过程中蛋白的表达和功能的改变来影响艾滋病的发病进程。同位素标记相对和绝对定量（isobaric tags for relative and absolute quantification，iTRAQ）是近几年新开发的一项有关蛋白质组学的定量技术，具有灵敏度高、反应快速、重复性好的特点，且能够定性与定量同步进行，准确地筛选差异蛋白，为探究艾滋病发病的机理及药物作用机制提供了新的方向。SIV 是一种类似于 HIV 的病毒[10]，据研究两者具有亲缘关系，都属于逆转录病毒。SIV/恒河猴动物模型已经被大量用于 AIDS 的实验研究。本研究以感染 SIV 猴的 CEMx174 细胞作为研究对象，利用蛋白质组学的分析研究方法，筛选表达差异的蛋白，结合 GO 分析与 KEGG 分析探究大黄蒽醌联合荔枝核黄酮类化合物对 SIV 病毒感染过的猴 CEMx174 细胞可能的作用机制及靶点。

1　材料与方法

1.1　细胞系和毒株

细胞 CEMx174 是由 T 淋巴细胞干细胞系 CEMR.3 和 B 淋巴细胞干细胞系 721.174 杂交而成的细胞系，病毒感染该种细胞后能表现出细胞病变的融合现象；毒株 SIVmac 来源于美国 Aarond Diamond 艾滋病研究中心，由北京医科院实验动物研究所转赠。

1.2　试剂与仪器

大黄蒽醌类化合物、荔枝核总黄酮类化合物（购自南京泽朗医药科技有限公司），抗猴 Ig 荧光（E.Y. 出品），SIV 猴阳性血清（SIV 感染猴恢复期血清），丙酮 Acetone、乙腈 ACN（购自赛默飞世尔科技有限公司），细胞培养液（10% 小牛血清 RPMI-1640 培养基，维森特生物技术有限公司），裂解液 RIPA（使用前加入 1×的 PMSF），PMSF（购自上海生工生物工程股份有限公司),8-plex iTRAQ 试剂盒（ABSciex),BCA 定量试剂盒、胰酶（Pro-mega）甲酸、氢氧化钠、三乙基碳酸氢铵缓冲液 TEAB（购自美国 Sigma 公司）、乙腈 ACN（购自赛默飞世尔科技有限公司）。超声仪（宁波新芝生物科技股份有限公司，LTD JY96-ⅡN），冷冻离心机（湘仪 H2050R），分光光度计（上海光谱仪器有

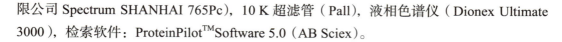

限公司 Spectrum SHANHAI 765Pc)，10 K 超滤管（Pall），液相色谱仪（Dionex Ultimate 3000），检索软件：ProteinPilot™ Software 5.0（AB Sciex）。

1.3 方法

1.3.1 样本采集与处理

两个样本均取 SIV 感染过的猴细胞 CEMx174，其中一组以浓度为 62.5 μg/mL 的大黄蒽醌联合浓度为 7 μg/mL 的荔枝核总黄酮化合物 5 mL，共同干预 48 h 后，分别加入裂解液，裂解细胞，收集上清液，制作标准曲线，以吸光度进行蛋白定量。

1.3.2 iTRAQ 标记

取两个样本的蛋白溶液置于离心管中，加入 Cysteine-B locking Reagen；离心后弃掉底部溶液；再加入 1 M TEAB 进行离心，重复 3 次。加入胰蛋白酶（胰蛋白酶与蛋白质量比为 1∶100），再加胰蛋白酶（比值 1∶50），加入 1 M TEAB 使体积达到 50 μL，离心，收集肽段溶液；再加入 50 μL 1 M TEAB，离心，最终收集 100 μL 样品。iTRAQ 试剂标记：取 8 标的 iTRAQ 试剂盒，将 iTRAQ 试剂离心至管底；向每管中加入 150 μL 异丙醇并离心；将 iTRAQ 试剂添加到 50 μL 样品（100 μg 酶解产物）中；加入 100 μL 水终止反应；冷冻保存。

1.3.3 质谱分析

用第一维高 pH-RP 标记后多肽，收集组分，用 50% TFA 酸化，真空干燥后，进行第二维 LC-MS 分析。第二维反相液质联用 RPLC-MS，将肽段用样品溶解液（0.1% 甲酸、2% 乙腈）溶解，离心，取上清液转移到上样管中，进行质谱鉴定。分离后的肽段直接进入质谱仪 Thermo Scientific Q Exactive 进行在线检测。

1.3.4 筛选差异表达蛋白质

按 AB SCIEX 官方设置 ProteinPilot™ 进行 FDR 分析；对 Unused 值进行筛选（设置 Unused ≥ 1.3，蛋白可度 ≥ 95%）；筛选出组蛋白（$P < 0.05$），以 AVG ≥ 1.5 为上调的差异蛋白，AVG ≤ 0.66 为下调的差异蛋白。

1.3.5 生物信息学分析

运用 GO 数据库进行注释与分类分析，确定差异蛋白涉及的生物学过程、细胞组件及分子功能；利用 KEGG 数据库进行注释与通路分析，分析并确定目标蛋白参与的主要疾病和信号转导途径。

2 结果

2.1 iTRAQ 实验结果

质谱数据检索大黄蒽醌类联合荔枝核黄酮组鉴定出 116 个特异蛋白，模型组鉴定出 121 个特异蛋白，在 $P < 0.05$ 的基础上，筛选出两组的差异蛋白 20 个，其中 5 个蛋白表达上调，15 个蛋白表达下调。

2.2 生物学功能分析

将 NCBI 中人的蛋白序列比对到 UniProt 中猴的蛋白序列，利用 UniProt 中人的蛋白序列进行 GO 注释与分类分析，GO 数据库分析显示差异蛋白主要参与了蛋白质、DNA、RNA 等结合的分子功能，细胞组件主要存在于细胞质、细胞膜、细胞核、胞外体上，主要参与了病毒感染、免疫反应、信号转导、细胞凋亡等生物过程。差异蛋白GO 分析情况见表 1。KEGG 分析显示，差异蛋白主要参与癌症通路、病毒致癌作用、肺结核、EB 病毒感染、金黄色葡萄球菌感染、补体途径、介质的调节通路等相关信号通路。

3 讨论

HIV 是一种感染人类免疫系统的逆转录病毒。通过 GO 分析总结差异蛋白，可发现参与病毒感染过程的蛋白共有 4 个，上调蛋白有 RAN；下调蛋白有 KRT18、APCS、HPX；参与免疫反应的有 8 个，其中上调蛋白有 HLA-DRA，下调蛋白有 C3、FGB、S100A7、VTN、ORM2、S1PR4、IGHA1；参与 γ 干扰素介导反应的表达下调差异蛋白有 HPX。C3、IGHA1 参与补体激活，HSPB1、MCL1 参与细胞凋亡，C3、FGB、VTN、S100A7 参与凝血机制，FGB、HSPB1 参与白细胞介素介导的免疫反应，其表达均下调，说明以上蛋白均在抗病毒治疗方面发挥了一定的作用。KEGG 分析发现，参与肺结核的蛋白有 HLA-DRA、C3；参与病毒致癌的蛋白为 C3；参与癌症的蛋白有 MCL1、SERPINB5、PGAM1、JUP；参与细胞凋亡的蛋白有 PARP1、MCL1、KRT18、HSPB1；参与吞噬作用的蛋白为 IGHA1、C3。肺结核、梅毒、单纯疱疹、EB 病毒、阿米巴病等感染是最常见的艾滋病机会性感染[11-13]。机会性感染发生时，肿瘤也极易发生。由此可知，以上蛋白均参与 HIV 的发病过程，也为进一步研究 HIV 的发病机制指明了方向。

从以上差异蛋白中筛选出 HLA-DRA、C3、PARP1、MCL1、SERPINB5 这五个蛋白有可能作为抗 SIV 生物标志物，其中 C3 是血清中含量最高的补体成分，是天然免疫中的一道重要防线，C3 在促进病毒从黏膜进入、传播、感染免疫细胞等方面起着重要

表1　差异蛋白GO分析情况

编号	蛋白名称	表达情况	生物学过程	分子功能	细胞组件
P01024	Complement 3 (C3)	低表达	免疫反应、凝血、补体激活	蛋白、脂质、受体、辅因子结合	胞外区、质膜
Q07820	Induced myeloid leukemia cell differentiation protein Mcl-1 (MCL1)	低表达	细胞凋亡的过程	蛋白、BH3 结构域结合	细胞核、核质细胞质、线粒体
P05783	Keratin type I cytoskeletal 18 (KRT18)	低表达	病毒的过程、细胞凋亡过程的负调控、外源性凋亡信号通路	聚（A）RNA、蛋白结合	细胞核、细胞质、胞外体
P01876	Ig alpha-1 chain C region (IGHA1)	低表达	免疫反应、受体介导的内吞作用、补体激活	抗原、免疫球蛋白受体结合	胞外区、质膜外侧
P26038	Moesin (MSN)	高表达	基因表达的正调控、白细胞迁移	双链RNA、肌动蛋白、受体、蛋白结合	细胞核、细胞质、外体、细胞膜
A0A0G2JMH6	HLA class II histocompatibility antigen, DR alpha chain (HLA-DRA)	高表达	免疫反应	蛋白结合	细胞膜
P62826	GTP-binding nuclear protein Ran (RAN)	高表达	病毒感染	蛋白质、GTP、RNA 结合	核质、细胞质
P09874	Poly[ADP-ribose] polymerase 1 (PARP1)	高表达	RNA 聚合酶 II 启动子转录的负调控、DNA 修复	DNA、蛋白质、聚（A）RNA、酶结合	细胞核、线粒体、细胞膜
P18669	Phosphoglycerate mutase 1 (PGAM1)	高表达	代谢过程	蛋白激酶、蛋白结合异构酶、水解酶、催化活性	细胞质、细胞膜、胞外体
P14923	Junction plakoglobin (JUP)	低表达	细胞黏附、信号转导	信号转导、转录辅因子活性、钙黏蛋白结合	细胞核、细胞质、胞体
P04792	Heat shock protein beta-1 (HSPB1)	低表达	凋亡信号通路调节、白介素 1 的合成聚集	蛋白激酶、蛋白、RNA 结合	细胞外间隙、细胞内、细胞核

续表

编号	蛋白名称	表达情况	生物学过程	分子功能	细胞组件
P36952	Serpin B5 (SERPINB5)	低表达	内肽酶活性的负调控	蛋白结合、丝氨酸内肽酶抑制剂的活性	胞外区、胞外空间、细胞质、胞外体
P27482	Fibrinogen beta chain (FGB)	低表达	免疫反应、凝血、白细胞介素-1个导细胞反应	蛋白、受体结合	胞外区、胞外体、血小板α颗粒
P31151	Protein S100-A7 (S100A7)	低表达	免疫反应、T细胞趋化性正调控	蛋白、钙离子、RAGE结合	胞外区、质膜、胞外体、内质网
P42766	60S ribosomal protein L35 (RPL35)	低表达	病毒转录、核转录的mRNA降解	mRNA结合、聚（A）RNA结合	细胞核、细胞质核糖体、细胞膜
P04004	Vitronectin (VTN)	低表达	免疫反应、凝血的负调控	蛋白、整合素、肝素、多糖、胞外基质结合	胞外空间、胞外基质
P19652	Alpha-1-acid glycoprotein 2 (ORM2)	低表达	免疫反应、血小板脱颗粒作用	蛋白、RNA结合	胞外体、胞外区
O95977	Sphingosine 1-phosphate receptor 4 (S1PR4)	低表达	免疫反应、G蛋白偶联受体信号通路	信号转导活性、G蛋白偶联受体活性、脂质结合	细胞膜、质膜
P02743	Serum amyloid P-component (APCS)	低表达	病毒感染	C1、钙离子、病毒颗粒结合	胞外区、胞外体
P02790	Hemopexin (HPX)	低表达	病毒感染、蛋白质代谢过程的调节、γ干扰素介导的信号通路	蛋白、金属离子结合	胞外区、内体膜、胞外体

作用。在补体系统反应中，C3 被分解为 2 个片段，分别是 C3a、C3b，前者附着在病毒表面，作为一种过敏原在局部形成过敏反应，从而导致局部巨噬细胞对 HIV-1 的易感性增加[14]。研究表明，C3 域在与 HIV-1 感染有一定的相关性[15]。补体 C3 参与免疫反应的各环节和阶段，艾滋病病毒感染的发生、发展与补体 C3 有着不可忽视的关系，本实验中发现该蛋白表达上调，表明在艾滋病病毒感染中补体 C3 被活化并参与多种相关信号通路。另一个差异蛋白 PARP-1 已被证实参与了 HIV 的感染过程，病毒 DNA 进入宿主的细胞核中，致 DNA 双链断裂后再连接，并通过相关整合酶将病毒 DNA 双链整合到宿主细胞的基因组，PARP1 在这过程中被激活并对断裂 DNA 进行修复[16]。PARP1 在 HIV 发展中起着重要作用，其主要通过抑制 PARP1，进而可以阻断 HIV 的发展进程[17]。人类白细胞抗原（Human leukocyte antigen，HLA）复合体与 HIV 感染免疫密切相关，HLA-Ⅱ类抗原受控于 HLA-D 区，是外源性抗原的递呈分子，机体 CD4+T 细胞抗原表位主要是由 HLA-Ⅱ类分子呈递的，HLA-Ⅱ类分子能够激起保护性 CD4+T 细胞反应，控制病毒感染；HLA 在 HIV 抗原识别、T 淋巴细胞毒性效应和 AIDS 自身免疫中起着重要作用；HLA-Ⅱ类基因表达产物起抑制 T 细胞激活作用，从而达到抗病毒的效果[18]。Mcl-1 在淋巴瘤细胞凋亡和肿瘤的发生发展中可能起重要作用[19]。SerpinB5 在细胞凋亡过程中起着至关重要的作用。研究表明，SerpinB5 可通过抑制 Akt 信号通路，并整合素调节 MMP-2 的表达，从而起到促进肿瘤细胞凋亡及抑制肿瘤转移的作用[20-21]。由上可知，大黄蒽醌类联合荔枝核黄酮类化合物在干预 SIV 感染猴细胞 CEMx174 时，Mcl-1、SerpinB5 处于低表达状态，表明大黄蒽醌联合荔枝核黄酮类化合物在 HIV 患者中起到促进肿瘤细胞凋亡及抑制肿瘤转移的作用。前期研究已证实，大黄蒽醌及荔枝核黄酮类化合物具有抗病毒作用，本次试验采用大黄蒽醌及荔枝核黄酮共同干预 SIV/CEMx174 细胞，发现 HLA-DRA、C3、PARP1、MCL1、SERPINB5 这五个蛋白表达活跃，这些差异蛋白主要参与癌症通路、结核、EB 病毒感染、金黄色葡萄球菌感染、补体途径等相关信号通路变化，而这些通路与艾滋病的发生发展息息相关，且 HLA-DRA、C3、PARP1 这三个蛋白与 HIV 的抑制亦有密切关系，说明 HLA-DRA、C3、PARP1、MCL1、SERPINB5 这五个蛋白有可能成为大黄蒽醌联合荔枝核黄酮类化合物抗 SIV 的靶点蛋白，表明大黄蒽醌及荔枝核黄酮共同参与体外抗 SIV 的作用。

　　由上可知，本研究筛选出 HLA-DRA、C3、PARP1、MCL1、SerpinB5 等作为抗 SIV 的差异蛋白。研究发现，当这五种差异蛋白异常表达时，能够影响 SIV 的复制，起到抗 SIV 作用，由此可推测大黄蒽醌联合荔枝核黄酮类化合物抗 SIV 的作用可能与这五种差异蛋白的表达有关，这五种差异蛋白有可能是大黄蒽醌联合荔枝核黄酮类化合物抗 SIV 的靶点蛋白，为后续研究指明了方向。但其抗 HIV 作用的具体靶点及机制仍有待进一步研究，以期为大黄蒽醌联合荔枝核黄酮类化合物抗 HIV 提供更为充足的理论依据。

参考文献

［1］中国疾病预防控制中心，性病艾滋病预防控制中心，性病控制中心.2017 年 2 月全国艾滋病性病疫情［J］.中国艾滋病性病，2017，23（4）：273.

［2］董继鹏，王健，徐立然，等.中药治疗 536 例 HIV/AIDS 患者 HAART 不良反应的临床研究［J］.中华中医药杂志，2017，32（2）：870-874.

［3］梁荣感，刘卫兵，李丽亚，等.大黄蒽醌类化合物体外抗呼吸道合胞病毒作用的研究［J］.广西医科大学学报，2007，24（2）：280-281.

［4］梁荣感，罗伟生，李利亚，等.大黄蒽醌类化合物体外抗流感病毒作用的研究［J］.华夏医学，2006，19（3）：396-398.

［5］梁荣感，刘卫兵，唐祖年，等.荔枝核黄酮类化合物体外抗呼吸道合胞病毒的作用［J］.第四军医大学学报，2006，27（20）：1881-1883.

［6］罗伟生，龚受基，梁荣感，等.荔枝核黄酮类化合物体外抗流感病毒作用的研究［J］.中国中药杂志，2006，31（16）：1379-1380.

［7］杨艳，彭璇，朱蘽，等.荔枝核黄酮类化合物的体外抗腺病毒作用［J］.武汉大学学报（医学版），2014，35（1）：41-45.

［8］魏金亮，许珍，王璐，等.荔枝核黄酮体外抗单纯疱疹病毒的作用［J］.武汉大学学报（医学版），2009，30（1）：89-92.

［9］吴家驹.大黄蒽醌苷对肠道病毒的灭活作用［J］.微生物学通报，1979（3）：21-24.

［10］SHARP P M，SHAW G M，HAHN B H. Simian immunodeficiency virus Infection of chimpanzees［J］. J Virol，2005，79（7）：3891-3902.

［11］徐荒，张文玲，康澍，等.艾滋病合并肺结核的影像学检查和特征［J］.中国国境卫生检疫杂志，2016，39（5）：376-379.

［12］田晓波，潘书娟，白晶，等.HIV 合并梅毒感染的实验诊断分析［J］.中国性科学，2016，25（12）：73-75.

［13］马彦民，李宁，刘征，等.郑州市 467 名男男性行为者 HIV 和性病感染状况与流行病学特征［J］.中国艾滋病性病，2016，22（8）：626-628.

［14］李鑫鑫，徐元勇.补体 C3 促进 HIV-1 感染的作用［J］.生物技术通讯，2015，26（1）：124-126.

［15］DESHPANDE S，PATIL S，KUMAR R. Association of mutations in V3/C3 domain with enhanced sensitivity of HIV-1 clade C primary envelopes to autologous broadly neutralizing plasma antibodies［J］. Retrovirology，2016，13（1）：41.

［16］沈超，吴晓明，孙宏斌.聚腺苷二磷酸核糖聚合酶抑制剂［J］.药学进展，2006，30（1）：5-11.

［17］黄神安，徐江晶，张吉翔.PARP-1 与 HIV 的关系［J］.医学分子物学杂志,2007,4（4）：357-359.

［18］KÖNIG R，ZHOU Y Y，ELLEDER D，et al. Global abalysis of host-pathogen interactions that regulate early-stage HIV-1 replication［J］.Cell，2008，135（1）：49-60.

［19］张建中，桂开林.凋亡调控基因 Mcl-1 和 Bcl-2 在反应性及肿瘤性淋巴组织中的表达及其意义［J］.肿瘤防治杂志，2002，9（1）：22-24，29.

［20］BODENSTINE T M，SEFTOR R E，KHALKHALI-ELLIS Z，et al. Maspin：molecular mechanisms and therapeutic implications［J］.Cancer Metastasis Rev，2012，31（3-4）：529-551.

［21］MCCARROLL J A，GAN P P，ERLICH R B，et al. TUBB3/βⅢ-tubulin acts through the PTEN/AKT signaling axis to promote tumorigenesis and anoikis resistance in non-small cell lung cancer［J］.Cancer Res，2015，75（2）：415-425.

大孔树脂纯化荔枝核总黄酮工艺研究

冯宇，刘雪梅，罗伟生，陈林，李志峰，梁健钦，张国松，奉建芳

【摘要】目的：筛选适合分离和纯化荔枝核总黄酮的大孔吸附树脂，并确定其纯化工艺参数，以期制备出符合中药有效部位要求的荔枝核总黄酮，为将荔枝核总黄酮开发成中药五类新药奠定基础。方法：采用静态吸附－洗脱试验筛选纯化荔枝核总黄酮的大孔吸附树脂，在单因素试验基础上，以吸附率等综合评分为指标，考察乙醇体积分数、上样液质量浓度、上样液 pH 值、径高比、上样体积、上样体积流量、洗脱液体积分数、洗脱液体积及洗脱体积流量对其纯化工艺的影响，并确定最佳纯化工艺参数。结果：AB-8 型大孔吸附树脂纯化荔枝核总黄酮的最佳工艺参数为树脂与药材的质量比为 3：1，上样液质量浓度为 4～6 mg/mL，上样体积流量为 1.0 mL/min，上样体积为 2 BV，径高比为 1：12，上样液 pH 值为 2，洗脱时先以 20% 乙醇 3 BV 除杂，再用 60% 乙醇 3 BV 洗脱，洗脱体积流量为 4.0 mL/min。结论：AB-8 型大孔吸附树脂可以纯化荔枝核总黄酮，在所确定的纯化工艺参数下，荔枝核总黄酮质量分数从 29.22% 升至平均 67.37%，固形物由 1.25 g 减少至 0.40 g，建立的工艺稳定、可行，可作为荔枝核总黄酮的纯化工艺条件。

【关键词】荔枝核；原花青素 A2；大孔吸附树脂；纯化工艺；总黄酮

荔枝核为无患子科植物荔枝 *Litchi chinensis* Sonn. 的干燥成熟种子，又名荔仁、荔核、大荔核，在《本草纲目》等古籍中均有记载，其性温，味甘、微苦，归肝经、肾经，具有行气散结、祛寒止痛的功效。现代研究表明，荔枝核富含黄酮类、挥发油类、有机酸和脂肪酸类等化学成分，具有降血糖、调节血脂、止痛、抗炎、抗肿瘤、抗氧化和清除自由基、抑制血小板聚集等多种药理作用[1-11]。荔枝核黄酮类化合物在抗肝纤维化、抗肝硬化、抗肝损伤，乳腺增生、子宫肌瘤等纤维性增生疾病的治疗研究中取得了良好的效果[12-16]。我国的广西、广东、福建、海南等地是具有得天独厚的地理气候条件的荔枝主产区，本试验以广西产的荔枝核为研究对象，研究其黄酮类成分的纯化工艺，以期制备出符合中药药理活性成分部位要求的荔枝核总黄酮，为将荔枝核总黄酮开

［基金项目］广西创新驱动发展专项资金项目（桂科 AA17202035）。

发成中药五类新药奠定基础。

1 仪器与试剂

UV-2550 型紫外分光光度计（日本岛津公司），MS105DU 电子分析天平（瑞士 Mettler Toledo 公司），THZ-82A 水浴恒温振荡器（金坛区白塔新宝仪器厂），RE-5210A 旋转蒸发器（上海亚荣生化仪器厂），101-3-BS-Ⅱ电热恒温鼓风干燥箱（上海跃进医疗器械厂），6202 高速粉碎机（台湾欣镇精密企业有限公司），HPD100、HPD300、HPD600、HPD800、X5、D4006、NKA-Ⅱ、D101、D3520、HP-20、AB-8 型大孔吸附树脂（河北沧州宝恩化工有限公司）。

荔枝（购于广西农贸市场，剥离荔枝果肉，将其核于 60 ℃烘干；经广西中医药大学生药学教授韦松基鉴定为无患子科植物荔枝属荔枝 Litchi chinensis Sonn. 的干燥成熟种子，标本 LZH201809 保存在中药固体制剂制造技术国家工程研究中心）；原花青素 A2 对照品（批号：PS010652，质量分数＞98.0%，购于成都普思生物科技股份有限公司）；水为超纯水，其余试剂均为分析纯。

2 方法与结果

2.1 荔枝核总黄酮的含量测定

2.1.1 对照品溶液的配制

取原花青素 A2 对照品 10 mg，精密称定，用甲醇溶解并定容至 10 mL 棕色量瓶中，配制成质量浓度为 1.00 mg/mL 的对照品溶液，再用甲醇稀释，配制成质量浓度为 0 μg/mL、10 μg/mL、25 μg/mL、50 μg/mL、100 μg/mL、150 μg/mL、200 μg/mL 的系列对照品溶液，备用。

2.1.2 供试品溶液的配制

取荔枝核粉末（过 1 号筛）1 g，精密称定，用 50 mL 50% 甲醇于 90 ℃回流提取 30 min，趁热滤过，取 1 mL 定容至 25 mL，备用。

2.1.3 显色反应液的配制

10% 硫酸铁铵溶液：取 10 g 硫酸铁铵，精密称定，用 2 mol/L HCl 溶解并定容至 100 mL，备用。显色反应液：量取正丁醇、浓盐酸、10% 硫酸铁铵溶液以体积比为 83 ∶ 6 ∶ 1 的比例混合摇匀，备用[17]。

2.1.4 原花青素 A2 标准曲线的绘制

精密吸取不同质量浓度对照品溶液 1.0 mL 于 10 mL 具塞试管中，加入 9.0 mL 显色反应液，塞紧塞子并摇匀，置于沸水浴中加热 40 min 后，立即取出，用冰水冷却

5 min，取出，恢复至室温后（大约 15 min），在 550 nm 处以空白试剂调零，测定吸光度 A 值[17]，绘制 A_{550} 值 - 原花青素 A2 质量浓度标准曲线（全程避光操作），得回归方程 $Y=0.004X+0.0142$，r=0.9996，结果表明原花青素 A2 在 25 ～ 200 μg/mL 范围内线性关系良好。

2.1.5 精密度考察

精密吸取供试品溶液 1.0 mL 于 10 mL 具塞试管中，按"2.1.4"项下方法处理后测定 A_{550} 值，平行测定 6 次，A_{550} 值分别为 0.190、0.189、0.189、0.189、0.189、0.189，RSD 为 0.216%，表明仪器精密度良好。

2.1.6 重复性考察

取荔枝核粉末（过 1 号筛）1 g，精密称定，共 6 份，用 50 mL 50% 甲醇于 90 ℃回流提取 30 min，趁热过滤，取 1.0 mL 定容至 25 mL 量瓶中，精密吸取供试品溶液 1.0 mL 于 10 mL 具塞试管中，按"2.1.4"项下方法处理后测定 A_{550} 值分别为 0.221、0.225、0.222、0.220、0.220、0.207，RSD 为 2.848%，荔枝核总黄酮质量分数分别为 64.625 mg/g、65.875 mg/g、64.938 mg/g、64.313 mg/g、64.313 mg/g、60.250 mg/g，平均质量分数为 64.052 mg/g，RSD 为 3.046%，表明方法重复性良好。

2.1.7 稳定性考察

精密吸取 1.0 mL 供试品溶液于 10 mL 具塞试管中，按"2.1.4"项下方法处理后，测定 10 h 内 A_{550} 值，前 3 h 每隔 30 min 测定 1 次 A_{550} 值，3 h 后，每小时测定 1 次 A_{550} 值，共测定 14 次，RSD 为 1.381%，表明供试品溶液在 10 h 内稳定性良好。

2.1.8 加样回收率考察

取荔枝核粉末（过 1 号筛）0.5 g，精密称定，共 6 份，分别加入以 50% 甲醇溶解配制的原花青素 A2 对照品（质量浓度为 1.077 mg/mL）溶液 50 mL 于 90 ℃回流提取 30 min，趁热过滤，取 1.0 mL 定容至 25 mL 量瓶中，按照"2.1.4"项下方法处理后测定 A_{550} 值，计算平均回收率为 96.31%，RSD 为 2.33%，表明方法回收率良好。

2.2 上柱液的制备

经过前期对荔枝核总黄酮提取工艺参数的优化，取荔枝核粉末（过 1 号筛）200 g，精密称定，加入 12 倍量 60% 乙醇，90 ℃下回流提取 2 次，每次 0.5 h，合并 2 次滤液，趁热过滤，减压回收乙醇并浓缩至无醇味，用 20% 乙醇复溶于 1000 mL 量瓶中，配制成含生药质量浓度为 0.2 g/mL 的荔枝核提取液，复溶前经定量测定，荔枝核提取液中总黄酮质量为 12.59 g，复溶后总黄酮质量为 10.52 g，转移率为 83.56%，质量浓度为 10.52 mg/mL，后续实验根据具体情况调整样品溶液的质量浓度。

2.3 大孔吸附树脂的预处理

将 11 种不同型号的树脂在 95% 乙醇中浸泡 24 h，使其充分溶胀，将浸泡 24 h 的树脂装柱，用 95% 乙醇以 5 mL/min 的体积流量冲洗，直至流出液澄清，蒸干无残留物为止，之后用 2 倍体积的 4% 盐酸溶液浸泡 3 h，用纯净水以 5 mL/min 的体积流量冲洗至中性，再用 2 倍体积的 5% 氢氧化钠溶液浸泡 3 h，用纯净水以 5 mL/min 的体积流量冲洗至中性后，用 95% 乙醇浸泡储存，临用前用纯净水以 5 mL/min 的体积流量冲洗至中性，即可使用[18]。

2.4 静态吸附行为考察

2.4.1 大孔吸附树脂的筛选

取预处理后的 HPD100、HPD300、HPD600、HPD800、X5、D4006、NKA-Ⅱ、D101、D3520、HP-20、AB-8 型大孔吸附树脂各 1 g（湿质量），精密称定，共 11 份，置于 50 mL 具塞磨口锥形瓶中，加入质量浓度为 5.45 mg/mL 的荔枝核总黄酮提取液 20 mL，在 25 ℃水浴条件下振荡 24 h，滤过，吸取续滤液测定，计算各树脂在 25 ℃条件下的荔枝核总黄酮吸附量和吸附率，然后将上述吸附饱和的大孔树脂，用超纯水清洗后，分别加入 80% 乙醇 20 mL，在 25 ℃水浴条件下振荡 24 h，对其进行静态解吸，计算其解吸率，结果见表 1。C_0、C_e、C_1 分别为荔枝核总黄酮的加入质量浓度、平衡质量浓度、解吸后质量浓度，V 和 V_1 分别为吸附液及解吸液的体积，m 为大孔树脂的质量。

$$吸附量 = V(C_0 - C_e)/m$$

$$吸附率 = (C_0 - C_e)/C_0$$

$$解吸率 = V_1 C_1 / [V(C_0 - C_e)]$$

表 1 不同类型大孔树脂对荔枝核总黄酮的吸附量及吸附率

树脂型号	吸附量/（mg·g⁻¹）	吸附率/%	解吸量/（mg·g⁻¹）	解吸率/%
HPD100	80.53	73.88	56.94	70.71
HPD300	74.28	68.15	56.51	76.07
HPD600	71.35	65.46	42.80	59.98
HPD800	84.66	77.67	51.27	60.56
X5	52.98	48.61	39.17	73.92
HP-20	88.51	81.20	59.16	66.84
D3520	69.73	63.97	48.73	69.89
D4006	74.48	68.33	56.08	75.29
NKA-Ⅱ	25.94	23.80	7.72	29.77
AB-8	92.76	85.10	64.19	69.20
D101	60.67	55.66	45.27	74.62

影响大孔树脂吸附性能的因素包括孔径和比表面积等，孔径的大小影响被吸附物质的扩散，比表面积的大小影响吸附物质的量，通过静态吸附和解吸试验比较，由表1可知，在11种类型的大孔树脂中，AB-8型树脂和HP-20型树脂对荔枝核总黄酮的吸附性能相当，吸附率分别为85.10%、81.20%，AB-8型树脂与HP-20型树脂的解吸率分别为69.20%、66.84%，表明AB-8型树脂的解吸性能更好，因此选择AB-8型大孔吸附树脂用于荔枝核总黄酮的分离纯化。

2.4.2 静态吸附曲线的绘制

取预处理后的AB-8型大孔吸附树脂1 g（湿质量），精密称定，共24份，分别置于50 mL具塞磨口锥形瓶中，加入质量浓度为5.43 mg/mL的荔枝核总黄酮提取液20 mL，在25 ℃水浴条件下以120 r/min的速率振荡24 h，每隔1 h取出1个磨口锥形瓶，测定其总黄酮质量浓度，绘制其静态吸附动力学曲线，结果见图1。吸附0～6 h内，AB-8大孔吸附树脂对荔枝核总黄酮的吸附量随着时间的延长而增多，在6 h以后，树脂对荔枝核总黄酮的吸附量趋于平衡，AB-8大孔吸附树脂对荔枝核总黄酮的最终吸附率为86.17%。综上分析可知，AB-8大孔吸附树脂对荔枝核总黄酮具有较好的吸附性能，在吸附12 h时，基本达到吸附饱和。

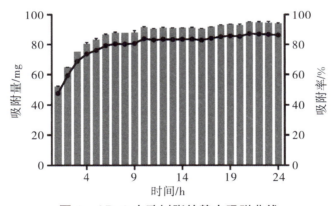

图1　AB-8大孔树脂的静态吸附曲线

2.4.3 吸附液pH值对吸附率和解吸率的影响

取预处理好的AB-8型大孔吸附树脂1 g（湿质量），精密称定，共7份，分别置于50 mL具塞磨口锥形瓶中，加入质量浓度为16.87 mg/mL的荔枝核总黄酮提取液20 mL，并用0.1 mol/L的盐酸和0.1 mol/L的氢氧化钠调节pH值至2、3、4、5、6、7、8，在25 ℃水浴条件下以120 r/min的速率振荡12 h，测定吸附液中荔枝核总黄酮的质量浓度，计算吸附率，结果见表2。荔枝核总黄酮提取液的pH值对荔枝核总黄酮的吸附率及吸附量有显著影响，当pH值为2时，AB-8大孔吸附树脂对此质量浓度下的荔枝核总黄酮吸附率最大为71.72%，故吸附液pH值确定为2。

表2　pH值对荔枝核总黄酮吸附率及吸附量的影响

pH 值	吸附量 / (mg · g^{-1})	吸附率 /%	解吸量 / (mg · g^{-1})	解吸率 /%
2	241.98	71.72	110.17	45.53
3	211.25	62.61	93.94	44.47
4	190.26	56.39	91.13	47.90
5	149.74	44.38	90.80	60.64
6	142.48	42.23	86.74	60.88
7	157.73	46.75	76.12	48.26
8	175.25	51.94	70.50	40.23

2.4.4　温度对荔枝核总黄酮吸附量的影响

取预处理好的 AB-8 型大孔吸附树脂 1 g（湿质量），精密称定，共 21 份，分别置于 50 mL 具塞磨口锥形瓶中，加入质量浓度为 0.68 mg/mL、2.84 mg/mL、5.43 mg/mL、7.46 mg/mL、10.59 mg/mL、12.87 mg/mL、18.43 mg/mL 的荔枝核总黄酮提取液各 20 mL，分别在 25 ℃、30 ℃、35 ℃的恒温振荡器中以 120 r/min 的速率振荡 12 h，达到吸附平衡时，测定吸附液中荔枝核总黄酮的含量，确定荔枝核总黄酮的最佳吸附温度，结果见表 3。随着温度的升高，AB-8 大孔吸附树脂的吸附能力逐渐下降，当吸附温度为 25 ℃时，荔枝核总黄酮的吸附量最大，所以 25 ℃为 AB-8 大孔吸附树脂的最佳吸附温度。

表3　不同温度下 AB-8 树脂对荔枝核总黄酮的吸附量

平衡质量浓度 / (mg · mL^{-1})	吸附量 / (mg · g^{-1})		
	25 ℃	30 ℃	35 ℃
0.68	13.59	13.22	13.13
2.84	55.61	54.47	37.50
5.43	89.19	86.40	60.00
7.46	99.50	90.43	73.75
10.59	104.10	96.98	92.49
12.87	107.80	101.70	92.75
18.43	120.63	111.88	93.50

2.5　动态吸附行为的考察

2.5.1　泄露曲线的绘制

取预处理后的 AB-8 大孔吸附树脂 20 g（湿质量，柱床体积 35 mL），精密称定，以湿法缓慢装入 1.5 cm×40 cm 吸附柱中，径高比为 1∶12，室温下配制成 5.43 mg/mL 并调节 pH 值为 2 的荔枝核总黄酮液，在 550 nm 波长处测得 A_{550}，以 1.0 mL/min 体积流量加入树脂柱中，分段收集流出液，每 10 mL 流出液收集 1 份，测定 A_{550}，计算总黄酮含量，并绘制泄露曲线。当流出液中总黄酮质量浓度为上样液总黄酮质量浓度的 10% 时，到达泄露点，此时为最佳上柱体积[11]，结果见图 2。在第 2 份流出液中，荔枝核总黄酮开始泄露，在第 7 份流出液中总黄酮质量浓度为 0.519 mg/mL，达到了上样质量浓度的 10%，因此选择上样体积为 70 mL，即 2 BV。

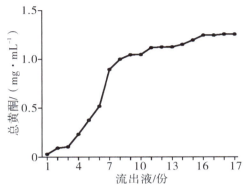

图 2　荔枝核总黄酮在 AB-8 大孔树脂上的泄露曲线

2.5.2　上样液质量浓度对动态吸附性能的影响

取预处理后的 AB-8 大孔吸附树脂 20 g（湿质量，柱床体积 35 mL），精密称定，共 7 份，以湿法缓慢装入 1.5 cm×40 cm 吸附柱中，径高比为 1：12，配制 pH 值为 2 的质量浓度分别为 0.68 mg/mL、2.84 mg/mL、5.43 mg/mL、7.46 mg/mL、10.59 mg/mL、12.87 mg/mL、18.43 mg/mL 的荔枝核总黄酮溶液各 70 mL（2 BV），以 1.00 mL/min 的体积流量上柱，分别收集流出液，测定 A_{550}，计算各质量浓度条件下的吸附率，确定最佳上样质量浓度，得到各上样质量浓度下的吸附率分别为 99.00%、95.50%、94.00%、90.50%、79.50%、76.50%、70.50%。结果表明，AB-8 大孔吸附树脂对荔枝核总黄酮的吸附率随着上样液质量浓度的加大而减小，当质量浓度为 0.68 mg/mL 时吸附率最大，质量浓度为 18.43 mg/mL 时吸附率最小，质量浓度太低会延长生产周期，质量浓度太高则会造成溶剂的浪费，当上样液质量浓度在 5.43 mg/mL 时，吸附率为 94.00%，故选择上样质量浓度控制在 4～6 mg/mL。

2.5.3　上样体积流量对动态吸附性能的影响

取预处理后的 AB-8 大孔吸附树脂 20 g（湿质量，柱床体积 35 mL），精密称定，共 4 份，以湿法缓慢装入 1.5 cm×40 cm 吸附柱中，径高比为 1：12，将 5.43 mg/mL 且调节 pH 值为 2 的荔枝核总黄酮溶液 70 mL（2 BV）分别以 1.0 mL/min、2.0 mL/min、3.0 mL/min、4.0 mL/min 的体积流量通过树脂柱，分别收集流出液，测定 A_{550}，计算此质量浓度下的吸附率，确定最佳上样体积流量，得到各上样体积流量下的吸附率分别为 95.43%、91.03%、84.12%、75.20%。当上样体积流量为 1.0 mL/min 时，AB-8 大孔吸

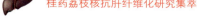

附树脂对荔枝核总黄酮的吸附率最大，为95.43%，故上样体积流量选择1.0 mL/min。

2.5.4　径高比对动态吸附性能的影响

取预处理后的AB-8大孔吸附树脂12 g、15 g、20 g、25 g（湿质量，柱床体积19 mL、25 mL、35 mL、40 mL），精密称定，共8份，以湿法缓慢装入1.5 cm×40 cm的吸附柱中，分别设置径高比为1：7、1：9、1：12、1：15，将5.43 mg/mL且调节pH值为2的荔枝核总黄酮溶液70 mL（2 BV）分别以1.0 mL/min的体积流量通过树脂柱，分别收集流出液，测定A_{550}，计算不同径高比下的吸附率，确定最佳径高比，得到各径高比下的吸附率分别为77.94%、89.11%、93.54%、88.92%。径高比对荔枝核总黄酮的吸附率有影响，当径高比为1：7、1：9、1：12时，AB-8大孔树脂对荔枝核总黄酮的吸附率不断上升。当径高比为1：7时，树脂与上样液接触时间短，柱中上层树脂先吸附，下层树脂吸附时间过短，使得吸附率不完全，而当径高比为1：15时，吸附率开始下降，可能是由于树脂床层太高，上样液穿透能力较差，综合考虑，最佳径高比选择为1：12。

2.5.5　洗脱剂体积分数对AB-8大孔树脂洗脱荔枝核总黄酮效果的影响

取预处理后的AB-8大孔吸附树脂20 g（湿质量，柱床体积35 mL），精密称定，以湿法缓慢装入1.5 cm×40 cm吸附柱中，径高比为1：12，将5.45 mg/mL且调节pH值为2的荔枝核总黄酮溶液70 mL（2 BV）以1.0 mL/min体积流量上样，待吸附饱和后，依次用超纯水及20%、40%、60%、80%、95%乙醇溶液各3 BV梯度洗脱，分别收集洗脱液，测定其A_{550}，确定最佳洗脱剂的体积分数。得出超纯水及20%、40%、60%、80%、95%乙醇的洗脱率分别为1.30%、3.31%、48.54%、40.13%、4.83%、0.52%。可见40%、60%的乙醇对荔枝核总黄酮的洗脱率影响较大，分别为48.54%、40.13%，故选择60%的乙醇对荔枝核总黄酮进行洗脱。

2.5.6　洗脱剂用量对洗脱效果的影响

取预处理后的AB-8大孔吸附树脂20 g（湿质量，柱床体积35 mL），精密称定，按"2.5.5"项下方法上样除杂，再用60%乙醇溶液280 mL（8 BV）以1.0 mL/min的体积流量梯度洗脱，分段收集洗脱液，测定其A_{550}，计算洗脱率，确定最佳洗脱剂用量，得到洗脱剂用量分别为1 BV、2 BV、3 BV、4 BV、5 BV、6 BV、7 BV、8 BV时的洗脱率分别为48.91%、12.90%、3.99%、2.96%、1.71%、1.26%、1.05%、0.84%。当洗脱剂用量为1 BV、2 BV时，总黄酮洗脱率分别为48.91%、12.90%，当洗脱剂用量为3 BV、4 BV时，总黄酮洗脱率分别为3.99%、2.96%，且差异不大，表明此时树脂上吸附的总黄酮类成分已充分洗脱，因此没有必要再增加洗脱剂用量，故选择洗脱剂用量为3 BV。

2.5.7　洗脱剂体积流量对洗脱效果的影响

取预处理后的AB-8大孔吸附树脂20 g（湿质量，柱床体积35 mL），精密称定，共 4 份，按 "2.5.5" 项下方法上样除杂，再用 60% 乙醇溶液 105 mL（3 BV）分别以 1.0 mL/min、2.0 mL/min、4.0 mL/min、8.0 mL/min 的体积流量洗脱，分别收集洗脱液。测定其 A_{550}，计算洗脱率，确定最佳洗脱剂体积流量，得到各体积流量下的洗脱率分别为 64.67%、69.49%、77.29%、60.12%。荔枝核总黄酮的洗脱率随着洗脱体积流量的增大先升高后降低。当洗脱体积流量为 1.0 mL/min、2.0 mL/min 时，洗脱率比较低，分别为 64.67%、69.49%，而当洗脱体积流量为 8.0 mL/min 时，洗脱率减少至 60.12%，可能是体积流量过快，导致洗脱不充分，故选择最佳洗脱体积流量为 4.0 mL/min，此体积流量下的洗脱率为 77.29%。

2.5.8　最佳工艺及验证试验

根据上述单因素实验考察结果，确定纯化荔枝核总黄酮的最佳工艺条件为选用 AB-8 型大孔吸附树脂，树脂与药材的质量比为 3∶1，上样液质量浓度为 4～6 mg/mL，pH 值为 2，上样体积为 2 BV，上样体积流量为 1.0 mL/min，径高比为 1∶12，洗脱时先以 20% 乙醇 3 BV 除杂，再用 60% 乙醇 3 BV 洗脱，洗脱体积流量为 4.0 mL/min。

称取 4 份预处理后的 AB-8 大孔吸附树脂 20 g（湿质量，柱床体积 35 mL），精密称定，以湿法缓慢装入 1.5 cm×40 cm 的吸附柱中，径高比为 1∶12，将 5.22 mg/mL 且调节 pH 值为 2 的荔枝核总黄酮溶液 70 mL（2 BV，总黄酮质量为 365.23 mg，质量分数为 29.22%，固形物 1.25 g），以 1.0 mL/min 的体积流量上样，待吸附饱和后，用 20% 乙醇溶液 105 mL（3 BV）除杂，再用 60% 乙醇溶液 105 mL（3 BV）以 4.0 mL/min 的体积流量洗脱，分别收集洗脱液，按照荔枝核总黄酮的定量测定方法，计算总黄酮洗脱量及洗脱率，结果见表 4。由纯化工艺验证结果可见，经过 4 次验证试验，60% 乙醇洗脱荔枝核总黄酮的平均洗脱率为 74.60%，RSD 值为 2.46%，荔枝核总黄酮固形物由 1.25 g 减少至平均 0.40 g，质量分数从 29.22% 升至平均 67.37%，RSD 值为 1.32%，表明建立的纯化工艺对荔枝核中的总黄酮类成分有较好的分离纯化效果。

表 4　纯化工艺验证结果

编号	加入量/mg	纯化前		洗脱量/mg	洗脱率/%	纯化后			
		固形物/g	质量分数/%			固形物/mg	质量分数/%	平均质量分数/%	RSD/%
1	365.23	1.25	29.22	262.49	71.87	391.30	67.08	67.37	1.32
2	365.23	1.25	29.22	276.93	75.82	413.10	67.04		
3	365.23	1.25	29.22	274.84	75.25	412.10	66.69		
4	365.23	1.25	29.22	275.55	75.45	401.20	68.68		

3　讨论

金属离子络合法是测定荔枝核总黄酮含量最普遍的方法，原理是黄酮类化合物与金属离子发生络合反应，形成不同颜色的螯合物，再采用比色法测定 A_{550} 值计算其总黄酮含量，目前 $NaNO_2$-$AlNO_3$-NaOH、$AlCl_3$、HCl-Mg 为常用的显色试剂。

在预试验中发现，使用以芦丁为对照品的显色方法 $NaNO_2$-$AlNO_3$-NaOH 法，在滴加完 NaOH 后，溶液会产生絮状沉淀，导致测定结果不准确，再尝试不同显色、萃取、稀释、离心、过滤荔枝核提取液等方法后再次测定，结果仍不理想。在经过文献调研及前期预试验研究后，发现荔枝核黄酮类化合物中花青素类成分较多[19]，且原花青素 A2 含量最大，可作为荔枝核总黄酮的质量控制指标，因此采用紫外分光光度法结合铁盐催化比色法测定其含量，结果表明，建立的荔枝核总黄酮含量测定方法（以原花青素 A2 计）稳定、可行，对于全面评价荔枝核药材指标成分的控制方面有重要意义。

大孔吸附树脂是一种具有多孔立体结构和选择性吸附功能的高分子材料，目前已广泛用于中药活性成分（如黄酮、皂苷、生物碱等）的分离与纯化[20]。影响大孔树脂分离纯化有多方面的因素，在选择合适的大孔树脂时，应综合考虑各种影响因素，如树脂参数的极性、比表面积以及上样液的质量浓度、洗脱液浓度等，以求取得最佳的分离效果[21-24]。本实验通过对 11 种不同型号的大孔树脂的吸附和解吸试验，确定了分离纯化荔枝核总黄酮的最佳工艺条件为 AB-8 型大孔吸附树脂，树脂与药材的质量比为 3∶1，上样液质量浓度为 4～6 mg/mL、pH 值为 2、上样体积流量为 1.0 mL/min、上样体积为 2 BV、径高比为 1∶12、以 20% 乙醇 3 BV 除杂、60% 乙醇 3 BV 洗脱、洗脱体积流量为 4.0 mL/min，并通过 4 次验证试验，得到荔枝核总黄酮的质量分数从 29.22% 升至平均 67.37%，固形物由 1.25 g 减少至平均 0.40 g，证明 AB-8 大孔树脂对荔枝核总黄酮的富集纯化有效，该工艺为今后的荔枝核提取物纯化工艺及产品开发提供了实验基础。

参考文献

[1] 袁红.荔枝核多糖提取物对四氧嘧啶致糖尿病小鼠降糖作用［J］.健康研究,2010,30（4）：252-255,261.

[2] 郭洁文，廖惠芳，潘竞锵，等.荔枝核皂苷对地塞米松致胰岛素抵抗糖尿病大鼠血糖血脂的影响［J］.广东药学，2003，13（5）：32-35.

[3] 徐婷，吴青，高骏伟.荔枝核提取物及其阳离子树脂分离物体外降血糖作用［J］.食品与机械，2012，28（4）：113-116.

[4] 陈建清，林穗金，郑妮.荔枝核总黄酮对急性肺损伤大鼠胆碱能抗炎通路的影响［J］.中国

医院药学杂志, 2016, 36 (23): 2051-2054.

[5] ZHANG J Y, ZHANG C. Research progress on the antineoplastic pharmacological effects and mechanisms of Litchi seeds [J].Chin Med, 2015, 6 (1): 20-26.

[6] LIN C C, CHUNG Y C, HSU C P. Anti-cancer potential of Litchi seed extract [J]. World J Exp Med, 2013, 3 (4): 56-61.

[7] 罗威, 钟萍, 胡杰.超声辅助提取荔枝核黄酮工艺的响应面优化及抗氧化性研究 [J].保鲜与加工, 2017 (4): 43-50.

[8] SUNG Y Y, YANG W K, KIM H K. Antiplatelet, anti coagulant and fibrinolytic effects of Litchi chinensis Sonn.extract [J].Mol Med Rep, 2012, 5 (3): 721-724.

[9] 徐列明.中医药抗肝纤维化疗效评价的探索 [J].临床肝胆病杂志, 2017, 33 (5): 825-828.

[10] 王宪波, 孙乐.肝纤维化的中西医结合诊治 [J].临床肝胆病杂志, 2015 (1): 38-41.

[11] 姜振国.荔枝核的化学成分及降血糖活性研究 [D].长春: 长春中医药大学, 2011.

[12] 林妮, 吕俊华, 潘竞锵, 等.荔枝核提取物抑制乳腺增生模型大鼠乳腺组织 ER 和 PR 表达及促进乳腺细胞凋亡作用研究 [J].中国药房, 2010, 21 (11): 975-977.

[13] 罗伟生, 欧士钰, 靳雅玲, 等.荔枝核总黄酮抗肝纤维化作用的实验研究 [J].重庆医学, 2013, 42 (4): 373-375, 378.

[14] 黄莎, 莫婵, 曾婷, 等.23 种岭南中药抗肝纤维化有效部位的高通量筛选 [J].今日药学, 2018, 28 (10): 655-660.

[15] 赵永忠, 肖绪华, 漆志平, 等.荔枝核总黄酮对大鼠肝纤维化 TGF-β_1 及 CTGF 表达的影响 [J].河北医药, 2010, 32 (10): 1194-1196.

[16] 肖柳英, 潘竞锵, 浇卫农, 等.荔枝核对小鼠肝炎动物模型的实验研究 [J].中国实用医药, 2006, 1 (1): 11-12.

[17] 李华, 肖付才, 袁春龙, 等.铁盐催化比色法测定葡萄籽超微粉中的原花青素 [J].食品研究与开发, 2007, 28 (9): 114-117.

[18] 荆常亮.紫花苜蓿总黄酮的提取、纯化及其抗氧化活性研究 [D].北京: 中国农业科学院, 2016.

[19] 刘新, 韩琴, 徐洁.荔枝核中原花青素超声波提取工艺研究 [J].安徽农业科学, 2011, 39 (6): 3282-3285.

[20] 宋晓光, 李秉润, 王少平, 等.水蛭活性肽的纯化工艺 [J].中国医院药学杂志, 2017, 37 (23): 2322-2325.

[21] 王妍, 梁志强.大孔吸附树脂纯化荔枝核总皂苷的工艺研究 [J].中国实验方剂学杂志, 2010, 16 (8): 22-24.

[22] 汤建萍, 周春山, 丁立稳.大孔吸附树脂分离纯化荔枝核黄酮类化合物的研究 [J].离子

交换与吸附，2006，22（6）：551-558.

[23] 任珅，赵岩，王梓，等.荔枝核总黄酮的提取分离工艺优化及体外降血糖活性测定［J］.
时珍国医国药，2017，28（12）：2834-2837.

[24] 熊何健，郭倩倩，乔小瑞.荔枝多酚柱层析纯化工艺条件研究［J］.江西农业大学学报，
2010，32（6）：1274-1278.

荔枝核总黄酮对大鼠肝星状细胞增殖抑制作用及对 PPARγ、c-Ski 表达的影响

陈姗，罗伟生，张扬武，胡晓萍，陈美琳

【摘要】目的：研究荔枝核总黄酮（TFL）对大鼠肝星状细胞增殖的抑制作用及对 PPARγ、c-Ski 表达的影响，探讨荔枝核总黄酮抗肝纤维化的可能作用机制。方法：体外培养 HSC-T6 细胞，分为空白对照组、TFL 浓度 20 μg/mL 组、40 μg/mL 组、80 μg/mL 组、160 μg/mL 组、200 μg/mL 组，分别干预 48 h 后，用 CCK-8 法检测各组细胞的增殖情况；再设置为空白组、15-d-PGJ2（5 μM）对照组、15-d-PGJ2（5 μM）+TFL（100 μM）对照组、TFL（100 μM）组，用 ELISA 法检测各组细胞中 Smad3、Smad4 的含量；用 qPCR 法检测各组 PPARγ、c-Ski mRNA 的表达；用 WB 法检测各组 PPARγ、c-Ski 蛋白的表达。结果：CCK-8 结果显示，随着 TFL 作用时间的延长，药物对细胞的增殖的抑制率增高（$P < 0.05$）；ELISA 结果显示，TFL 组中的 Smad3、Smad4 含量明显降低（$P < 0.05$）；qPCR 结果显示，TFL 组中 PPARγ、c-Ski mRNA 的表达量均明显增加（$P < 0.05$）。结论：荔枝核总黄酮能够抑制 HSC-T6 细胞增殖，降低细胞外基质分泌，该机制可能与降低 HSC-T6 细胞中的 Smad3、Smad4 含量，上调 PPARγ 及 c-Ski mRNA 的表达有关。

【关键词】荔枝核总黄酮；HSC；PPARγ；c-Ski；Smads

肝星状细胞（hepatic stellate cell，HSC）是细胞外基质（extracellular matrix，ECM）的主要来源，HSC 激活后分泌大量 ECM 沉积在肝内引起肝纤维化。HSC 的活化和增殖是肝纤维化发生及发展的中心环节。荔枝核是无患子科植物荔枝的干燥成熟种子，味甘、微苦，归肝经、肾经，具有行气散结、祛寒止痛的功效。TFL 是荔枝核中具有药理活性的主要成分之一，曾有文献报道，荔枝核有调节血脂、降血糖、抗氧化及保肝的作用。既往研究已证实，TFL 具有抗肝纤维化的作用，可上调 Bcl-2、下调 Bax 的表达[1]，抑制细胞 TGF-β₁ 和 α-SMA 蛋白的表达[2]，降低肝纤维化大鼠 HA、LN、PCⅢ表达[3]，诱导 HSC 凋亡并达到阻滞细胞增殖周期和诱导细胞凋亡的目的，且具有一定量效关

［基金项目］国家自然科学基金项目（81360530）。

系[4]。更有研究证实[5-11]，TFL 可降低细胞内 Smad3、Smad4、TLR4、NF-κB 及 IL-1R Ⅰ 的表达，上调 PPARγ 的表达，下调 CTGF、MMP-2 及 TIMP-1 的表达。PPARγ 是存在于 HSC 里的一种配体激活的转录因子。PPARγ 通过阻断 TGF-$β_1$/TβR-Ⅰ信号，抑制 Smad 磷酸化，进一步抑制 Smad 靶基因的转录，从而抑制 ECM 生成[12]。那么，我们是否可以认为，TFL 可能通过影响 HSC-T6 细胞中 Smad3、Smad4 的含量，以及调控 PPARγ 及 c-Ski 的 mRNA 表达，从而发挥 TFL 抗肝纤维化的作用。因此，本研究通过体外培养 HSC-T6 细胞，运用 CCK-8 法检测 TFL 对 HSC-T6 增殖的影响，ELISA 法检测细胞中 Smad3、Smad4 的含量，qPCR 法检测细胞内 PPARγ、c-Ski mRNA 的表达水平，探讨 TFL 抗肝纤维化的潜在作用机制。

1　材料

1.1　细胞系

HSC-T6 细胞购自中国科学院昆明动物研究所细胞库。

1.2　药物与试剂

TFL 购自南京泽朗医药科技有限公司；FBS、DMEM 高糖培养基购自维森特生物技术（南京）有限公司；PPARγ 天然配体前列腺素 J2（15-d-PGJ2）购自美国 Cayman 公司；CCK-8 检测试剂盒购自日本 Dojindo 公司；ELISA 检测试剂盒购自美国圣克鲁斯生物技术（上海）有限公司；总 RNA 提取试剂盒、反转录试剂盒、荧光定量 PCR 试剂盒、PPARγ、c-Ski 内参引物均购自宝生物工程（大连）有限公司。

1.3　主要仪器

生物安全柜（BSC-1600ⅡA2）；二氧化碳培养箱（371-184L）；恒温水浴槽（SY-1220）；低速离心机（DL-5M）；倒置显微镜（IX71）；酶标仪（Epoch Biotek）；超微量紫外可见分光光度计（UV1901PC）；实时荧光定量 PCR 仪（PIKOREAL）。

2　方法

2.1　细胞培养大鼠肝星状细胞 HSC-T6

置于含有 10% 胎牛血清的高糖 DMEM 培养基中，放置在 5%CO_2、37° 培养箱中进行培养，每隔 3～4 天传代 1 次，取对数生长期的细胞进行实验。

2.2　CCK-8 法检测 HSC-T6 细胞生长活力

取对数生长期的细胞，用细胞计数板进行细胞计数，调整细胞密度，吹打均匀后将细胞悬液接种于 96 孔培养板中，置于 37 ℃、5%CO₂ 培养箱中培养 24 h。设置空白对照组（无药无培养基），TFL 浓度分别为 20 μg/mL 组、40 μg/mL 组、80 μg/mL 组、160 μg/mL 组、200 μg/mL 组。24 h 细胞完全贴壁后弃去旧培养基，加入以上各浓度药物工作液，每组设置 3 个复孔，置于 37 ℃、5%CO₂ 培养箱中干预 48 h。药物处理细胞 48 h 后，每孔加入 10 μL CCK-8，混匀后放入培养箱中孵育 2 h，用酶标仪读取空白对照组和 TFL 各浓度组在 450nm 处的 OD 值。按以下公式计算不同药物浓度对 HSC-T6 细胞的增殖抑制率：

抑制率（IR）/%=［（空白对照组 OD 值－实验组 OD 值）/（空白对照组 OD 值－空白孔 OD 值）］×100%

根据不同药物浓度对细胞增殖能力的影响，选择后续实验药物的最佳作用浓度。

2.3　ELISA 法检测细胞中 Smad3、Smad4 含量

取计数生长期的细胞进行实验，调整细胞密度后将每孔 2.5 mL 细胞液接种于 6 孔培养板中（共接种 2 板），置于 37 ℃、5%CO₂ 培养箱中培养 24 h。待细胞贴壁后，弃去旧培养液。分别设置为空白组、15-d-PGJ2（5 μM）对照组、15-d-PGJ2（5 μM）+TFL（100 μM）对照组、TFL（100 μM）组，每组设 3 个复孔，并分别加入细胞培养板中，干预 48 h 后收集细胞培养上清液。每孔各加入标准品或待测样品 50 μL，加酶标抗体工作液 50 μL，将反应板充分混匀后置 37 ℃ 120 min。用洗涤液将反应板充分洗涤 4～6 次，向滤纸上印干，每孔加入底物工作液 100 μL，置 37 ℃暗处反应 15 min 后每孔加入 100 μL 终止液混匀，30 min 内用酶标仪在 450 nm 处测 OD 值。以标准品为横坐标，OD 值为纵坐标，在坐标纸上作图，画出标准曲线，根据样品 OD 值由标准曲线查出待测因子的浓度。

2.4　qPCR 法检测细胞内 PPARγ、c-Ski mRNA 的表达

取计数生长期的细胞进行实验，调整细胞密度后将每孔 2.5 mL 细胞液接种于 6 孔培养板中（共接种 2 板），37 ℃、5%CO₂ 培养箱培养 24 h。待细胞贴壁后，弃去旧培养液。按 ELISA 法中各组药物浓度干预 48 h，每组设 3 个复孔，然后用 TRIzol 法提取总 RNA，再由 RNA 反转录成 cDNA，进行 qPCR 检测，以 ACBT-F 引物为内参（如表 1 所示）。用 △△ Ct 法进行各基因表达的相对定量。读取 Ct 值，以 $2^{-\triangle\triangle Ct}$ 表示目的基因 mRNA 的表达水平，- △△ Ct 计算公式如下，其中 X 代表基因，Y 代表处理因素。

－△△Ct XY=Ct XY－Ct GAPDH Y－Ct X对照

表 1　各引物序列

名称	引物序列
ACBT-F	5′-GCTATGTTGCCCTAGACTTCGA-3′
ACBT-R	5′-GATGCCACAGGATTCCATACC-3′
PPARγ-F	5′-CTCACAATGCCATCAGGTTT-3′
PPARγ-R	5′-AGATCAGCAGACTCTGGGTTC-3′
c-Ski-F	5′-CACCAGAACCCCTTACTACG-3′
c-Ski-R	5′-GCTTTCAACTTCAACCTCGG-3′

3　结果

3.1　HSC-T6 细胞的生长活力

按照空白组、TFL 浓度 20 μg/mL 组、TFL 浓度 40 μg/mL 组、TFL 浓度 80 μg/mL 组、TFL 浓度 160 μg/mL 组、TFL 浓度 200 μg/mL 组分别干预细胞 48 h 后进行 CCK-8 分析发现，TFL 具有剂量-效应关系抑制细胞的生长活力，TFL 浓度 200 μg/mL 组抑制率达到最强（$P < 0.05$），TFL 浓度 160 μg/mL 组抑制率低于浓度 200 μg/mL 组（$P < 0.05$），其余浓度的组别抑制率均较低（$P > 0.05$），如表 2 所示。

表 2　各浓度 TFL 抑制率

组别	OD_{450}	抑制率
空白组	2.2549±0.0490	—
TFL 20 μg/mL 组	2.2401±0.0275	0.66%
TFL 40 μg/mL 组	2.2166±0.0026	1.70%
TFL 80 μg/mL 组	2.2329±0.0266	0.96%
TFL 160 μg/mL 组	1.9397±0.0334	13.98%
TFL 200 μg/mL 组	1.8300±0.0101	18.84%

3.2　各组细胞中 Smad3/Smad4 的含量比较

干预细胞 48 h 后，TFL 组与空白组比较，细胞中 Smad3、Smad4 的含量均明显低于空白组（$P < 0.05$），与 15-d-PGJ2 对照组比较，细胞中的 Smad3、Smad4 含量也均低于 15-d-PGJ2 对照组（$P < 0.05$），与 15-d-PGJ2+TFL 对照组比较，细胞中 Smad3、Smad4 含量无明显差异（$P > 0.05$），见图 1。

3.3　各组细胞中 PPARγ、c-Ski mRNA 的表达比较

干预细胞 48 h 后，与空白组比较，TFL 组中 PPARγ、c-Ski mRNA 的表达量均明显增加（$P < 0.05$）；与对照组比较，TFL 组中 PPARγ mRNA 的表达量高于 15-d-PGJ2

对照组（$P < 0.05$），TFL 组中 PPARγ mRNA 的表达量低于 15-d-PGJ2+TFL 对照组，但差异无统计学意义（$P > 0.05$）；TFL 组中 c-Ski mRNA 的表达量高于 15-d-PGJ2 对照组，但差异无统计学意义（$P > 0.05$），TFL 组中 c-Ski mRNA 的表达量低于 15-d-PGJ2+TFL 对照组，但差异无统计学意义（$P > 0.05$），见图 2。

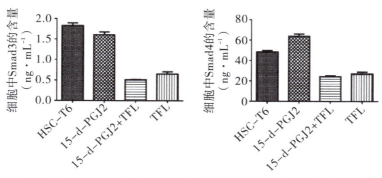

图 1　各组 HSC-T6 细胞中 Smad3、Smad4 的含量比较

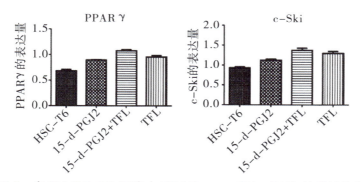

图 2　各组 HSC-T6 细胞中 PPARγ、c-Ski mRNA 的表达比较

4　讨论

肝纤维化是在各种肝损伤因素持续作用下，ECM 异常增多和降解不足，引起肝脏组织结构及功能异常的病理变化。肝纤维化如果不加以控制而持续发展，会进一步演变成肝硬化。世界范围内对慢性肝病治疗的两大策略，即抗病毒治疗和阻止肝纤维化的发生[13]。在我国，越来越多的肝炎患者最终出现严重的肝纤维化或肝硬化病变。因此，肝病的治疗重点已经转移到如何控制肝病的进展，其中防止肝纤维化以致肝硬化的发生、发展成为研究热点之一[14]。有学者认为肝纤维化发生、发展的中心环节是 HSC 的活化[15]，因此抑制细胞的活化及促进 HSC 活化细胞的凋亡是防止肝纤维化发生的有效途径之一。

TGF-β₁ 在肝纤维化的启动、进展乃至肝硬化的形成中发挥了核心作用，其与纤维化有关的其他生长因子以及调节基质代谢的各种酶，促使 HSC 转化为肌成纤维细胞（MFB）并分泌胶原纤维，通过 Smads 信号通路激活 HSC 增殖基因，促使 HSC 增殖。TGF-β 通过 Smads 通路对 TGF-β 基因、α-SMA 基因、前胶原 α1、凋亡基因、胶原酶、MMP-1 基因等进行正负调节，促进 HSC 增殖、产生胶原，同时抑制细胞外基质的降解，加速肝纤维化的发展。Smads 途径在肝纤维化中起着重要作用。Smads 是 TGF-β 受体复合物下游的一类极其重要的信号转导分子，具有独特的结构。在肝纤维化过程中，TGF-β_1 通过与细胞膜上特殊的丝氨酸/苏氨酸受体结合，促使下游的 Smad2/Smad3（R-Smads）磷酸化，Smad3 与 Smad4（Co-Smads）形成复合体，继而发生核转位，调控靶基因的转录。因此，调控 Smads 信号分子是一种有效的抗肝纤维化治疗策略[16-20]。前期有不少实验研究表明，TFL 具有抗病毒、抗纤维化的作用[21]。本实验中，TFL 对 HSC-T6 细胞的抑制率随着浓度升高而升高，与空白对照组比较，TFL 浓度为 200 μg/mL 组抑制率最高，说明 TFL 能够明显抑制 HSC-T6 细胞的增殖，并呈剂量-效应的关系。ELISA 实验测定各组细胞中 Smad3、Smad4 含量的实验中发现，TFL 组中的 Smad3、Smad4 含量明显降低，15-d-PGJ2+TFL 对照组中该作用显著，说明 TFL 能够有效抑制 HSC-T6 细胞中的 Smad3、Smad4，从而阻断 TGF-β/Smad 途径，并发现 15-d-PGJ2 可能参与 TFL 对 HSC-T6 细胞中 Smad3、Smad4 含量的影响，且具有一定协同作用，二者联合抗肝纤维化的作用机制有待进一步深入研究。

PPARγ 通路可抑制 HSC 的活化，进而延缓肝纤维化进程，PPARγ 可能作为一种新的治疗肝纤维化疾病的药理学靶点[22]。研究表明，PPARγ 活化后对 c-Ski 始于转录水平的上调，并提示 c-Ski 可能是 PPARγ 的又一靶基因[23]。研究发现，TFL 能够使 HSC-T6 细胞中的 PPARγ 及 c-Ski 基因表达水平上调，并且在 15-d-PGJ2+TFL 对照组中作用最为明显，这可能是 TFL 抗肝纤维化的分子机制之一。

综上所述，TFL 能够有效抑制大鼠 HSC-T6 的增殖，其作用机制可能与上调 PPARγ 及 c-Ski 基因表达水平，降低 HSC-T6 中 Smad3、Smad4 含量有关，说明 TFL 对抗肝纤维化有一定的作用。肝纤维化的调控机制极其复杂，后续将继续完善 TFL 对抗 HSC-T6 的机制研究，为今后研究 TFL 抗肝纤维化的作用机制提供实验依据。

参考文献

［1］罗伟生，靳雅玲，欧士钰，等.荔枝核总黄酮对肝纤维化大鼠肝细胞 Bcl-2/Bax 表达的影响［J］.世界华人消化杂志，2012，20（18）：1602-1608.

［2］孙旭锐，覃浩，靳雅玲，等.荔枝核总黄酮对大鼠肝星状细胞增殖的抑制作用及对蛋白 TGF-β_1 和 α-SMA 表达的影响［J］.时珍国医国药，2012，23（10）：2502-2504.

［3］覃浩，孙旭锐，欧士钰，等.荔枝核总黄酮预防大鼠肝纤维化的初步研究［J］.第三军医大学学报，2011，33（22）：2353-2356.

［4］孙旭锐，覃浩，罗伟生，等．荔枝核总黄酮对大鼠肝星状细胞增殖的抑制作用［J］.广东医学，2012，33（15）：2215-2217.

［5］曹杰，林丽馨，覃桂金，等．荔枝核总黄酮对 TGF-β₁ 诱导人肝星状细胞凋亡的影响及机制［J］.山东医药，2018，58（5）：13-16.

［6］张扬武，罗伟生，康毅，等．荔枝核总黄酮对大鼠肝星状细胞 HSC-T6 增殖及 PPARγ、TGF-β₁ 表达的影响［J］.山东医药，2017，57（40）：29-31.

［7］陈桂泓，刘瑞，刘盛楠，等．荔枝核总黄酮对肝星状细胞增殖的抑制作用及其机制［J］.山东医药，2017，57（24）：9-12.

［8］刘瑞，陈桂泓，徐伶俐，等．荔枝核总黄酮及罗格列酮对大鼠肝星状细胞 HSC-T6 PPARγ 和 CTGF 表达的影响［J］.实用医学杂志，2016，32（3）：344-347.

［9］黄红，康毅，黄旭平，等．荔枝核总黄酮对大鼠肝纤维化 Smad3、Smad4 及 TIMP-1 信号表达的影响［J］.世界华人消化杂志，2016，24（2）：176-186.

［10］刘燕秀，赵永忠，李彩，等．荔枝核总黄酮对 TGF-β₁ 诱导的大鼠肝星状细胞内 NF-κB、α-SMA 表达的影响［J］.天津医药，2015（11）：1258-1261，1262.

［11］董勇，赵永忠，肖绪华，等．荔枝核总黄酮对活化大鼠肝星状细胞的增殖抑制作用及 TLR4 表达的影响［J］.安徽医科大学学报，2015，50（4）：432-436.

［12］蔡玲燕，刘菲．PPARγ 对肝纤维化中肝星状细胞相关信号通路的影响［J］.国际内科学杂志，2009，36（7）：417-419，427.

［13］刘泽富，聂青和．病毒性肝炎的诊断和治疗（第一版）［M］.北京：人民军医出版社，2001：201-221.

［14］XU T，NI M M，LI X，et al. NLRC5 regulates TGF-β₁-induced proliferation and activation of hepatic stellate cells during hepatic fibrosis［J］.Int J Biochem Cell Biol，2016，70：92-104.

［15］BANSAL R，PRAKASH J，RUITER M D，et al. Interferon gamma peptidomimetic targeted to hepatic stellate cells ameliorates acute and chronic liver fibrosis in vivo［J］.Journal of Controlled Release，2014，179：18-24.

［16］YAN C，WANG L，LI B，et al. The expression dynamics of transforming growth factor-β /Smad signaling in the liver fibrosis experimentally caused by Clonorchis sinensis［J］.Parasit Vectors，2015（8）：70.

［17］COHEN M M J. TGF beta/Smad signaling system and its pathologic correlates［J］.Am J Med Genet A，2003，116A（1）：1-10.

［18］ZHANG B B，CAI W M，TAO J，et al. Expression of Smad proteins in the process of liver fibrosis in mice infected with Schistosoma japonicumol［J］.Zhongguo ji sheng chong xue yu ji sheng chong bing za zhi，2013，31（2）：89-94.

[19] PROSSER C C, YEN R D, WU J. Molecular therapy for hepatic injury and fibrosis : where are we ? [J] World J Gastroenterol, 2006, 12 (4): 509-515.

[20] DOOLEY S, DIJKE P T. TGF-β in progression of liver disease [J] .Cell Tissue Res, 2012, 347 (1): 245-256.

[21] 罗伟生, 欧士钰, 靳雅玲, 等 . 荔枝核总黄酮抗肝纤维化作用的实验研究 [J] . 重庆医学, 2013, 42 (4): 373-375, 378.

[22] WAKINO S, HAYASHI K, KANDA T, et al. Peroxisome proliferato ractivated receptor gamma ligands inhibit Rho/Rho kinase pathway by inducing protein tyrosine phosphatase SHP-2 [J] . Circ Res, 2004, 95 (5): 45-55.

[23] 李工博, 李军, 曾益军, 等. PPARγ 对 TGFβ /Smad 信号通路阻遏子 c-Ski 的上调 [J]. 生理学报, 2011, 63 (1): 62-68.

荔枝核总黄酮对大鼠肝星状细胞 T6 增殖、PPARγ 和 Smad4 表达的影响

蔡碧莲，文亦磊，罗伟生

【摘要】目的：探讨荔枝核总黄酮（TFL）对大鼠肝星状细胞 -T6（HSC-T6）增殖、过氧化物酶体增殖物激活受体 γ（PPARγ）和 Smad4 表达的影响及其机制。方法：将 HSC-T6 复苏后分为 15-d-PGJ2+TFL 组、GW9662+TFL 组、TFL 组、对照组。15-d-PGJ2+TFL 组加入 5 μmol/L 15-d-PGJ2 及 100 μmol/L TFL 各 10 μL，GW9662+TFL 组加入 10 μmol/L GW9662 及 100 μmol/L TFL 各 10 μL，TFL 组加入 100 μmol/L TFL 10 μL。48 h 后，检测各组 HSC-T6 的生长活力，PPARγ 及 Smad4 mRNA 及蛋白的表达情况。结果：15-d-PGJ2+TFL 组、GW9662+TFL 组、TFL 组的 A_{450} 值均低于对照组（$P<0.05$）；与 TFL 组相比，15-d-PGJ2+TFL 组 A_{450} 值降低，而 GW9662+TFL 组 A_{450} 值升高（$P<0.05$）。与对照组比较，其余 3 组 PPARγ mRNA 及蛋白的相对表达量均升高，Smad4 mRNA 及蛋白的相对表达量均降低（$P<0.05$）。与 TFL 组相比，15-d-PGJ2+TFL 组 PPARγ mRNA 及蛋白相对表达量升高，而 Smad4 mRNA 及蛋白的相对表达量降低，GW9662+TFL 组 PPARγ mRNA 相对表达量降低，而 Smad4 mRNA 及蛋白的相对表达量升高（$P<0.05$）。结论：TFL 可抑制 HSC-T6 的增殖，其可能是通过上调 PPARγ 表达、下调 Smad4 表达而发挥作用，且与 PPARγ 激活剂 15-d-PGJ2 联用时作用更强。

【关键词】HSC；TFL；PPARγ；Smad4；细胞增殖；PPARγ 激活剂；大鼠

肝纤维化的形成过程涉及多种因素、多种细胞的共同作用，以及众多信号通路的交叉与叠加。而在这复杂的病理发展过程中，HSC 的激活状态与肝纤维化的发生发展有着密切的联系。既往已有许多学者对细胞因子与 HSC 激活态的信号转导通路进行了研究，但其作用机制尚未明确。此外，一条信号转导通路可能与多种细胞因子有关，一

［基金项目］国家自然科学基金项目（81660779）；国家自然科学基金项目（81360530）；广西创新驱动发展专项资金项目（桂科 AA17202035）；广西一流学科建设项目重点课题（2018X035）；广西中医药大学 2019 年研究生教育创新计划项目（YCSY20190084）。

种细胞因子也可能激活多种信号转导通路，或在细胞因子的信号转导过程中，又受到其他因素的调控，形成错综复杂的信号转导网络。因此，HSC 与细胞因子的信号转导十分复杂。

荔枝属无患子科植物，广泛种植并盛产于中国西南部和东南部，因其果核药用价值高，被列为上等药材。荔枝核味甘、微苦，归肝经、肾经，具有行气散结、祛寒止痛的功效。荔枝核富含黄酮类、甾体类、鞣质等化学成分，其中黄酮类为其主要活性成分[1]。本课题组前期已证实 TFL 具有抗肝纤维化的作用[2-4]。刘瑞等[5]的研究表明，TFL 通过上调 PPARγ、下调结缔组织生长因子，从而延缓肝纤维化的发生和发展。目前对 PPARγ 与 Smad4 信号通路的交叉作用知之甚少。本试验旨在探讨 TFL 对大鼠肝星状细胞 HSC-T6 PPARγ、Smad4 表达的影响，以期为临床治疗肝纤维化新药的开发与应用提供实验参考依据。

1　材料与方法

1.1　细胞、试剂及仪器

大鼠 HSC-T6 细胞株购自中国科学院昆明动物研究所细胞库；TFL 购自南京泽朗医药科技有限公司（批号：ZL131022300Y，纯度为 85%），PPARγ 天然配体前列腺素 J2（15-d-PGJ2）购自上海皓元生物医药科技有限公司；PPARγ 特异性拮抗剂 GW9662 购自美国 Abcam 公司（批号：GPV1432）；胎牛血清、高糖杜氏改良伊格尔培养基（DMEM）购自维森特生物技术（南京）有限公司；细胞计数（CCK-8）试剂盒购自日本 Dojindo 公司；总 RNA 提取试剂盒、反转录试剂盒、荧光定量 PCR 试剂盒以及 PPARγ、Smad4 内参引物购自宝生物工程（大连）有限公司；Smad4、PPARγ 细胞因子 ELISA 检测试剂盒均购自武汉华美生物工程有限公司；酶标仪购自赛默飞世尔科技（中国）有限公司。

1.2　细胞分组及复苏

从液氮罐中取出冻存的 HSC-T6 细胞株，立即将其置于 37 ℃恒温水浴锅中来回晃动，冻存管口不得低于水面；将细胞接种于 6 孔培养板中（2×10^5 个细胞/孔），分为 15-d-PGJ2+TFL 组、GW9662+TFL 组、TFL 组、对照组。于 37 ℃、5% CO_2 培养箱中培养 24 h。15-d-PGJ2+TFL 组加入 5 μmol/L 15-d-PGJ2 及 100 μmol/L TFL 各 10 μL，GW9662+TFL 组加入 10 μmol/L GW9662 及 100 μmol/L TFL 各 10 μL，TFL 组加入 100 μmol/L TFL 10 μL，作用 72 h。对照组不加入任何药物和试剂，仅加入完全培养基进行培养。

1.3 CCK-8 法检测 HSC-T6 细胞生长活力

将"1.2"干预后的 HSC-T6 细胞悬液接种于 96 孔培养板中，将新鲜的完全培养基及 10 μL CCK-8 试剂加入培养板孔内，混匀后置培养箱内孵育 2 h，测定 450 nm 处的 A 值。酶标仪读的各待测样本的 A 值记为测量值，空白对照组的 A 值记为空白值。

$$终值 = 测量值 - 空白值$$

1.4 实时荧光 PCR 法检测 HSC-T6 中 PPARγ 及 Smad4 mRNA 表达

将"1.2"干预后的细胞悬液加入 6 孔的培养板内，并在 37 ℃、5%CO$_2$ 培养箱中培养 48 h。用 TRIzol 法提取每组细胞的总 RNA，再将其反转录合成 cDNA，均严格按照要求进行操作。引物序列见表 1。用 SYBR PremixEx Taq^{TM} Ⅱ 试剂盒进行实时荧光定量 PCR，检测基因表达水平，PCR 反应条件：95 ℃ 30 s，95 ℃ 5 s，60 ℃ 34 s，95 ℃ 15 s，60 ℃ 1 min 共 40 个循环，同时绘制溶解曲线。以上实验独立重复 3 次。用 $2^{-\triangle\triangle Ct}$ 法计算各基因表达的相对定量。

表 1 引物序列

基因	引物序列（5′ → 3′）		产物长度
肌动蛋白	上游：	GCTATGTTGCCCTAGACTTCGA	173 bp
	下游：	GATGCCACAGGATTCCATACC	
PPARγ	上游：	CTCACAATGCCATCAGGTTT	106 bp
	下游：	AGATCAGCAGACTCTGGGTTC	
Smad4	上游：	GGTGGCTGGTCGGAAAGG	274 bp
	下游：	CGTGGGTAAGGATGGCTGT	

1.5 ELISA 检测 HSC-T6 细胞中 PPARγ、Smad4 蛋白表达水平

收集加药处理 48 h 的上清液，每孔加入按说明书配制好的标准液或待测液 50 μL，再加入酶标抗体工作液 50 μL。充分混匀后置于 37 ℃培养箱中培养 2 h，洗涤 4 ～ 6 次，于滤纸上阴干。每孔加入底物工作液 100 μL，置于 37 ℃暗处反应 15 min，而后加入 100 μL 终止液混匀，30 min 内用酶标仪在 450 nm 处测 A 值。

1.6 统计学分析

采用 SPSS 21.0 软件进行统计分析。计量资料以（$\bar{x} \pm s$）表示，组间比较采用方差分析，两两比较采用 SNK-q 检验，以 $P < 0.05$ 为差异具有统计学意义。

2　结果

2.1　4组 HSC-T6 细胞生长活力比较

15-d-PGJ2+TFL 组、GW9662+TFL 组、TFL 组、对照组的 A_{450} 值分别为 1.309±0.009、1.762±0.016、1.521±0.012、2.234±0.093，4 组生长活力差异有统计学意义（$F=1037.7941$，$P<0.001$）。15-d-PGJ2+TFL 组、GW9662+TFL 组、TFL 组的 A_{450} 值均低于对照组（$P<0.05$）；与 TFL 组相比，15-d-PGJ2+TFL 组 A_{450} 值降低，而 GW9662+TFL 组 A_{450} 值升高（$P<0.05$）。

2.2　4组 PPARγ、Smad4 mRNA 相对表达量比较

与对照组相比，其余 3 组 PPARγ mRNA 的相对表达量均升高，Smad4 mRNA 的相对表达量均降低（$P<0.05$）；与 TFL 组相比，15-d-PGJ2+TFL 组 PPARγ mRNA 的相对表达量升高而 Smad4 mRNA 的相对表达量降低，GW9662+TFL 组 PPARγ mRNA 的相对表达量降低而 Smad4 mRNA 的相对表达量升高（$P<0.05$），结果见表 2。

表 2　4 组 PPARγ、Smad4 mRNA 相对表达量和蛋白含量比较（$\bar{x}\pm s$）

组别	n	PPARγ mRNA	Smad4 mRNA	PPARγ 蛋白	Smad4 蛋白
15-d-PGJ2+TFL 组	15	1.92±0.37*#	0.63±0.04*	0.65±0.05*#	33.48±1.20*#
GW9662+TFL 组	15	1.35±0.11*#	1.05±0.07*#	0.58±0.04*	45.94±1.21*#
TFL 组	15	1.77±0.43*	0.69±0.04*	0.57±0.03*	37.52±0.99*
对照组	15	1.04±0.12	1.13±0.11	0.51±0.07	50.12±1.13
F 值	—	27.666	188.020	9.040	673.879
P 值	—	<0.001	<0.001	<0.001	<0.001

注：与对照组相比，*$P<0.05$；与 TFL 组相比，#$P<0.05$。

2.3　4组 HSC-T6 细胞中 PPARγ、Smad4 蛋白含量比较

与对照组相比，其他 3 组 PPARγ 蛋白的相对表达量均升高，Smad4 蛋白的相对表达量均降低（$P<0.05$）；与 TFL 组相比，15-d-PGJ2+TFL 组 Smad4 蛋白的相对表达量降低，GW9662+TFL 组 Smad4 蛋白的相对表达量升高（$P<0.05$），结果见表 2。

3　讨论

肝纤维化是指在生物、物理、化学等因素的作用下，肝脏内纤维结缔组织发生异常增生，与此同时，肝细胞内外基质也异常沉积，这是许多慢性肝病共同的病理过程。若积极治疗，肝纤维化是可逆的[6]；反之，在慢性肝病初期即肝纤维化时，未能及时发现并治疗，则会进一步发展为肝硬化，甚至肝癌。介导肝纤维化[7]、肝硬化[8]发生

发展的中心环节是 HSC。肝脏受损后，HSC 增殖并激活，转变为肌成纤维细胞，还可以分泌细胞外基质成分[9]，通过合成胶原酶维持正常的基底膜结构。总之，在激活过程中，HSC 在组织炎症坏死区域向肌成纤维细胞转型。激活状态的 HSC 不仅能表达多种纤维化因子、炎症因子，还能表达各种细胞外基质成分。此外，HSC 还能使细胞外基质的合成与降解发生紊乱，最终导致大量细胞外基质积聚，从而引发肝纤维化[10]。因此，抑制 HSC 的激活是治疗终末期肝病的关键步骤。

相关研究结果显示，抗氧化、减轻炎症、保肝、护肝是 TFL 主要的药理作用[11-12]。结果显示，TFL 组的 A_{450} 值低于对照组（$P < 0.05$），提示 TFL 能有效地抑制 HSC-T6 细胞增殖，对延缓肝纤维化发生发展有重要作用。研究表明，转化生长因子 - β /Smad 信号转导通路介导纤维化的发生发展[13]。Smad 蛋白家族主要分为 3 类，即受体调节性 Smads、通用性 Smads 及抑制性 Smads[14]。迄今为止，Smads 蛋白家族是转化生长因子 - β 受体后信号转导最为重要的底物，其机制是 Smads 发生磷酸化后，核膜被穿透而发生化学变化。因此，Smads 在细胞内的作用是传导信号。作为核转录因子，PPARγ 在细胞增殖和激活过程中起着举足轻重的调节作用。换言之，抑制 HSC 的激活状态可延缓肝纤维化的发生发展过程，而 PPARγ 通路在此过程中发挥着至关重要的作用。因此，PPARγ 或可成为治疗纤维化疾病的药理学新靶点[15]。本研究中，与对照组相比，TFL 组的 PPARγ mRNA 及蛋白相对表达量均升高，Smad4 mRNA 及蛋白相对表达量均降低（$P < 0.05$）。由此推断，TFL 在体外对 HSC-T6 增殖具有抑制作用，可能是通过上调 PPARγ 表达、下调 Smad4 表达来实现的，从而减少细胞外基质的异常沉积，进而阻断肝纤维化的形成与发展。

GW9662 是 PPARγ 选择性不可逆拮抗剂，可导致 PPARγ 信号通路受到抑制，同时加快肝纤维化的进程。而给予活化的 HSC 多种内源性 PPARγ 或外源性 PPARγ 配体可显著抑制 HSC 纤维生成活性[16]。本研究中，GW9662+TFL 组 PPARγ mRNA 相对表达量低于 TFL 组，而 TFL 组 A_{450} 值低于对照组（$P < 0.05$），但其 PPARγ mRNA 及蛋白相对表达量仍高于对照组，且 A_{450} 值仍低于对照组（$P < 0.05$），虽然提示 GW9662 可拮抗 PPARγ，削弱 TFL 对 HSC-T6 增殖的抑制作用，但是 TFL 仍可通过上调 PPARγ 表达而发挥一定的作用。15-d-PGJ2 作为 PPARγ 的激动剂，其作用与 GW9662 截然不同，其能激活 PPARγ 信号通路，有效地抑制 HSC-T6 细胞增殖，从而延缓肝纤维化的发生发展。结果显示，与 TFL 组相比，15-d-PGJ2+TFL 组 A_{450} 值降低，Smad4 mRNA 及蛋白相对表达量降低。这提示 TFL 联合 PPARγ 的激动剂，可进一步上调 PPARγ 的表达、下调 Smad4 的表达，从而更好地抑制 HSC-T6 的增殖。

综上所述，TFL 可抑制 HSC 的活化，其机制与激活 PPARγ、抑制 Smad4 表达有关；而 TFL 联合 PPARγ 激动剂可更好地抑制 HSC-T6 的增殖。肝纤维化的发生发展过程中，因涉及多种细胞、多条信号转导通路极其复杂，若单纯从 TFL 对某种细胞，或某条信号转导通路来探讨其发生机制，存在局限性。因此，希望研究者后续能从细胞信号通路交联的角度探讨，进一步完善 TFL 对肝纤维化作用机制的研究，以期 TFL 能用于临床治疗肝纤维化新药的开发与应用。

参考文献

［1］黄晓兵，李积华，彭芍丹，等.五个产地荔枝核中药饮片抗氧化活性研究［J］.食品工业科技，2014，35（22）：91-94.

［2］罗伟生，欧士钰，靳雅玲，等.荔枝核总黄酮抗肝纤维化作用的实验研究［J］.重庆医学，2013，42（4）：373-375，378.

［3］喻勤.荔枝核总黄酮对大鼠肝纤维化 TGF-β/Smad 信号通路的影响［D］.桂林：桂林医学院，2014.

［4］覃浩，孙旭锐，欧仕玉，等.荔枝核总黄酮预防大鼠肝纤维化的初步研究［J］.第三军医大学学报，2011，33（22）：2353-2356.

［5］刘瑞，陈桂泓，徐伶俐，等.荔枝核总黄酮及罗格列酮对大鼠肝星状细胞 HSC-T6 PPARγ和 CTGF 表达的影响［J］.实用医学杂志，2016，32（3）：344-347.

［6］SCHUPPAN D，AFDHAL N H. Liver cirrhosis［J］.Lancet，2008，371（9615）：838-851.

［7］MORMONE E，GEORGE J，NIETO N. Molecular pathogenesis of hepatic fibrosis and current therapeutic approaches［J］.Chem Biol Interact，2011，193（3）：225-231.

［8］KLIRONOMOS S，NOTAS G，SFAKIANAKI O，et al. Octreotide modulates the effects on fibrosis of TNF-α，TGF-β and PDGF in activated rat hepatic stellate cells［J］.Regul Pept，2014，188：5-12.

［9］MÒDOL T，BRICE N，GALARRETA R D，et al. Fibronectin peptides as potential regulators of hepatic fibrosis through apoptosis of hepatic stellate cells［J］.J Cell Physiol，2015，230（3）：546-553.

［10］KOCABAYOGLU P，LADE A，LEE Y A，et al. β-PDGF receptor expressed by hepatic stellate cells regulates fibrosis in murine liver injury, but not carcinogenesis［J］.J Hepatol，2015，63（1）：141-147.

［11］徐庆，宋芸娟，李丽亚，等.荔枝核总黄酮的抗鸭乙型肝炎病毒作用［J］.世界华人消化杂志，2005，13（17）：2082-2085.

［12］肖柳英，潘竞锵，浇卫农，等.荔枝核对小鼠肝炎动物模型的实验研究［J］.中国实用医药，2006，1（1）：11-12，112.

［13］YAN X H，LIU Z Y，CHEN Y G. Regulation of TGF-beta signaling by Smad7［J］.

Acta Biochim Biophys Sin (Shanghai)，2009，41（4）：263-272.

［14］俞蕾敏，吕宾 .TGF-β Smad 信号转导通路与肝纤维化的关系［J］.国际消化病杂志，2008，28（5）：397-400.

［15］WAKINO S，HAYASHI K，KANDA T，et al. Peroxisome proliferato-ractivated receptor gamma ligands inhibit Rho/Rho kinase pathway by inducing protein tyrosine phosphatase SHP-2［J］.Circ Res，2004，95（5）：e45-55.

［16］孙凯，黄晓卉，甄茂川，等 .过氧化物酶增殖物激活受体 γ 对大鼠肝星状细胞增殖及凋亡的影响［J］.中华实验外科杂志，2006，23（10）：1194-1196.

荔枝核总黄酮对 CCl$_4$ 诱导的大鼠肝纤维化的影响及作用机制和潜在 Q-marker 的预测

冯茵怡，严炳艺，夏星，梁健钦，黎芳，谢谭芳，罗伟生，奉建芳

【摘要】目的：考察荔枝核总黄酮（total flavone of *Lichi chinensis* Sonn., TFL）对 CCl$_4$ 诱导的大鼠肝纤维化的作用，并分析和预测 TFL 的作用机制和潜在质量标志物（quality marker, Q-marker）。方法：雄性 SD 大鼠皮下注射 40% CCl$_4$ 植物油溶液，每周 2 次，连续 6 周，建立肝纤维化大鼠模型。将肝纤维化大鼠随机分成模型组、水飞蓟宾组（43.19 mg/kg）、扶正化瘀胶囊组（462.75 mg/kg）、TFL 不同剂量组（100 mg/kg，25 mg/kg），以正常大鼠作为空白组，每组 10 只。除空白组外，其余各组大鼠均皮下注射维持剂量 40% CCl$_4$ 植物油溶液，每周 1 次。同时，各治疗组灌胃给予相应药物，空白组和模型组大鼠均灌胃给予等体积生理盐水，每天 1 次，连续 4 周。试验结束后，腹主动脉取血，收集肝脏。采用自动生化检测仪检测血清中总胆红素（total bilirubin, TBiL）、直接胆红素（direct bilirubin, DBiL）、间接胆红素（indirect bilirubin, IBiL）、谷丙转氨酶（alanine aminotransferase, ALT）、谷草转氨酶（aspartate aminotransferase, AST）水平，通过 Masson 染色观察大鼠肝组织病理学变化。然后，收集 TFL 的化学成分，通过 SWISS 数据库、反向分子对接服务器（DRAR-CPI）预测化学成分的作用靶点。通过 GeneCards 数据库筛选肝纤维化的疾病靶点，STRING 数据库分析蛋白－蛋白的相互作用并进行 GO（gene ontology）及 KEGG（Kyoto encyclopedia of genes and genomes）分析。接着，iTRAQ 蛋白质组学技术测定 TFL 组、模型组、空白组大鼠肝脏组织蛋白表达，验证靶点。最后，通过 Cytoscape 软件建立和可视化化学成分、靶点、通路网络，并分析 TFL 的潜在 Q-marker。结果：与空白组相比，模型组大鼠血清中 TBiL、DBiL、IBiL、ALT、AST 水平明显升高，其中 DBiL、ALT、AST 水平明显升高（$P < 0.05$），TBiL、DBiL、IBiL 仅呈现升高趋势但没有显著性差异；与模型组相比，各给药组大鼠血清中 TBiL、DBiL、IBiL、ALT、AST 水平呈降低趋势，但没有显著性差异。Masson 染色显示，模型组大鼠肝损伤和纤维化程度均严重，各给药组大鼠的肝损伤程度和纤维化程度均呈现不同程

［基金项目］国家自然科学基金项目（81660779）；广西创新驱动发展专项资金项目（桂科 AA17202035）。

度减轻。试验筛选出 74 个化学成分，其可作用于 EGFR、SRC 等 865 个靶点，参与调控癌症、PI3K-Akt 信号通路、HIF-1 信号通路等多条与肝纤维化密切相关的信号通路。乔松素、槲皮素、表儿茶素、原花青素 A2、柚皮素、川皮苷、根皮苷、芦丁与肝纤维化相关的靶点、通路关联度最高。蛋白质组学结果显示，在网络药理学预测的 45 个蛋白中，有 18 个蛋白被鉴定。其中，与空白组相比，模型组有 6 个蛋白差异表达，其中上调蛋白 5 个、下调蛋白 1 个。TFL 干预后，ALB、PLG、HSP90AA1、EGFR 和 MAP2K1 的表达显著回调。结论：TFL 通过干预 ALB、PLG、HSP90AA1、EGFR 和 MAP2K1 的表达发挥抗肝纤维化作用和潜在保肝作用，可能与调控 PI3K-Akt 等多条与肝纤维化相关的信号通路有关。乔松素、槲皮素、表儿茶素、原花青素 A2、柚皮素、川皮苷、根皮苷、芦丁可作为 TFL 的潜在 Q-marker 用于制剂的质量控制。

【关键词】TFL；肝纤维化；质量标志物；ALB；PLG；HSP90AA1；EGFR；MAP2K1

　　肝纤维化是肝脏在各种致病因素持续刺激下，诱发肝星状细胞活化，进一步导致细胞外基质（extracellular matrix，ECM）代谢失衡而沉积，以及肝组织重构的慢性损伤性病理学改变，是肝硬化的前期病理表现。肝纤维化是一个动态的病理过程，经药物适当干预是可以逆转的[1]。本课题组成功从荔枝核中分离得到 TFL 的有效部位，并证实其具有良好的抗肝损伤和肝纤维化作用[2-5]，极具开发成新药的潜力。目前，课题组采用大孔树脂工艺得到纯度大于 50% 的总黄酮部位，并进行化学成分分离、鉴定[6-7]。此外，课题组发现不同来源的 TFL 质量不一、液相图谱差别甚大，亟须建立可靠的质量控制方法。网络药理学是一种建立在数据分析、计算机虚拟计算及网络数据库检索基础上的生物信息网络构建、网络拓扑结构分析策略，其从整体性、系统性的角度研究中药成分、靶点与疾病之间的网络关系，从而突破传统的"单靶点、单途径"研究方法，是研究中药作用机制的新思路，广泛应用在中药治疗疾病机制的研究中[8-10]，也可以用来预测、分析中药复方的质量标志物（quality marker，Q-marker）。因此，本研究在课题组前期明确 TFL 主要化学成分的基础上，进一步采用 CCl₄ 诱导肝纤维化大鼠模型，明确 TFL 对大鼠肝纤维化的影响，然后通过网络药理学分析预测 TFL 的化学成分、作用靶点、信号通路，并通过蛋白质组学验证靶点蛋白，初步探讨 TFL 抗肝纤维化的作用机制和其潜在 Q-marker，为下阶段有目的开展 TFL 作用机制研究提供指导，也为新药开发过程的制剂质量控制提供依据，是前期研究的延伸，也是新药开发的重要内容。

1　材料

EL104 型电子分析天平（Mettler Toledo 公司），Benchmark XT 型自动生化检测仪（Benchmark 公司），2235 型石蜡切片机（Leica RM 公司），Olympus BX-41 型高清电子

显微镜（Olympus 公司），−80 ℃超低温冰箱（中科美菱低温科技股份有限责任公司），Fresco 17 型冷冻离心机、EASY-nLC 1000 超高效液相仪、Thermo Q Exactive 质谱仪、Waters Bridge Peptide BEH C18 色谱柱（4.6 mm × 250 mm，3.5 μm）（赛默飞世尔科技有限公司）。

CCl_4（购自国药集团化学试剂有限公司，批号 20180625），注射用大豆油（购自浙江田雨山药用油有限公司），TFL（自制，由广西中医药大学中药制剂共性技术研发重点实验室提供，经 UV-Vis 测定总黄酮纯度为 65%），水飞蓟宾胶囊（购自天津天士力圣特制药有限公司，批号 750709155），扶正化瘀胶囊（购自上海黄海制药有限责任公司，批号 180114），尿素（批号 V900119）、乙二胺四乙酸（EDTA，批号 V900106）、二硫苏糖醇（DTT，批号 V900830）、碘乙酰胺（IAM，批号 V900335）均购自 Vetec 公司，蛋白酶抑制剂（购自 Amresco 公司，批号 M222），四乙基溴化铵（TEAB，购自赛默飞世尔科技有限公司，批号 90114），Beyotime 试剂盒（购自 Beyotime 公司，批号 P0006），Strata X SPE column（购自 Phenomenex 公司，批号 8B-S100-AAK），iTRAQ 试剂盒（购自 AB sciex 公司）。

TCMSP 数据库、SWISS 数据库、UniProt 数据库、STRING 数据库、反向分子对接服务器（drug reposi-tioning and adverse reaction via chemical-protein inte-ractome，DRAR-CPI）、Gene-Cards 数据库、Cytoscape（version 3.7.1）、SwissProt 蛋白数据库、Pro-teome Discoverer（version 1.3，Thermo Scientific）。

SPF 级 SD 大鼠，雄性，体质量 220 ～ 230 g，购自湖南斯莱克景达实验动物有限公司，合格证号 SCXK（湘）2016-0002。实验前适应性喂养 3 天，饲养温度（25 ± 2）℃，相对湿度 75% ± 5%，每天 12 h 的光照。

2　方法

2.1　动物分组、造模与给药

大鼠随机分成空白组和模型组，模型组大鼠皮下注射 40% CCl_4 植物油溶液（3 mL/kg）诱导肝纤维化，每周 2 次，空白组大鼠皮下注射等量生理盐水。从造模第 6 周起，每周选取模型组大鼠 6 只，处死，取肝组织进行 Masson 染色，观察肝纤维化情况并进行评分[11]，平均评分 > 2.5，则造模成功。造模成功后，将肝纤维化大鼠随机分为模型组、TFL 高剂量组（TFL-H，100 mg/kg）和 TFL 低剂量组（TFL-L，25 mg/kg）、水飞蓟宾组（SF，43.19 mg/kg）、扶正化瘀胶囊组（FZ，462.75 mg/kg），每组 10 只。除空白组外，其余各组大鼠均皮下注射维持剂量的 40% CCl_4 植物油溶液，每周 1 次，空白组皮下注射等量生理盐水，同时，各治疗组还灌胃给予相应药物，空白组和模型组大鼠均灌胃给予等体积生理盐水，每天 1 次，连续 4 周。

2.2　取材

大鼠末次给药后，禁食不禁水 24 h，经腹腔注射 0.8 g/kg 乌拉坦麻醉，从腹主动脉采血，静置后以 4000 r/min 离心 10 min，分取血清，置 −80 ℃ 冰箱保存。取肝脏，用生理盐水洗净，用 10% 中性福尔马林固定，备用。

2.3　生化指标检测

采用自动生化检测仪检测血清中总胆红素（TBiL）、直接胆红素（DBiL）、间接胆红素（IBiL）的水平以及谷丙转氨酶（ALT）和谷草转氨酶（AST）的活性。

2.4　Masson 染色

取经福尔马林固定的肝组织，分别经石蜡包埋、切片，进行 Masson 染色。肝纤维化程度评分标准如下[11]：0 分，无纤维化；1 分，汇管区纤维化扩大，局限于窦周及小叶内；2 分，汇管区周围纤维化，纤维间隔形成，小叶结构保留；3 分，纤维间隔伴小叶结构紊乱，无肝硬化；4 分，早期肝硬化。

2.5　iTRAQ 蛋白质组学技术测定肝组织蛋白表达

2.5.1　肽段预处理和标记

取适量组织样品至液氮预冷的研钵中，加液氮充分研磨至粉末。各组样品分别加入 8 mol/L 尿素、2 mmol/L EDTA、10 mmol/L DTT 和 1% 蛋白酶抑制剂，超声裂解 2 min 提取蛋白，4 ℃，13000×g 离心 10 min，去除细胞碎片，向上清液加入 3 倍体积预冷丙酮沉淀蛋白（−20 ℃，3 h），再次 4 ℃，13000×g 离心 10 min，蛋白沉淀复溶于 8 mol/L 尿素、100 mmol/L TEAB 溶液中，利用 Bradford 试剂盒测定蛋白浓度。每份样品取 100 μg 蛋白用同位素进行标记。蛋白溶液中加入终浓度为 10 mmol/L 的 DTT 溶液，37 ℃ 还原 60 min，再加入 25 mmol/L IAM 溶液，室温避光烷基化 30 min。随后用 100 mmol/L TEAB 稀释蛋白至 2 mol/L 以下，分 2 次加入胰蛋白酶进行酶解（第一次 50：1，过夜；第二次 100：1，4 h）。肽段经 Strata X SPE column 脱盐后真空干燥。按照 iTRAQ 试剂盒说明书进行标记。采用 113 标记空白组样品，114 标记模型组样品，116 标记 TFL 组样品。室温孵育 2 h 后混合抽干。

2.5.2　组分分离及液质联用分析

肽段用高 pH 反向 HPLC 分级，色谱柱为 Waters Bridge Peptide BEH C₁₈。操作如下：肽段分级梯度为 8%～32% 乙腈，60 min 分离 60 个组分，随后将肽段合并为 15 个组分，合并后的组分经真空冷冻干燥后进行液质联用分析。对于蛋白鉴定与定量，肽段首先用液相色谱流动相 A 相（0.1% 甲酸溶液）溶解后，使用 EASY-nLC1000 超高效液相系统进行 60 min 分离。随后，肽段电离后经 Thermo Q Exactive 质谱仪进行分析。

肽段母离子及其二级碎片都使用高分辨的 Orbitrap 进行检测和分析。一级质谱扫描范围设置为 m/z 350 ～ 1800，扫描分辨率设置为 70000；二级质谱扫描范围固定起点为 m/z 100，Orbitrap 扫描分辨率设置为 17500。数据采集模式使用数据依赖型扫描（DDA）程序，即在一级扫描后选择信号强度最高的前 20 个肽段母离子依次进入 HCD 碰撞池，使用 27% 的碎裂能量进行碎裂。串联质谱扫描的动态排除时间设置为 30 s，以避免母离子重复扫描。

2.5.3　质谱数据检索

质谱数据通过 Proteome Discoverer 的 SEQUEST 软件与大鼠 SwissProt 蛋白数据库进行检索。参数设置简述如下：酶切设置为 trypsin/P 全酶切，最多 2 个漏切；C 烷基化修饰为固定修饰，N-term/K/Y（iTRAQ 8 plex）修饰以及 M 氧化修饰为可变修饰，搜索设置肽段允许质量误差为 20×10^{-6}，子离子误差为 0.05，肽段过滤采用 0.05 的 FDR。

2.6　TFL 化学成分筛选

本研究选用课题组通过 UPLC-QTOF-MS 以及柱分离鉴定得到的化学成分[7]作为网络药理学部分使用的化学成分。

2.7　化学成分的作用靶点筛选

将化学成分导入 DRAR-CPI 进行对接，选择 Z' -score < -1.0, probability > 0.06 的靶点作为化学成分的作用靶点。利用 UniProt 数据库校正化学成分作用靶点名为官方名称。

2.8　疾病靶点筛选

在 GeneCards 数据库以 " liver fibrosis" 为关键词搜索肝纤维化的疾病靶点，选取 score > 5.5 的靶点作为疾病靶点，并利用 UniProt 数据库将靶点命名为官方名称。

2.9　GO 分析和 KEGG 富集分析

通过 STRING 数据库对靶点进行京都基因与基因组百科全书（KEGG）通路富集分析和 GO 生物过程富集分析。

2.10　网络分析及可视化

采用 Cytoscape 3.7.1 软件建立由化学成分、作用靶点、通路等节点组成的网络，通过 MCODE 插件进行聚类分析（K-core=2，其他参数为默认值）。

2.11　统计分析

所有数据均采用 SPSS 21.0 软件进行分析，计量资料以平均值 ± 标准差（$\bar{x} \pm s$）表示，数据符合正态分布和方差齐性采用单因素方差分析，不满足正态分布采用非参数检验，$P < 0.05$ 认为差异具有统计学意义。

3 结果

3.1 TFL 对肝纤维化大鼠肝功能指标和组织病理学的影响

由 Masson 染色结果可见，造模第 6、第 7 周肝组织未出现明显纤维化，第 8 周可见肝汇管区纤维化扩大，局限窦周及小叶内纤维化，Masson 染色平均评分 > 2.5，提示造模第 8 周可得到大鼠肝纤维化模型（见图 1）。

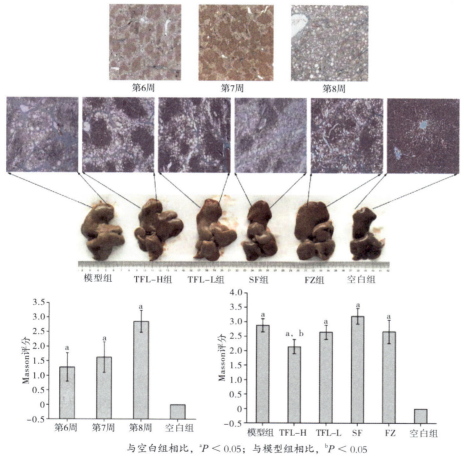

图 1 大鼠肝脏外观及 Masson 染色（×100）

空白组肝脏外观呈暗红色，质地柔软，表面光滑富有光泽，边缘平整；模型组肝脏外观为浅黄色，质地较硬，表面粗糙有颗粒感，光泽暗淡，边缘钝圆，部分大鼠肝脏明显肿大；SF 组、FZ 组、TFL-H 组和 TFL-L 组肝脏表面呈淡红色，表面颗粒感较模型组少且伴有光泽，质地稍软，边缘变锐利，但均呈现不同程度肿大，提示药物组在

CCl_4 刺激下虽然经过 4 周治疗，肝脏仍然存在不同程度损伤（见图 1）。Masson 染色显示：空白组肝小叶结构完整，无纤维化；模型组肝小叶结构被破坏并伴有大量增生纤维组织，增生区域破坏小叶界板并出现部分不完全假小叶形成，属于中度纤维化，纤维隔显著增宽，评分与空白组比较明显升高（$P < 0.05$），提示 CCl_4 在维持剂量下仍能稳定诱导大鼠肝纤维化；TFL-H 组和 TFL-L 组纤维隔变细长、纤维化区域减少，与模型组相比，TFL-H 组评分显著降低（$P < 0.05$），与 SF 组和 FZ 组比较评分无显著差异。

在生化指标检测中，与空白组相比，模型组大鼠血清中 TBiL、DBiL、IBiL、ALT、AST 水平升高，其中 DBiL、ALT、AST 水平明显升高（$P < 0.05$），TBiL、IBiL 仅呈现升高趋势但没有显著性差异，以上结果表明肝纤维化大鼠的肝功能、胆汁排泄功能出现异常；与模型组比较，TFL-H 组和 TEL-L 组、SF 组、FZ 组的血清 ALT、AST 水平均呈下降趋势，但没有显著差异，TFL-H 组和 TFL-L 组血清的 TBiL、DBiL、IBiL 水平呈下降趋势，且没有显著差异；SF 组、FZ 组对血清 TBiL、DBiL、IBiL 水平上升没有调节作用（见表 1）。以上结果提示，TFL 对 CCl_4 诱导的肝纤维化大鼠模型的转氨酶升高和胆汁排泄功能异常有调节作用。这些数据标准差较大，差异无统计学意义，还需加大样本量。

表 1 TFL 对肝纤维化大鼠血清中 TBiL、DBiL、IBiL、ALT 和 AST 水平的影响

组别	剂量 / (mg·kg⁻¹)	样本量	TBiL/ (μmol·L⁻¹)	DBiL/ (μmol·L⁻¹)	IBiL/ (μmol·L⁻¹)	ALT/ (IU·L⁻¹)	AST/ (U·L⁻¹)
空白组	—	7	0.67±0.24	0.69±0.72	0.27±0.15	44.29±5.56	114.29±24.24
模型组	—	9	3.28±2.26	2.21±1.45[a]	1.07±0.82	1969.22±1423.14[a]	1279.67±1064.37[a]
TFL 组	100	6	1.62±0.66	1.15±0.47	0.47±0.22	1427.67±1092.32[a]	717.17±513.46
	25	8	1.85±1.18	1.44±0.83	0.41±0.37	1063.38±921.27	696.25±602.08
SF 组	43.19	5	3.38±2.67	2.34±2.00[a]	1.40±0.60	1350.80±837.02[a]	1019.40±624.08[a]
FZ 组	462.75	7	3.31±2.15	2.31±1.61[a]	1.00±0.60	1344.43±890.75[a]	1033±493.40[a]

注：与空白组相比，[a]$P < 0.05$。

3.2 肝纤维化疾病靶点的 GO 分析与 KEGG 分析

本文从 GeneCards 数据库中挖掘到 4870 个肝纤维化相关基因，其中 score > 5.5 的基因有 1271 个，可作为疾病靶点。GO 分析显示，这些疾病靶点主要富集在细胞通讯调节、细胞过程的正向调节、细胞对内源性刺激的反应等 3788 个生物过程，蛋白质结合、信号受体结合、酶结合等 361 个分子过程，以及细胞质部、胞外间隙、胞外区部分等 284 个细胞成分。KEGG 分析显示，肝纤维化疾病靶点主要富集在癌症途径、PI3K-Akt 信号通路、AGE-RAGE 信号通路等 239 条信号通路。提示肝纤维化的进展与上述靶点、通路异常有关。

3.3　TFL 的化学成分、作用靶点和作用机制分析

本研究得到 74 种化学成分；从 DRAR-CPI 数据库得到 242 个靶点，从 SWISS 数据库搜索得到 726 个靶点，去除重复的作用靶点，一共预测得到 865 个化学成分靶点。与上述 1271 个疾病靶点映射，提取交集，得到 249 个靶点作为化学成分干预疾病的作用靶点（见图 2）。将 249 个作用靶点组成的网络经过聚类分析，提取出一个含有 45 个靶点的子网络（见图 3），该网络中靶点的作用相似度最高，与其相关联的化学成分的作用机制相似。进一步对这个子网络进行 GO 分析和 KEGG 富集分析。GO 分析显示，这些作用靶点富集在细胞凋亡调控、细胞迁移的正调节、细胞增殖的调控等 1276 个生物过程，酶结合、蛋白质结合、信号受体结合等 103 个分子过程，以及膜筏、细胞外间隙、囊泡等 66 个细胞成分。KEGG 富集分析显示，这些靶点主要富集在癌症通路、PI3K-Ak 信号通路、Rap1 信号通路等 151 条信号通路，排名前 10 的通路分别为癌症通路、PI3K-Akt 信号通路、Rap1 信号通路、卡波西肉瘤相关疱疹病毒通路（Kaposi's sarcoma-associated herpesvirus）、流体剪切应力和动脉粥样硬化通路（fluid shear stress and athero-sclerosis）、癌症蛋白多糖通路（proteoglycans in cancer）、内分泌抵抗通路（endocrine resistance）、糖尿病并发症的 AGE-RAGE 通路（AGE-RAGE signaling pathway in diabetic complications）、HIF-1 信号通路（HIF-1 signaling pathway）、EGFR 酪氨酸激酶抑制剂抗性通路（EGFR tyrosine kinase inhibitor resistance）。以上研究提示，TFL 中 74 种化学成分可能通过干预 45 个靶点，调控癌症通路、PI3K-Akt 通路等信号通路，与其抗肝纤维化作用有关。

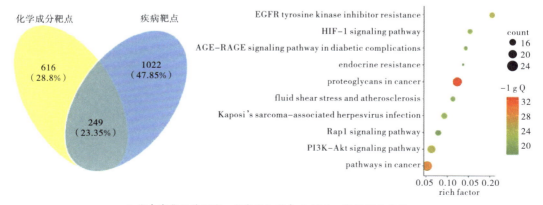

Q 代表富集显著程度，颜色越红代表 Q 越小，富集程度越高。

图 2　"化学成分靶点 – 疾病靶点"韦恩图和 KEGG 通路富集分析气泡图

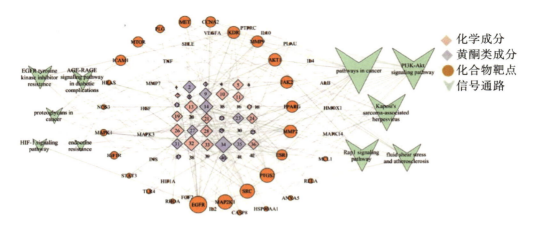

2. 表儿茶素；9. 川皮苷；10. 原花青素 A2；13. 柚皮素；14. 槲皮素；23. 根皮苷；34. 乔松素；35. 芦丁。

图 3 "化学成分—作用靶点—信号通路"作用网络

3.4 靶点蛋白的验证

蛋白质组学结果见表 2，在网络药理学预测的 45 个蛋白中，共有 18 个蛋白被鉴定，其中模型组有 6 个蛋白异常表达（上调蛋白 5 个、下调蛋白 1 个）。TFL 干预后，ALB、PLG、HSP90AA1、EGFR 和 MAP2K1 显著回调。

表 2 18 个鉴定蛋白的表达

基因名	蛋白 ID	模型组 / 空白组		TFL 组 / 模型组	
		平均比值	P	平均比值	P
ALB	A0A0G2JSH5	1.34	0.003	0.36	0
PLG	Q01177	1.24	0	0.79	0.001
HSP90AA1	P82995	1.43	0	0.89	0.001
HMOX1	P06762	0.99	0.972	1.51	0.007
EGFR	G3V6K6	0.85	0.012	1.25	0.009
MAP2K1	A0A0H2UHI2	1.45	0.026	0.84	0.047
MAPK3	P21708	0.81	0.109	1.23	0.054
STAT3	P52631	1.21	0.129	1.25	0.095
RHOA	P61589	1.06	0.151	0.95	0.309
MAPK1	P63086	1.07	0.487	1.09	0.340
ANXA5	P14668	1.67	0	1.05	0.345
ICAM1	Q00238	1.08	0.267	1.00	0.990
MMP-2	P33436	1.10	NA	0.83	NA
JAK2	Q62689	1.03	NA	0.60	NA
KDR	O08775	1.12	NA	1.34	NA
MTOR	A0A0G2JX74	0.81	NA	1.01	NA
MAPK14	G3V617	1.37	NA	0.80	NA
IL4	A0A0G2JVY1	2.12	NA	0.52	NA

注：NA 表示缺失。

3.5 潜在 Q-marker 的预测

课题组从 TFL 中检测出 74 种化学成分（15 种成分通过核磁共振技术鉴定，其他成分通过 UPLC-QTOF-MS 检测得到），其中槲皮素、芦丁、乔松素、黄豆黄素、矢车菊苷、表儿茶素、原花青素 A2、柚皮素、柚皮芸香苷、根皮苷、原花青素 A1、柚皮苷、川皮苷、根皮素、芒柄花黄素、原花青素 B4、原花青素、山柰酚 3-O-（6-O-啡酰基）-β-D-葡萄糖基-（1→2）-α-L-鼠李糖-7-O-α-L-鼠李糖苷共计 18 种成分属于黄酮类化合物。提示从上述 18 种黄酮类化合物成分中筛选 Q-marker 用于 TFL 制剂的质量控制是合理的。本文根据 Q-marker 的"有效性"和"可测性"准则筛选 TFL 潜在 Q-marker。对"化学成分—作用靶点—通路"网络（见图 2）分析可得，小檗碱（degree=11）、乔松素（degree=10）、对羟基肉桂酸（degree=10）、槲皮素（degree=8）、表儿茶素（degree=6）、原花青素 A2（degree=6）、柚皮素（degree=4）、川皮苷（degree=4）、芦丁（degree=4）、根皮苷（degree=4）为 degree 较大的成分，其中黄酮类成分有 8 个（乔松素、槲皮素、表儿茶素、原花青素 A2、柚皮素、川皮苷、芦丁、根皮苷），提示这些成分可能作用于疾病靶点，在 TFL 治疗大鼠肝纤维化中可能发挥重要作用。再者，考虑到 Q-marker 的"可测性"原则，获得相应法定对照品，对于 Q-marker 用于新药研发过程中的制剂质量控制来说是非常重要的。经中国食品药品检定研究院查询，乔松素、槲皮素、表儿茶素、原花青素 A2、柚皮素、根皮苷、川皮苷、芦丁共计 8 种化学成分，可作为 TFL 潜在的 Q-marker。

4　讨论

CCl₄ 诱导的肝纤维化大鼠模型常用于研究药物的抗肝纤维化作用[12-14]。研究发现，肝纤维化大鼠经 TFL 治疗后血清转氨酶降低、胆红素水平下降，病理显示胶原蛋白沉积和肝细胞损伤减轻。以上提示，TFL 具有抗肝纤维化作用和保肝作用，对胆红素也有下调作用，这与既往研究相符[15]，推测 TFL 可用于治疗除肝损伤导致的胆红素异常外的胆管疾病。

网络药理学分析结果发现，肝纤维化进展过程中 PTGS2、MAP2K1、EGFR、SRC、MMP-2 等蛋白表达异常，而蛋白质组学结果显示，肝纤维化与 ALB、PLG、HSP90AA1、EGFR 和 MAP2K1 蛋白表达异常有关，同时 TFL 可以回调这五个蛋白的表达。以上提示，网络药理学预测的结果有较高的可靠性。文献报道，PTGS2 可以调控肝星状细胞（HSC）的增殖与凋亡，亦可通过上调促纤维因子进而减少 ECM 降解，促进 HSC-LI90 增殖来加快肝纤维化进程，其表达程度影响着各种肝脏疾病的严重程度[16]。MAP2K1 是一种双特异性蛋白激酶，位于 p38 MAPK 信号通路，经活化后可调控下游多个基因表达活性，发挥促进细胞凋亡、参与炎症反应、参与缺血再灌注损伤和促进细胞表型转分化等多种功能，该通路主要通过调控转化生长因子、瘦素、血小板源性生长因子等多种细胞因子，在肝脏遭到损伤刺激时使肝纤维化作用因子与抗肝纤维化作用因子保持平衡，避免 ECM 代谢失衡引起的过度沉积，进而引起肝纤维化[17-18]。EGFR 通过激活下游的 Ras/Raf/MAPK 级联系统和磷酸肌醇激酶系统，将有丝分裂信号从胞外传递到胞内，对外界刺激的反应、细胞增生、存活、分化等进行调节[19]。肝细胞中 EGFR 或 ERBB3 基因的缺失可降低 CCl₄ 诱导的小鼠肝脏的成纤维能力[20]。EGFR 抑制剂能抑制成纤维细胞性 HSC 激活，阻止肝硬化发展的同时，使得某些动物的纤维化逆转，阻断肝癌的后续发展[21]。在肝纤维化过程中，SRC 的活性随着肝纤维化的病程进展和 HSC 的激活而降低，因此，通过增加酪氨酸 530 位点的磷酸化和减少酪氨酸 418 位点的磷酸化来实现 SRC 的失活，这是治疗早期肝纤维化的方法[22]。MMP-2 主要表达于 HSC，当病因激活 HSC 时，MMP-2 的表达也随之增多，使得 HSC 周围的窦周基底成分发生改变，从而促进纤维化进程[23]。ALB 作为一种只在肝脏中合成的结合蛋白，参与抗炎、抗氧化、调节凝血等多种生物学反应，其含量高低及纯度反映了肝脏合成代谢与储备能力的差异，可用于评估肝脏纤维化程度及肝脏代偿功能，同时维持 ALB 合理水平，有利于抑制纤维化的发展[24]。PLG 是肝脏分泌的单链糖蛋白，能与 ECM 中纤维蛋白、层粘连蛋白、纤维连接蛋白等多种蛋白结合，研究表明，PL 激活蛋白酶在肝细胞生长因子（HGF）的水解中发挥重要作用[25]，后可通过增强胶原酶活性降解胶原纤维，从而抑制肝纤维化始动因子转化生长因子（TGF-β）对成纤维细胞的转化和 ECM 的诱导，进而达到抗纤维化作用[26]。热休克蛋白（HSP）是一种细胞伴侣蛋白，能通过维持细胞存活的相应蛋白的结构与功能完整性来调节细胞存活、增殖与凋亡，而 HSP90 的抑制剂 17AAG 可诱导 HSC 细胞凋亡，且诱导作用随着细胞活化程度增强而增强，提示下调 HSP90 表达可抑制 TGF-β 的信号激活与氧化应激损伤，发挥抗肝纤维化作用[27]。这与蛋白质组学的结果相符。综上，ALB、PLG、HSP90AA1、EGFR 和 MAP2K1 参与了肝纤维化的进展，涉及炎症过程和细胞增生的调控，与现有的研究报道相符，可作为肝纤维化的生物标志物，部分靶点甚至可作为药物作用的靶点，为治疗肝纤维化提供了新策略。但是，TFL 对这些靶点的调控作用和机制仍需要通过更多的试验来验证。

通过 KEGG 分析可见，TFL 的作用靶点主要富集在 PI3K-Akt 信号通路、EGFR 信号通路等。肝纤维化是一个多细胞因子、多通路相互影响、相互干预的复杂过程，与细胞增殖、血管生成、迁移、存活和黏附密切相关。PI3K-Akt 信号通路在肝脏、心脏和肾脏等多器官缺血再灌注损伤中发挥细胞凋亡抑制作用，是膜受体信号向细胞内转导的重要途径，通过磷酸化 Akt 增强其活性，影响下游相关的凋亡蛋白而发挥抗细胞凋亡作用。研究发现，相比正常大鼠，CCl₄ 诱导的肝纤维化中 Akt 和 p-Akt 的表达明显降低[28]，可能与肝纤维化过程中 PI3K-Akt 信号通路受到抑制有关。EGFR 信号通路在质膜与配体结合后，其激酶结构域内的多个酪氨酸残基被激活与磷酸化，磷酸化后的 EGFR 激活下游信号分子，同时激活下游的 pc-γ-PKC、RAS-Raf-MEK、PI3K-Akt-mTOR 和 JAK2-STAT3 等信号通路，调控细胞增殖、生成、迁移、存活和黏附。抑制 EGFR 磷酸化可抑制其下游的许多通路，发挥抗纤维化作用[29]，本蛋白质组学结果与之相符。以上研究提示，TFL 可能通过抑制 PI3K-Akt 信号通路、EGFR 通路的功能发挥抗肝纤维化作用，这需要更多的实验进行验证。

最后，研究对 TFL 抗肝纤维化的物质基础进行初步探讨，并尝试筛选 TFL 潜在的 Q-marker，用于指导以 TFL 为原料的新药制剂质量标准的建立。通常，Q-marker 具备 5 个特性：药材、饮片以及中成药均可溯源；药材的专属成分；结构清晰，可定性和定量；具有明确的药效；复方配伍有效。本文依据 Q-marker 的有效性和可测性，从 18 种黄酮类成分中选择乔松素、槲皮素、表儿茶素、原花青素 A2、柚皮素、川皮苷、根皮苷、芦丁共计 8 种黄酮成分作为 TFL 的潜在 Q-marker。研究发现，槲皮素不但能抑制肝癌细胞生长[33]，还能通过调控 TGF-β₁/Smads 信号通路、PI3K/Akt 信号通路[34]，调节基质金属蛋白酶 9（MMP-9）和组织金属蛋白酶抑制因子 1（TIMP-1）的表达，抑制细胞外基质的形成，从而减轻肝细胞损伤。乔松素是一种天然的黄酮类化合物，可通过提高沉默交配型信息调节因子 2 同源蛋白 3（SIRT3）的表达和活性，来抑制 LX-2 和 HSC-T6 中纤维化标志物的表达，其机制可能是通过 SIRT3 激活超氧化物歧化酶 2（SOD2），减轻活性氧（ROS）的积累，抑制 PI3K-Akt 信号转导，抑制 TGF-β 的产生、转录因子和相关蛋白（Smad）的核转运[35]。表儿茶素是一种天然植物黄烷醇化合物，在荔枝、蜂胶、葡萄籽中大量存在，具有抗炎、抗氧化、清除自由基、加强新陈代谢、调节免疫和抗肿瘤等功能[36]。已有研究证实，表儿茶素能抑制 CCl₄ 诱导的肝纤维化大鼠胶原纤维的生成和沉积，具有明显的护肝作用，其机制可能是通过抑制 α-SMA 和 collα1 的表达来干预纤维化的进程[37]。原花青素是荔枝中存在的一类黄酮类化合物，是黄烷-3-醇或黄烷-3,4-二醇的聚合物，具有多种生物学功能，如抗氧化、防衰老、预防心血管疾病、抗肿瘤等。其中，原花青素 A2 是原花青素类化合物中的一种，可以调控脂质代谢[38]，有利于改善肝纤维化过程中脂质代谢异常导致的脂肪肝。根皮苷广泛存在于苹果根、茎、叶及果实中，具有抗氧化、保护肝脏、降血糖和保护视网膜等多种生物活性，能降低血吸虫性肝纤维化小鼠模型肝脏中 TGF-β₁ 和 PDGF-BB 的表达水平，减轻肝纤维化[39-40]。以上研究提示，本文通过"化学成分—作用靶点—通路"网络筛选得到的黄酮类成分的确与肝纤维化密切相关，可能是 TFL 抗肝纤维化的黄酮类成分，极具代表性，若进一步通过实验验证这些成分的有效性，将上述成分作为 TFL 制剂的质量评价指标是合理的。

综上所述，本研究采用动物模型证实 TFL 具有抗肝纤维化作用和潜在保肝作用，通过网络药理学分析结合蛋白质组学技术验证发现，TFL 是通过调控 ALB、PLG、

HSP90AA1、EGFR 和 MAP2K1 靶点介导的癌症通路、PI3K-Akt 通路等多条与肝纤维化相关的信号通路发挥抗纤维化作用，乔松素、槲皮素、表儿茶素、原花青素 A2、柚皮素、川皮苷、根皮苷、芦丁可作为 TFL 潜在的 Q-marker 用于制剂的质量控制。该研究结果可为 TFL 抗肝纤维化作用机制的实验验证研究提供指导，也可为制剂的质量控制提供依据。

参考文献

［1］范慧宁，陈尼维.肝纤维化的流行病学研究进展［J］.国际消化病杂志，2014，34（1）：29-31，47.

［2］张菊艳，张萃.荔枝核化学成分及其药理作用的研究进展［J］.广东药学院学报，2014，30（6）：792-797.

［3］陈姗，罗伟生，张扬武，等.荔枝核总黄酮对大鼠肝星状细胞增殖抑制作用及对 PPARγ、c-Ski 表达的影响［J］.中医学报，2019，34（8）：1670-1674.

［4］张扬武，罗伟生，康毅，等.荔枝核总黄酮对大鼠肝星状细胞 HSC-T6 增殖及 PPARγ、TGF-β₁ 表达的影响［J］.山东医药，2017，57（40）：29-31.

［5］陈桂泓，刘瑞，刘盛楠，等.荔枝核总黄酮对肝星状细胞增殖的抑制作用及其机制［J］.山东医药，2017，57（24）：9-12.

［6］黄旭平，康毅，黄红，等.荔枝核总黄酮对大鼠肝纤维化转化生长因子 - β₁ 受体和胶原的影响［J］.医药导报，2016，35（6）：559-565.

［7］刘梦，李志峰，冯宇，等.荔枝核化学成分的分离与鉴定［J］.中草药，2019，50（15）：3593-3597.

［8］蒋跃平，陈章义，莫芳，等.基于网络药理学的莲子心中生物碱类成分发挥传统安神功效的药理机制研究［J］.中国中药杂志，2019，44（19）：4225-4233.

［9］赖润民，鞠建庆，赵艺涵，等.基于网络药理学的丹红注射液改善阿司匹林抵抗机制分析［J］.中国中药杂志，2019，44（13）：2719-2726.

［10］陈浩，高璇，赵威，等.基于网络药理学的栀子抗胆汁淤积的作用机制研究［J］.中国中药杂志，2019，44（13）：2709-2713.

［11］中国中西医结合学会肝病专业委员会.肝纤维化中西医结合诊疗指南［J］.中西医结合学报，2019，27（7）：494-504.

［12］孟洪宇，常虹.黄芩水煎液及黄芩苷抗大鼠肝纤维化药效作用比较研究［J］.世界中医药，2018，13（3）：699-702.

［13］宋少刚，田洁，饶晓玲，等.黄芪总苷对四氯化碳所致大鼠肝纤维化的防治作用［J］.今日药学，2015，25（3）：176-178，182.

[14] 林远灿，骆海莺，刘慧芳，等 . 垂盆草总黄酮调控 Smads 通路抑制肝星状细胞活化的抗肝纤维化机制研究［J］. 中国中药杂志，2020，45（3）：631-635.

[15] 成秋宸 . 荔枝核总黄酮对胆总管结扎大鼠肝组织 NF-κB 和 PCⅢ 蛋白表达影响的研究［D］. 桂林：桂林医学院，2014.

[16] BOBOWSKI-GERARD M, ZUMMO F P, STAELS B, et al. Retinoids issued from hepatic stellate cell lipid droplet loss as potential signaling molecules orchestrating a multicellular liver injury response［J］.Cells, 2018, 7（9）: 137.

[17] 禤传凤，罗伟生，陈国忠，等 . 中药活性成分干预肝纤维化分子信号通路的研究进展［J］. 中国药理学通报，2017，33（12）：1638-1641.

[18] 叶平，杨波，吴晓玲，等 .p38 MAPK 信号通路主要功能及对肝纤维化的作用［J］. 世界华人消化杂志，2011，19（32）：3353-3358.

[19] 闫怡，刘玉梅，杨宁，等 .MMP-2 与细粒棘球蚴感染小鼠肝纤维化研究［J］. 中国病原生物学杂志，2018，13（2）：168-172.

[20] 赵雪谦，刘云启，杨敏 . 肾纤维化相关生长因子研究新进展［J］. 临床肾脏病杂志，2017，17（3）：181-184.

[21] SCHEVING L A, ZHANG X, THREADGILL D W, et al. Hepatocyte ERBB3 and EGFR are required for maximal CCl₄-induced liver fibrosis［J］.Am J Physiol Gastrointest Liver Physiol, 2016, 311（5）: G807-G816.

[22] RTZEN J G, SCHIERWAGEN R, BIERWOLF J, et al. Interplay of matrix stiffness and c-SRC in hepatic fibrosis［J］.Front Physiol, 2015, 6: 359.

[23] 赵志海，辛绍杰，赵景民，等 . 实验性肝纤维化逆转过程中基质金属蛋白酶表达的动态研究［J］. 临床肝胆病杂志，2007，23（1）：21-23.

[24] 薛永举，杨丽，朱玉，等 . 血清白蛋白、胆碱酯酶及凝血酶原活动度对病毒性肝炎肝硬化的诊断价值［J］. 蚌埠医学院学报，2019，44（3）：306-308.

[25] SHANMUKHAPPA K, MATTE U, DEGEN J L, et al. Plasmin-mediated proteolysis is required for hepatocyte growth factor activation during liver repair［J］.J Biol Chem, 2009, 284（19）: 12917-12923.

[26] 王正，史海立，赵庆华 . 强肝软坚丸对肝纤维化大鼠肝组织 HGF 表达的影响［J］. 中医临床研究，2014，6（35）：7-8.

[27] MYUNG S J, YOON J H, KIM B H, et al. Heat shock protein 90 inhibitor induces apoptosis and attenuates activation of hepatic stellate cells［J］.J Pharmacol Exp Ther, 2009, 330（1）: 276-282.

[28] 阳光，宋建宁 .PI3K/Akt 信号通路及内质网应激在肝纤维化大鼠肝细胞凋亡中的作用［J］. 基础医学与临床，2017，37（5）：614-618.

［29］HAN W, LO H W. Landscape of EGFR signaling network in hu-man cancers：Biology and therapeutic response in relation to receptor subcellular locations［J］.Cancer Lett, 2012, 318（2）: 124-134.

［30］刘昌孝.发展中药质量标志物（Q-marker）理论方法和策略研究提升中药科学技术水平［J］.药学学报, 2019, 54（2）: 185-186.

［31］张铁军, 白钢, 刘昌孝.中药质量标志物的概念、核心理论与研究方法［J］.药学学报, 2019, 54（2）: 187-196.

［32］许海玉, 侯文彬, 李珂, 等.基于整合药理学的中药质量标志物发现与应用［J］.中国实验方剂学杂志, 2019, 25（6）: 1-8.

［33］冯亚莉, 卢令攀, 翟广玉.槲皮素衍生物抗肿瘤活性研究进展［J］.中国中药杂志, 2020, 45（15）: 3565-3674.

［34］WU L, ZHANG Q, MO W, et al. Quercetin prevents hepatic fibrosis by inhibiting hepatic stellate cell activation and reducing autophagy via the TGF-β_1/Smads and PI3K/Akt pathways［J］. Sci Rep, 2017, 7（1）: 9289.

［35］ZHOU F, WANG A, LI D, et al. Pinocembrin from penthorum chinense pursh suppresses hepatic stellate cells activation through a unified SIRT3-TGF-β-Smad signaling pathway［J］.Toxicol Appl Pharmacol, 2018, 341: 38-50.

［36］童观珍, 付晓萍, 杨艳, 等.表儿茶素的分布及药理活性研究进展［J］.云南农业大学学报（自然科学）, 2018, 33（2）: 343-349.

［37］王玉涵, 展凡, 程卉, 等.表儿茶素对四氯化碳诱导肝纤维化大鼠的干预作用［J］.安徽中医药大学学报, 2020, 39（1）: 50-55.

［38］杨光美. 原花青素 A2 肠道菌群代谢物抑制肝细胞脂肪变性作用及机制研究［D］.海口: 海南大学, 2017.

［39］王睿, 吴飞, 赵春草, 等.根皮苷的分离纯化及药理研究进展［J］.中华中医药杂志, 2019, 34（4）: 1605-1608.

［40］张硕, 袁希平, 王庆林.根皮苷对血吸虫病肝纤维化小鼠肝脏中 TGF-β_1 和 PDGF-BB 表达的影响［J］.华西药学杂志, 2015, 30（1）: 42-46.

基于系统药理学和 TCGA 数据库分析荔枝核治疗肝癌潜在靶点的作用机制

徐文华，郑景辉，罗伟生

【摘要】目的：运用系统药理学探索荔枝核成分的相关靶点，寻找荔枝核治疗肝癌的富集家族基因并利用 TCGA 数据库进行分析。方法：利用 TCMSP 数据库筛选荔枝核的活性成分和作用靶点，构建荔枝核作用靶点，利用 GeneCards 数据库检索肝癌相关基因，对应肝癌作用靶点寻找重要家族基因并利用 TCGA 数据库进行分析。结果：通过 TCMSP 数据库筛选得到 8 个活性成分对应 167 个作用靶点，其中基质金属蛋白酶家族在作用靶点中呈家族分布。结论：基质金属蛋白酶家族可能是肝癌靶向治疗的潜在靶点。

【关键词】系统药理学；TCGA 数据库；荔枝核；肝癌

据统计，中国每年有超过 30 万人死于肝癌，约占全球肝癌死亡人数的一半[1]。肝移植是被全世界认可的治疗终末期肝病最有效的手段之一。随着公民逝世后器官捐献工作的不断发展，供肝短缺问题略有缓解，但供肝数量仍远不能满足患者的需求[1]。荔枝核是无患子科荔枝属植物荔枝 *Litchi chinensis* Sonn. 的干燥成熟种子，性温，味甘、微苦，归肝经、肾经，具有行气散结、祛寒止痛的功效[2]。现代药理学研究表明，荔枝核的化学成分主要包括黄酮类化合物、三萜、甾醇、木脂素、倍半萜等，荔枝核具有抗肿瘤、抗氧化、抗乙肝病毒、调节血糖血脂等多种功效[3]。基质金属蛋白酶（MMP）作为侵袭性和转移性肿瘤中存在的最丰富的非丝氨酸蛋白酶，可以调节肿瘤进展期间的微环境[4]。然而，MMP 的差异表达及其在肝癌中的预后价值尚待阐明。本研究利用系统药理学方法从分子层面寻找荔枝核作用于肝癌的具体靶点，并结合 TCGA 数据库分析基质金属蛋白酶家族在肝癌预后中的作用。通过生信分析，基质金属蛋白酶家族可能是肝癌患者靶向治疗的潜在靶点。

［基金项目］国家自然科学基金项目（81660779）；广西中医药大学研究生教育创新计划项目（YCSW2018171）。

1　材料与方法

1.1　荔枝核的化学成分收集

本研究构建的荔枝核化学成分数据库采用 TCMSP 数据库，借助 TCMSP 数据库检索荔枝核的化学成分，以药物筛选标准：口服生物利用度（OB）≥ 30%[5]，类药性（DL）≥ 0.18[5] 筛选荔枝核中的活性成分及其对应的靶点。

1.2　荔枝核的化学成分靶点 PPI 及化合物靶点图的构建

将"1.1"所得的荔枝核活性成分的靶点信息上传至 STRING 数据库，并导入 Cytoscape 3.6.1 软件进行可视化分析，得到网络分析结果。进一步设置节点大小与颜色反映 Degree 值的大小，边的粗细反映 Combined score 大小，最终获得蛋白质相互作用网络[6]。选取荔枝核的活性成分及其对应靶点，将化合物及靶点信息导入 Cytoscape 软件进行可视化分析处理，构建"化合物—作用靶点"网络。

1.3　荔枝核的化学成分靶点对肝癌有效靶点的筛选

在 GeneCards 数据库检索肝癌相关靶点，筛选并删除重复靶点，与筛选出来的荔枝核活性成分靶点进行交集比对，最终获得荔枝核作用于肝癌的潜在作用靶点并构建韦恩图。

1.4　差异基因分析

在荔枝核作用靶点中，通过总生存率分析肝癌组织的基因表达量对肝癌患者预后的影响。使用 Kaplan-Meier 方法和对数秩检验及 Cox 比例风险回归评估肝癌患者中基因的表达水平与表达量高低之间的相关性，并调整基因的高低表达，评估每个差异基因的高表达水平和低表达水平对预后的影响。结合生存分析结果，利用 Oncolnc 数据库进行匹配分析。用 GeneMANIA 预测差异基因的共表达网络。用 Pearson 评估肝癌中差异基因表达水平的相关性。

1.5　荔枝核对肝癌作用靶点的生物功能注释分析

将"1.4"中得到的荔枝核治疗肝癌的差异表达基因上传至 David 6.8 数据库中，进行生物过程、细胞组成、分子功能分析，并将数据导入 GraphPad Prism 7.0 软件进行可视化分析。

1.6　荔枝核治疗肝癌差异表达基因的分子对接

iGEM DOCK 是一个开源的分子对接软件[7-10]，iGEM DOCK 通过使用 k 均值和基于对接位置（即蛋白质 - 配体相互作用）和化合物特性（即原子组成）的层次聚类方法，为虚拟筛选和对接提供图形集成的环境。使用 iGEM DOCK，由 iGEM DOCK 生成的预测结果能够被分子可视化工具直接可视化，并能通过分析工具进行分析。其结果是以能量的高低去判断化合物结合的程度，一般化合物与受体结合的构象越稳定，能量越低，发生作用的可能性越大。在 PDB 中搜索差异基因并保存为 PDB 格式，在 TCMSP 中检索荔枝核的活性成分并与差异基因进行对接。

2　结果

2.1　活性成分及靶点筛选

共搜集了 8 个活性成分，如甘露醇（Mandenol）、油酸乙酯、β - 谷甾醇（β -sitosterol）等，活性成分的 OB 和 DL 值见表 1。筛选出 167 个荔枝核对应的活性成分靶点，将靶点导入 String 数据库构建蛋白互作网络，见图 1。

表 1　荔枝核活性成分

Mol ID	化合物名称	OB/%	OL	化合物结构
MOL010690	Uniflex BYO	30.13	0.25	
MOL001494	甘露醇	42	0.19	
MOL002883	油酸乙酯	32.4	0.19	
MOL000358	β - 谷甾醇	36.91	0.75	

续表

Mol ID	化合物名称	OB/%	OL	化合物结构
MOL000359	谷甾醇	36.91	0.75	
MOL000449	豆甾醇	43.83	0.76	
MOL000073	表儿茶素	48.96	0.24	
MOL000098	槲皮素	46.43	0.28	

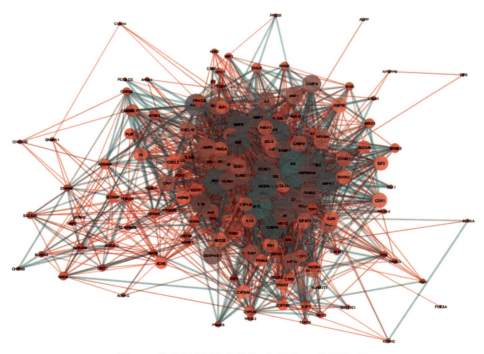

图1　荔枝核活性成分靶点蛋白互作网络图

2.2 荔枝核对肝癌作用靶点

将荔枝核活性成分靶标与肝癌相关发病机制靶标进行比对，得出荔枝核中与肝癌相关发病机制的 53 个作用靶点基因，包括 CCND1、CDKN1A、CHEK2、CRP、CXCL8、CYP1A1、CYP3A4 等。荔枝核活性成分靶标与肝癌相关发病机制靶标的韦恩图，见图 2。

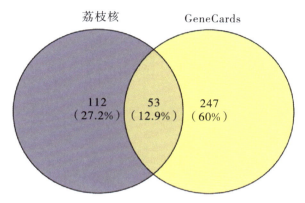

图 2　荔枝核活性成分靶标与肝癌相关发病机制靶标韦恩图

2.3 荔枝核对肝癌作用基因的预后分析

2.3.1 生存分析

为了显示荔枝核作用靶点中肝癌组织基因的表达水平，分为高表达或低表达，结合 TCGA 数据库中的临床样本，对荔枝核作用于肝癌的作用靶点进行生存分析，在荔枝核作用靶点中肝癌组织的 53 个基因中（见图 3），有 10 个基因表达有显著差异，在单变量生存分析中，SPP1、PPARA、MMP-9、MMP-1、IGF2、ESR1、CYP3A4、CXCL8、BIRC5、AR 的表达水平与肝癌患者的生存分析结果密切相关。

2.3.2 基因表达分析

将荔枝核作用于肝癌的 10 个差异表达的基因输入 GEPIA 数据库，显示肝癌组织或正常组织中 MMP 基因表达谱的箱线图如图 4 所示。研究结果显示，肝癌组织中 MMP-1 和 MMP-9 的中位表达水平高于正常组织。将 10 个差异表达的基因输入 GeneMANIA 预测差异基因共表达网络，共表达预测结果见图 5，显示 MMP-1、MMP-9 基因在共表达网络中最为重要且呈现出家族分布的特点。后续分析用 Pearson 相关系数，研究肝癌中各个 MMP 基因的表达水平之间的相关性。由图 6 可知，MMP-1、MMP-2、MMP-9 基因的表达水平之间存在相关性。

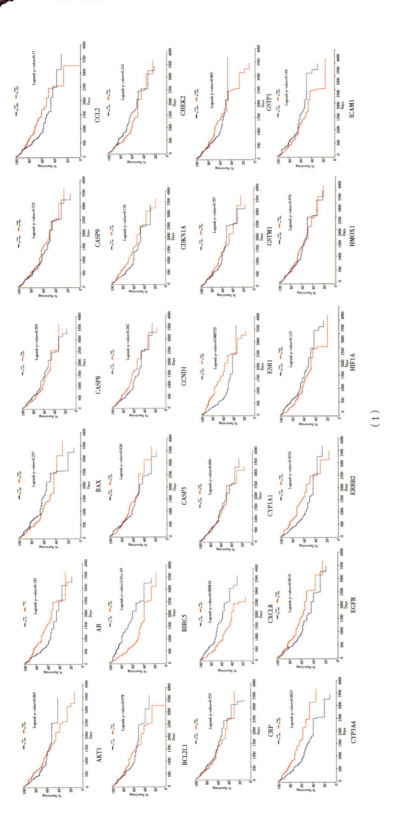

（1）

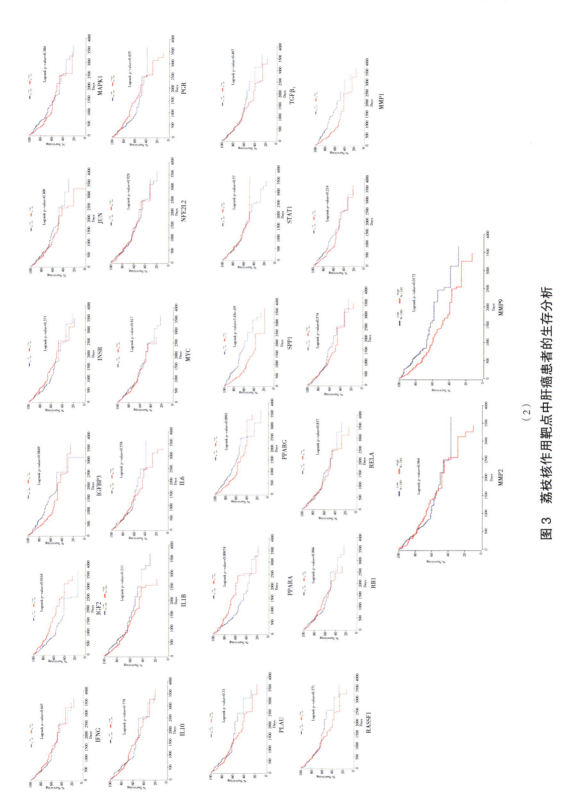

图 3　荔枝核作用靶点中肝癌患者的生存分析

（2）

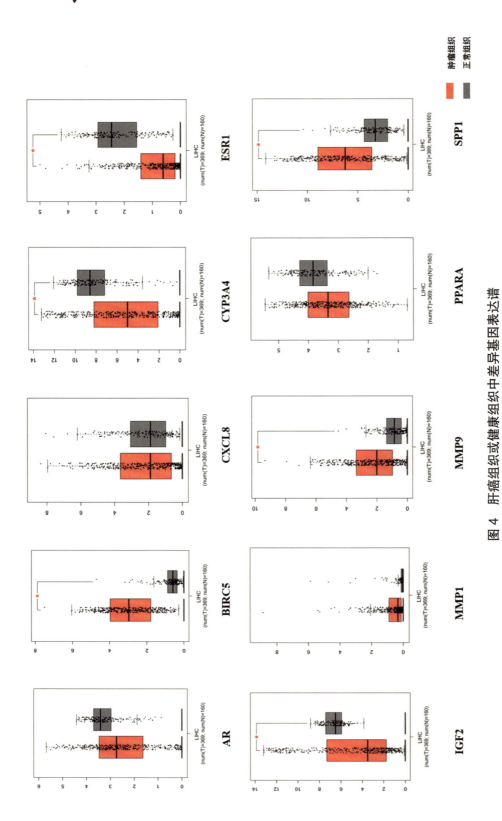

图 4　肝癌组织或健康组织中差异基因表达谱

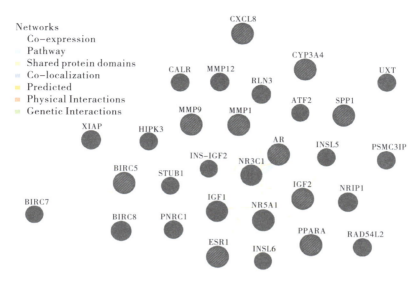

图 5　预测差异基因共表达网络

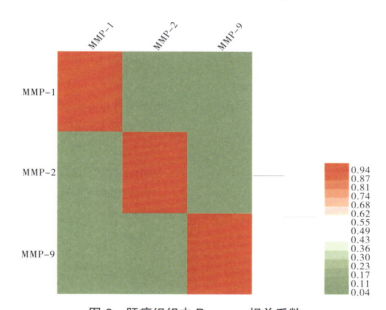

图 6　肝癌组织中 Pearson 相关系数

2.3.3　COX 分析

为了证实肝癌中的年龄、肿瘤分期，以及 MMP-1 和 MMP-9 表达水平，创建了预后特征，其对于不良事件具有最大风险。基于 COX 回归系数为每个变量分配点，将这些点相加，并通过绘制森林图估计存活概率，见图 7。

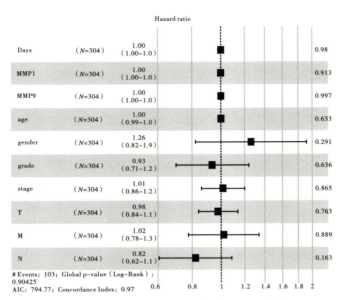

图 7　肝癌中相关影响因素的 COX 分析

2.3.4　分子对接结果

将 MMP-1、MMP-2、MMP-9 与荔枝核中的 8 个活性成分进行对接，结果显示结合能量值越低，结合力越大，见表 2。

表 2　MMP-1、MMP-2、MMP-9 与荔枝核活性成分的分子对接结果

基因名称	PDB 代码	化合物代码	分子对接结合值
MMP-2	1rtg	MOL000359	-117.7240
MMP-2	1rtg	MOL000073	-107.5720
MMP-2	1rtg	MOL000449	-107.5320
MMP-2	1rtg	MOL000098	-106.9420
MMP-1	3shi	MOL000073	-102.8570
MMP-1	3shi	MOL000449	-97.8951
MMP-1	3shi	MOL000098	-97.3223
MMP-1	3shi	MOL010690	-96.2823
MMP-2	1rtg	MOL000358	-95.1110
MMP-2	1rtg	MOL002883	-94.7961
MMP-1	3shi	MOL001494	-93.9184
MMP-1	3shi	MOL002883	-91.9185
MMP-1	3shi	MOL000359	-91.8691
MMP-1	3shi	MOL000358	-91.6135
MMP-2	1rtg	MOL010690	-88.4910
MMP-9	5om6	MOL000098	-84.7969

续表

基因名称	PDB 代码	化合物代码	分子对接结合值
MMP-2	1rtg	MOL001494	−82.8393
MMP-9	5om6	MOL001494	−79.4541
MMP-9	5om6	MOL010690	−76.1348
MMP-9	5om6	MOL000073	−75.4588
MMP-9	5om6	MOL000358	−67.5639
MMP-9	5om6	MOL000449	−65.5469
MMP-9	5om6	MOL002883	−64.9601
MMP-9	5om6	MOL000359	−63.3332

3 讨论

　　前期研究表明，荔枝核提取液预处理对急性酒精性肝损伤有缓解作用[11]。TFL 是从荔枝核中提取的一种具有药理活性的生物类黄酮，是荔枝核的主要成分之一[12]，具有清除自由基、抗氧化、抗炎保肝等多方面的作用。ZHAO 等[13]在试验研究中发现，荔枝核的药物血清可以通过下调 VEGF 和 MMP-9 的表达，抑制肝癌的血管生成。MMP 已被确定为与肿瘤发生相关的重要蛋白酶家族，并且是研究肿瘤进展的重要对象。研究证明，MMP 不依赖于蛋白水解作用，这种基于免疫系统与癌症之间交互的特征很可能对癌症进展和转移具有深远的影响[14]。原发性肿瘤响应于缺氧条件释放。Lysl 氧化酶和纤维连接蛋白在转移前部位的累积导致骨髓衍生细胞的募集，通过 MMP-2 的表达降解胶原蛋白 IV。得到的胶原蛋白 IV 肽充当化学引诱物，促进骨髓衍生细胞募集到生态位[14-15]。MMP 活性也可能通过增加血管通透性促进生态位的转移性定植，有研究证实了癌症发展过程中它们的改变。属于大分子蛋白酶家族的 MMP 也已被证明在组织重塑和支持癌症进展和转移中起到关键作用[16]。MMP 可以在肿瘤进展过程中介导微环境的变化，如炎症、血管生成、增殖、迁移和黏附等。MMP 基于其在癌症中的大量上调和降解细胞外基质所有组分的独特能力被认为是治疗癌症的潜在靶标[17]。本研究旨在阐明特定的 MMPs 在肝癌中的预后价值和生物学功能。

　　经过网络药理学筛选发现，荔枝核的主要活性成分包括油酸乙酯、β-谷甾醇、槲皮素等。β-谷甾醇是最丰富的膳食植物甾醇之一，是动物胆固醇的对应物[18]，是一种植物来源的营养物，具有抗乳腺癌、前列腺癌、结肠癌、肺癌、胃癌、卵巢癌和白血病的抗癌特性[18]。槲皮素属于多酚类黄酮，在苹果、红葡萄、洋葱、覆盆子、蜂蜜、樱桃、柑橘类水果和绿叶蔬菜中大量存在，并发挥各种生物效应，包括抗氧化、抗癌、抗病毒、诱导细胞凋亡、蛋白激酶 C 抑制、细胞周期调节和血管生成抑制作用[19]。在本研究中，我们使用来自 TGCA 的数据来研究肝癌中 MMP 基因表达水平之间的关联，并设计了一个风险评分，其中包括临床因素和 MMP 基因的表达模式，以预测患者的预后。

癌症由异常的细胞行为而产生，例如，发生在不受控制的细胞分化和快速的细胞分裂中。它可以通过血液和淋巴系统转移到身体的其他部位[20]。当细胞系统中积累了大量突变或 DNA 修复系统无法抑制这些潜在突变时，正常细胞会变成癌细胞。化疗是现代医疗技术中最有效和最常用的治疗危及生命的癌症方法。但是由于预后差、对患者身体损伤大等，化疗有其局限性。中药具有多因、多效、多靶点等一系列特点，对患者机体的损伤较小，作为辅助治疗药物，具有广阔的应用前景。MMP 是导致肿瘤细胞迁移、组织侵袭和转移的主要蛋白酶[21-22]。其中，MMP-2 和 MMP-9 在转移过程中起着至关重要的作用。肝癌组织和正常组织中 MMP 基因表达谱的箱线图显示，肝癌组织中 MMP-1、MMP-2 和 MMP-9 的中位表达水平高于正常组织。肝癌组织中 MMP 基因的表达水平分为高表达和低表达两种。在对 MMP 基因的单变量生存分析中，MMP-1 和 MMP-9 的表达水平对肝癌患者的预后影响较大。

本研究的结果表明，MMP-1 和 MMP-9 的表达与肝癌预后相关，并且可以作为肝癌潜在的预后生物标志物。这些基因的组合表达水平可以为预测肝癌的预后提供方向。但是本研究仅基于生物信息学方法，缺乏试验研究数据，因此具有一定的局限性。

参考文献

[1] 中国医师协会器官移植医师分会，中华医学会器官移植学分会.中国肝癌肝移植临床实践指南（2018 版）[J].中华消化外科杂志，2019，18（1）：1-7.

[2] 刘梦，李志峰，冯宇，等.荔枝核化学成分的分离与鉴定[J].中草药，2019，50（15）：3593-3597.

[3] 董旭喆.荔枝核化学成分研究[D].广州：广东药科大学，2018.

[4] XIA H, YU W, LIU M, et al. An integrated bioinformatics analysis of potential therapeutic targets among matrix metalloproteinases in breast cancer [J].Oncol Lett, 2019, 18 (3): 2985-2994.

[5] XU X, ZHANG W X, HUANG C, et al. A novel chemometric method for the prediction of human oral bioavailability [J].Int J Mol Sci, 2012, 13 (6): 6964-6982.

[6] 张王宁，高耀，李科，等.基于网络药理学的黄芪总黄酮治疗肾病综合征的机制研究[J].药学学报，2018，53（9）：1429-1441.

[7] YANG J M, CHEN C C. GEMDOCK：a generic evolutionary method for molecular docking [J].Proteins, 2004, 55 (2): 288-304.

[8] YANG J M. Development and evaluation of a generic evolutionary method for protein-

ligand docking [J].J Comput Chem, 2004, 25 (6): 843-857.

[9] YANG J M, SHEN T W. A pharmacophore-based evolutionary approach for screening selective estrogen receptor modulators [J].Proteins, 2005, 59 (2): 205-220.

[10] YANG J M, CHEN Y F, SHEN T W, et al. Consensus scoring criteria for improving enrichment in virtual screening [J].J Chem Inf Model, 2005, 45 (4): 1134-1146.

[11] 黄景珠, 莫庸, 黄继杰, 等.荔枝核提取液预处理对小鼠急性酒精性肝损伤的缓解作用 [J].广西医学, 2019, 41 (11): 1406-1409.

[12] 肖绪华, 赵永忠, 曹杰.荔枝核总黄酮对肝纤维化大鼠转化生长因子及核因子 κB 表达的影响 [J].华夏医学, 2019, 32 (3): 11-15.

[13] ZHAO L C, YU P L, YANG T, et al. Inhibitory effect of semen Litchi drug serum on the proliferation of human hepatoma HepG2 cells and expression of VEGF and MMP-9 [J].J Coll Physicians Surg Pak, 2019, 29 (6): 532-536.

[14] SHAY G, LYNCH C C, FINGLETON B. Moving targets: Emerging roles for MMPs in cancer progression and metastasis [J].Matrix Biol, 2015 (44-46): 200-206.

[15] ERLER J T, BENNEWITH K L, COX T R, et al. Hypoxia-induced lysyl oxidase is a critical mediator of bone marrow cell recruitment to form the premetastatic niche[J]. Cancer Cell, 2009, 15 (1): 35-44.

[16] JAVADIAN M, GHARIBI T, SHEKARI N, et al. The role of microRNAs regulating the expression of matrix metalloproteinases (MMPs) in breast cancer development, progression, and metastasis [J].J Cell Physiol, 2019, 234 (5): 5399-5412.

[17] COUSSENS L M, FINGLETON B, MATRISIAN L M. Matrix metalloproteinase inhibitors and cancer: trials and tribulations [J]. Science, 2002, 295 (5564): 2387-2392.

[18] AWAD A B, FINK C S. Phytosterols as anticancer dietary components: evidence and mechanism of action [J]. J Nutr, 2000, 130 (9): 2127-2130.

[19] HASHEMZAEI M, FAR A D, YARI A, et al. Anticancer and apoptosis-inducing effects of quercetin in vitro and in vivo [J].Oncol Rep, 2017, 38 (2): 819-828.

[20] GRAVELEY C R, MISTRY I A. Cancer biology [J]. Methods Mol Biol, 2011, 731: 1-11.

[21] ITOH Y, NAGASE H. Matrix metalloproteinases in cancer [J]. Essays Biochem, 2002, 38: 21-36.

[22] MOOK O R, FREDERIKS W M, VAN-NOORDEN C J. The role of gelatinases in colorectal cancer progression and metastasis [J]. Biochim Biophys Acta, 2004, 1705 (2): 69-89.

基于加权基因共表达网络分析和分子对接分析荔枝核干预结肠腺癌的黄酮类成分及靶点

严炯艺，冯茵怡，卢卓，奉建芳，罗伟生，黎芳，梁健钦

【摘要】目的：探讨荔枝核干预结肠腺癌（COAD）进展和转移的黄酮类成分和作用靶点。方法：通过 DRAR-CPI 和 SWISS 数据库检索荔枝核中 19 种黄酮类化合物的潜在作用靶点。从 TCGA 数据库下载 COAD 基因表达数据和临床特征数据，采用加权基因共表达网络分析（WGCNA）法建立 COAD 的基因共表达网络和识别共表达模块，以共表达模块和潜在作用靶点中的共同靶点作为化合物干预 COAD 的作用靶点。通过 String 数据库进行蛋白互作网络分析、KEGG 分析和 GO 分析；通过 cytoHubba 插件提取 Hub 基因作为 COAD 潜在生物标志物；通过 Cytoscape 建立成分、靶点、通路的互作网络。HPA 数据库验证潜在生物标志物的表达，可通过分子对接技术虚拟筛选与潜在生物标志物作用的化合物。结果：经 WGCNA 分析得到 18 个共表达模块，其中 7 个模块与生存时间、肿瘤分期等临床特征相关，turquoise 模块与 COAD 进展转移相关。荔枝核中 19 种黄酮类化合物作用于 380 个潜在作用靶点，选择与 turquoise 模块重复的 34 个靶点作为作用靶点，GO 分析结果显示作用靶点富集在 304 个 GO 条目中，其中生物过程 229 条、细胞组成 31 条、分子功能 44 条；KEGG 分析结果显示，作用靶点富集在癌症通路、细胞周期、孕酮介导的卵母癌症途径、细胞衰老、p53 信号通路等 40 条通路上。CytoHubba 筛选得到 CDC25A、CDC25C、CCNB2、AURKB 基因作为与 COAD 进展和转移相关的潜在生物标志物。HPA 数据库免疫组化结果显示，与癌旁组织相比，COAD 组织中 CDC25C、AURKB、CCNB2 蛋白表达升高（$P < 0.05$），与 TCGA 数据集中基因表达量一致。通过分子对接初步筛选得到柚皮芸香苷、原花青素 A2、根皮苷、表儿茶素可通过氢键等与 CDC25A、CDC25C、AURKB 结合。结论：CDC25A、CDC25C、CCNB2、AURKB 可作为 COAD 进展和转移密切相关的潜在生物标志物。荔枝核黄酮类化合物干预 COAD 进展和转移的机制可能与黄酮类化合物调控细胞分裂、细胞周期 G_2/M 期转变等生物过程，进而调节癌症途径、p53 信号通

［基金项目］国家自然科学基金项目（81960872）；广西创新驱动发展专项资金项目（桂科 AA17202035）；广西创新驱动发展专项资金项目（桂科 AA17202031）。

路等信号通路有关，其中柚皮芸香苷、原花青素 A2、根皮苷、表儿茶素、芦丁可能是 CDC25A、CDC25C、AURKB 的潜在抑制剂。

【关键词】结肠腺癌；荔枝核；黄酮类化合物；WGCNA；柚皮芸香苷；原花青素 A2；根皮苷；表儿茶素；芦丁

结直肠癌（CRC）是发病率和死亡率较高的消化道常见恶性肿瘤[1]。多数 CRC 患者在被发现或诊断时已进展至 CRC 中晚期，预后较差。结肠腺癌（COAD）是 CRC 中最常见的病理分型之一，约占 CRC 的 95%[2]。临床主要采取手术、化疗、放疗、生物靶向制剂治疗 COAD，其中化疗、放疗会引起明显的不良反应。中医药结合其他手段治疗 COAD，可延缓肿瘤发展，减少癌症的复发和转移，减少不良反应，提高患者生存质量并延长生存时间。深入挖掘 COAD 生物标志物和抗 COAD 的天然化合物，对 COAD 临床诊断、治疗水平的提高及药物的发现具有重要意义。

荔枝核是无患子科植物荔枝 *Litchi chinensis* Sonn. 的干燥成熟种子，味甘、苦、涩，性温，属肝经、肾经，属软坚散结中药，具有清热解毒、行气散结、祛寒止痛的功效，常用于治疗寒疝腹痛、睾丸肿痛等[3]。研究表明，荔枝核及其提取物具有抗肿瘤（包括前列腺癌、肝癌、肺癌、乳腺癌和大肠癌等）作用[4-5]。荔枝核总黄酮具有良好的抗肝纤维化、抗炎、保肝、抗病毒、抗肿瘤作用[6-9]，但其抗 CRC 的作用靶点和机制未见报道。

癌症基因组图谱（TCGA）数据库是癌症研究领域规模最大、数量最多的公共资源库，可提供数千个肿瘤样本的体细胞突变、基因表达、基因甲基化等数据。加权基因共表达网络分析（WGCNA）基于无尺度网络将基因按照表达模式进行分类，将高度相关的基因聚类归为一个模块，可用于探索与复杂疾病相关的基因网络特征，相比于常规的聚类方法，具有更高的可信度[10-11]。WGCNA 可有效整合基因表达和临床信息数据，识别功能途径和候选生物标志物，广泛应用于疾病标志物或基因靶点筛选。

本研究通过 WGCNA 分析 TCGA 中 COAD 数据，挖掘了与 COAD 进展转移相关的潜在生物标志物和荔枝核中黄酮类化合物抗 COAD 的作用靶点，为后期更准确地开展荔枝核黄酮类化合物治疗 COAD 的实验研究提供依据。

1 材料与方法

1.1 荔枝核黄酮类化学成分、潜在作用靶点和干预的疾病分析

选用课题组前期从荔枝核中分离鉴定及通过文献检索得到的黄酮类化合物进行分析[12]。通过 DRAR-CPI 服务器反向分子对接法（参数设置：Z'-score < -1.0、probability* > 0.06）和 SWISS 数据库检索法得到靶点，靶点均通过 UniProt 数据库校

正为官方名称，去除重复靶点后，作为潜在作用靶点。将潜在作用靶点导入 String 数据库，构建互作网络并进行 KEGG 分析，取前 10 条通路导入 GeneCards 数据库，检索与通路相关的疾病，每条通路选择关联度排名前 3 的疾病作为荔枝核黄酮类化合物可干预的疾病。

1.2　TCGA 数据下载和预处理

在 TCGA 数据库中下载基因表达数据和相应的 JOSN 格式的临床特征数据。参数设置：组织类型为结肠，亚型为 TCGA-COAD（结肠腺癌），数据类型为转录数据，表达类型为基因表达量，Workflow 类型为 HTSeq-Counts。用 R 语言处理数据，删除无临床特征信息或临床特征信息不全的样本，以 $P < 0.05$、$|logFC| > 1$ 为标准筛选差异表达基因，建立差异表达基因矩阵。

1.3　WGCNA 分析

通过 R 包"WGCNA"对 COAD 差异表达基因进行分析，构建权重基因共表达模块，分析各模块与临床信息的相关性。先构建样本聚类树，剔除离群样本，构建基因间相关矩阵，选择合适的软阈值 β，运用动态剪切树法确定基因模块，设置每一个模块基因不少于 30 个，并根据模块特征向量 ME 将聚类树上相似的模块合并，绘制层次聚类树状图，并将模块与表型数据结合，计算各模块的 ME 与临床信息的皮尔森相关系数及其 P 值，通过皮尔森相关系数判断不同模块与各个临床信息间的关系，相关系数较高的多个模块中包含的基因靶点与黄酮类化合物作用靶点进行比对，选取共同靶点最多的模块作为黄酮类化合物干预 COAD 的目标模块，其共同靶点为黄酮类化合物干预 COAD 的作用靶点。

1.4　GO 分析、KEGG 分析

将黄酮类化合物干预 COAD 的作用靶点导入 String 数据库，分析靶点相互作用，并进行 GO 分析和 KEGG 分析。

1.5　网络可视化分析

利用 Cytoscape 软件对网络进行可视化分析，根据 Degree 值对节点进行排序。

1.6　Hub 基因筛选及其相对表达量分析

运行 cytoHubba 插件筛选 Hub 基因作为 COAD 潜在生物标志物，并利用 GEPIA 分析潜在生物标志物在 COAD 组织、癌旁组织的基因相对表达量。

1.7　免疫组化验证蛋白表达

通过 HPA 数据库分析潜在生物标志物在 COAD 组织与癌旁组织的蛋白质表达水

平。输入关键基因的基因名，选择"issue"或"pathology"检索该基因在正常组织或肿瘤组织中的典型图谱，根据蛋白质在组织中的染色强度和染色细胞的百分比，比较正常组织和肿瘤组织中蛋白表达的差异，最后截取具有代表性的免疫染色图像。

1.8 分子对接

从 RCSB 数据库下载 CDC25A（PDB ID：1C25）、AURKB（PDB ID：2VGO）、CDC25C（PDB ID：3OP3），利用 Discovery Studio 2016 中 Receptor-Ligand Interactions 模块下的 Prepare Protein 对大分子受体进行前处理（包括扣除原配体、去水加氢、施加力场等）。从 PubChem 数据库下载化合物结构的 mol 格式文件，点击 Receptor-Ligand Interactions 模块下 Prepare Ligand 准备对接用小分子配体。利用 Libdock 将化合物对接到受体的抑制活性位点中，每个化合物取 Libdockscore 排名前 3 的姿势用 Calculate Binding Energies 计算结合能。

2　结果

2.1　荔枝核黄酮类化合物、潜在作用靶点和干预的疾病

如表 1 所示，在荔枝核中共收集到 19 种黄酮类化合物，分别为柚皮芸香苷、柚皮苷、原花青素 A2、原花青素、芦丁、原花青素 B4、原花青素 A1、矢车菊苷、根皮苷、表儿茶素、山奈酚、根皮素、柚皮素、山奈素、槲皮素、芒柄花黄素、乔松素、川皮苷、黄豆黄素。如图 1 所示，这些化合物的作用靶点有 380 个，组成有 378 个节点、4532 条边的网络。KEGG 富集分析结果显示，化合物的潜在作用靶点主要富集在癌症途径、代谢途径、PI3K-Akt 信号通路、前列腺癌等 193 条通路中，可干预 CRC、胶质瘤、冠心病、脂肪肝等多种疾病。在预测荔枝核黄酮类化合物干预疾病的结果中，CRC 节点度最大，提示荔枝核黄酮类化合物有极大可能对 CRC 具有治疗效果，且有文献报道荔枝核黄酮类化合物对结肠癌细胞具有显著的抑制作用[6]。因此，本研究选择 CRC 的一个典型病理分型 COAD 作为荔枝核黄酮类化合物抗肿瘤的研究对象。

表 1　化合物与 CDC25A、AURKB、CDC25C 的对接结合能

化合物	化学式	CAS 号	CDC25A 结合能 /（kJ·mol^{-1}）	AURKB 结合能 /（kJ·mol^{-1}）	CDC25C 结合能 /（kJ·mol^{-1}）
柚皮芸香苷	$C_{27}H_{32}O_{14}$	14259-46-2	——	−395.8091	−247.1417
柚皮苷	$C_{27}H_{32}O_{14}$	10236-47-2	——	−356.1856	−225.1113
原花青素 A2	$C_{30}H_{24}O_{12}$	41743-41-3	——	−383.4943	——
原花青素	$C_{30}H_{26}O_{13}$	4852-22-6	——	——	——
芦丁	$C_{27}H_{30}O_{16}$	153-18-4	——	——	−283.4353

续表

化合物	化学式	CAS 号	CDC25A 结合能 / (kJ·mol^{-1})	AURKB 结合能 / (kJ·mol^{-1})	CDC25C 结合能 / (kJ·mol^{-1})
原花青素 B4	$C_{30}H_{26}O_{12}$	29106-51-2	—		
原花青素 A1	$C_{30}H_{24}O_{12}$	12798-56-0			
矢车菊苷	$C_{21}H_{21}ClO_{11}$	7084-24-4	—	−337.8658	−174.5211
根皮苷	$C_{21}H_{24}O_{10}$	60-81-1	−189.6957	−346.9854	−196.2795
表儿茶素	$C_{15}H_{14}O_{6}$	35323-91-2	−131.1485	−204.3873	−179.2892
山奈酚	$C_{15}H_{10}O_{6}$	520-18-3		−162.3399	−123.1837
根皮素	$C_{15}H_{14}O_{5}$	60-82-2	−120.1624	−178.4785	−155.8817
柚皮素	$C_{15}H_{12}O_{5}$	480-41-1		−164.3277	—
山奈素	$C_{16}H_{12}O_{6}$	491-54-3		−188.6471	
槲皮素	$C_{15}H_{10}O_{7}$	117-39-5		−216.9338	−156.0790
芒柄花黄素	$C_{16}H_{12}O_{4}$	485-72-3		−134.1883	−79.1169
乔松素	$C_{15}H_{12}O_{4}$	480-39-7		−151.4191	−90.1853
川皮苷	$C_{21}H_{22}O_{8}$	478-01-3		−195.4656	−113.5160
黄豆黄素	$C_{16}H_{12}O_{5}$	40957-83-3		−179.8439	−107.1153
reversine*	$C_{12}H_{27}N_{7}O$	656820-32-5		−176.3509	—

注："—"表示无对接 pose；"*"表示 AURKB 抑制剂。

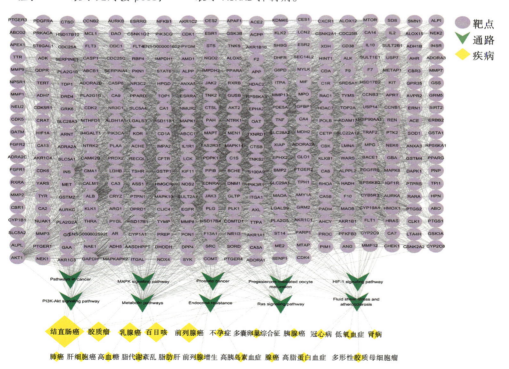

图 1　荔枝核黄酮类化合物的"靶点—通路—疾病"网络图

2.2 COAD 的差异表达基因

为进一步研究荔枝核中黄酮类化合物治疗 CRC 的作用，本研究从 TCGA 中下载并最终筛选出 38 例癌旁组织、367 例 COAD 组织的基因表达原始数据。共得到 5392 个差异表达基因，其中表达上调 2815 个（右侧）、表达下调 2577 个（左侧），如图 2 所示。

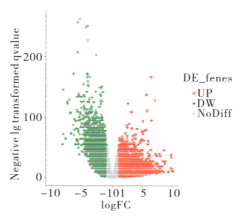

图 2　COAD 差异表达基因火山图

2.3 基因模块的选择和化合物作用靶点的确定

根据基因差异表达数据和临床特征数据，使用 R 语言中的 WGCNA 包绘制样本树状图，见图 3。选择性别、生存状态、生存时间、年龄、TNM 分期、N 分期（淋巴转移情况）、T 分期共 7 个临床特征进行相关性分析。为符合无尺度网络的标准，设软阈值 β =5，通过层次聚类和基于最小模块至少 30 个基因的动态分支切割，识别出 20 个模块。然后，基于模块特征基因之间的相似性以 0.75 为阈值，将 20 个模块合并为 18 个模块，见图 4。

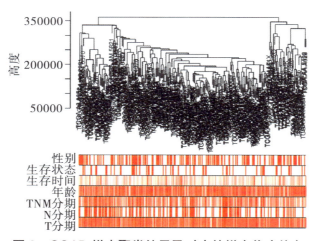

图 3　COAD 样本聚类结果及对应的样本临床信息

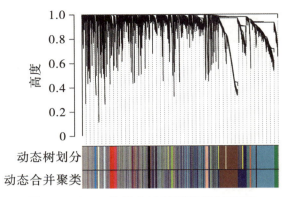

图 4 COAD 差异表达基因聚类树状图

计算模块与临床数据的相关性，绘制热图，见图 5。青绿色、粉红色、棕色、蓝色、深蓝色、黑色、紫色模块与性别、生存状态、生存时间、淋巴转移情况、肿瘤分期等临床特征相关性较高（相关性 ≥ 0.16），表明它们在 COAD 的肿瘤发生发展中起着重要作用。将以上 7 个模块的靶点分别与化合物作用靶点比对，黄酮类化合物干预 COAD 的作用靶点主要集中在青绿色模块，该模块与患者年龄呈负相关，与 TNM 分期和 N 分期呈正相关，提示青绿色模块中的靶点与 COAD 进展和淋巴转移有关。

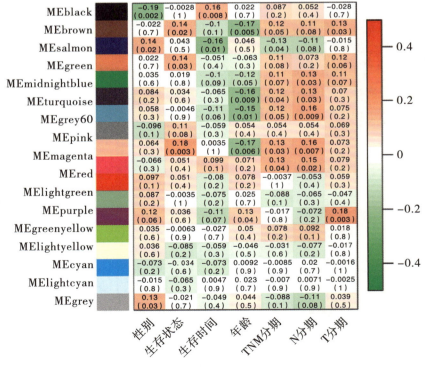

图 5 基因模块与临床表征相关性热图

2.4 抗 COAD 作用靶点的富集分析

将 34 个黄酮类化合物干预 COAD 的作用靶点导入 String 数据库，进行 GO 分析和 KEGG 富集分析。GO 分析结果显示，作用靶点富集在细胞分裂、细胞周期 G_2/M 期转变、刺激反应、转移酶活性等 229 个生物学过程，催化活性、阴离子结合、小分子结合、蛋白激酶活性等 44 个分子功能，细胞质、细胞内细胞器等 31 个细胞组成，见图 6。KEGG 富集分析结果显示，作用靶点富集在癌症通路、细胞周期、孕酮介导的卵母癌症途径、细胞衰老、p53 信号通路等 40 条通路中，前 10 条通路见图 7。

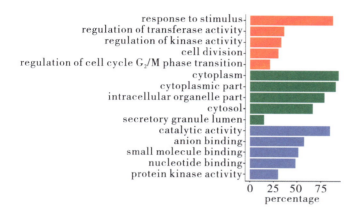

图 6   GO 富集条形图

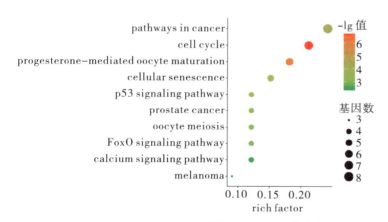

图 7   KEGG 富集气泡图

2.5 "化合物—抗 COAD 作用靶点—通路"网络的构建

如图 8 所示，化合物节点中乔松素、槲皮素、原花青素类成分面积较大，说明它们与作用靶点联系最多，提示为荔枝核干预 COAD 的主要活性成分。

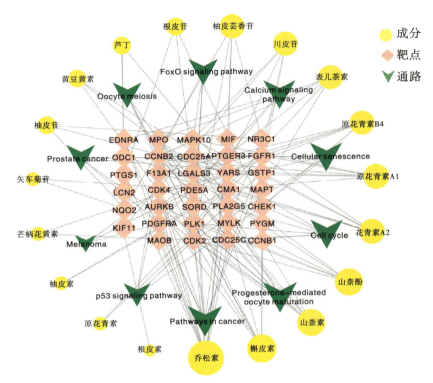

图8　"化合物—抗 COAD 作用靶点—通路"网络图

2.6　潜在生物标志物 CDC25A、CDC25C、CCNB2、AURKB 的筛选及基因表达

利用 cytoHubba 插件按 NMCC 算法在作用靶点中筛选出排名前 4 的 Hub 基因，分别为 CDC25A、CDC25C、CCNB2、AURKB。如图 9 所示，与正常组织（癌旁组织）相比，COAD 组织中 CDC25A、CDC25C、CCNB2、AURKB 基因的表达量显著升高（$P < 0.05$）。因此，选择这四个蛋白作为潜在的生物标志物。

2.7　免疫组织化学法验证 CDC25C、CCNB2、AURKB 蛋白的表达

除了在 HPA 数据库中未见 CDC25A 免疫组化结果，其他 3 个蛋白的表达如图 10 所示，抗体 CAB003800 在正常结肠组织中 CDC25C 呈现低强度染色，而在 COAD 组织中呈现中等强度染色，染色细胞比例均大于 75%；抗体 CAB009575 在正常结肠组织中 CCNB2 呈现低强度染色，而在 COAD 组织中呈现中等强度染色，染色细胞比例均大于 75%；抗体 CAB005862 在正常结肠组织中 AURKB 呈低强度染色，染色细胞比例小于 25%，而在 COAD 组织中检测到 AURKB 呈高强度染色，染色细胞的比例为 25% ～ 75%。与图 9 中 CDC25C、CCNB2、AURKB 基因的表达水平一致，提示 CDC25C、CCNB2、AURKB 可作为 COAD 潜在的生物标志物。

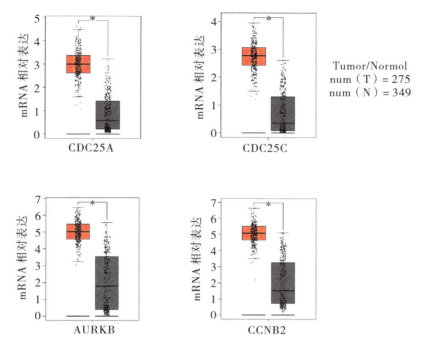

图 9 COAD 组织与正常组织基因表达量箱线图

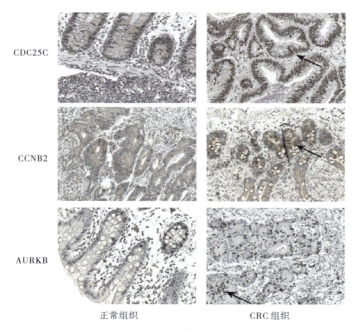

图 10 CRC 组织及正常组织的免疫组化图

2.8　化合物与 CDC25A、CDC25C、AURKB 蛋白的对接模式

目前，PDB 数据库中没有收录 CCNB2 的蛋白晶体结构，故无法进行分子对接。其他 3 个蛋白与黄酮类化合物的对接结果如表 1 所示，CDC25A 与 3 个成分具有相互作用；AURKB 与 15 种成分具有相互作用，与柚皮芸香苷、原花青素 A2、柚皮苷的结合能力较强；CDC25C 与 13 种成分具有相互作用，其中与芦丁、柚皮芸香苷、柚皮苷的结合能力较强。部分化合物与蛋白的相互作用见图 11。

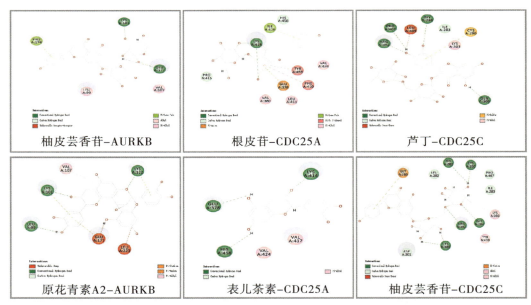

图 11　柚皮芸香苷、原花青素 A2、根皮苷、表儿茶素与 AURKB、CDC25A、CDC25C 的分子对接结果

3　讨论

传统研究中药作用机制的方法大多从研究单个或少数几个基因、通路或中药中的单体成分入手，具有一定的盲目性、局部性，无法对疾病的发生发展机制进行全局探索，难以从整体上揭示中药治疗疾病的多成分、多靶点、多通路的特点。COAD 的发病机制复杂，患者预后差、死亡率高，从众多基因中筛选可靠的生物标志物，对 COAD 的诊断和治疗具有重要意义。本研究采用 WGCNA 联合网络药理学的方法，构建无尺度网络，将 COAD 差异基因分为 18 个模块，从中挖掘得到 4 个与肿瘤分期和淋巴转移密切相关的生物标志物（CDC25A、CDC25C、CCNB2、AURKB）。细胞分裂周期因子 25（CDC25）是一种双特异性磷酸酶，可以通过激活 CDK，并调控应对 DNA 损伤，使细胞周期运行[13]。CDC25A、CDC25C 是 CDC25 中的两种亚型，其异常表达将会导致细胞周期紊乱、失常，从而导致肿瘤发生。研究表明，CDC25A、CDC25C 参与多种癌

症的调控过程，CDC25C 在食管鳞状细胞癌组织中呈高表达且与患者预后不良有关[14]；在肺腺癌组织中 CDC25C 呈高表达，GASE 分析发现其主要富集在细胞周期、凋亡、DNA 损伤反应、有丝分裂 M-M/G$_1$ 期和 FA 介导的细胞死亡[15]。CDC25A 具有原癌基因特性，作为细胞周期 G$_1$/S 期和 G$_2$/M 期进程的重要调控因子，其表达水平的增加会促进 G$_1$/S 期和 G$_2$/M 期检查点之间的转变，导致细胞增殖，促使癌症发生和转移，CDC25A 在宫颈癌、胃癌、下咽癌和 CRC 等一系列人类恶性肿瘤中均表现为高表达[16-18]。CCNB2 是细胞周期蛋白 B 家族的一个成员，在细胞周期调控中发挥着重要作用。CCNB2 与 CRC 的肿瘤分期和肿瘤浸润程度显著相关，肿瘤分期越晚，浸润程度越深，CCNB2 蛋白表达越高[19]。AURKB 即极光激酶 B，其异常表达会使正常分裂的两个子细胞在有丝分裂期间的染色体分离阶段通过相互的细胞质桥梁，形成异常的双核子细胞，导致肿瘤的发生。

研究发现，乔松素、槲皮素、原花青素等黄酮类化合物可通过调控癌症通路、细胞周期发挥抗癌作用。同时，分子对接结果显示，柚皮芸香苷、柚皮苷等可与 CDC25A、CDC25C、AURKB 等潜在生物标志物的作用靶点结合。乔松素具有抗癌作用，能够显著地诱导 LNCaP 细胞凋亡和导致细胞 S 期、G$_2$/M 期周期阻滞[20]。槲皮素具有亲脂性特点，可以穿过细胞膜，抑制癌细胞的迁移和侵袭，从而阻止癌细胞转移，在多种恶性肿瘤（如肝癌、淋巴癌、CRC 等）中发挥显著的抗癌作用[21-22]。乔松素、槲皮素、原花青素等是荔枝核抗 COAD 的主要活性成分，其中柚皮芸香苷、柚皮苷的作用靶点可能是 CDC25A、CDC25C、AURKB。

4　结论

本研究通过 WGCNA 分析发现，CDC25A、CDC25C、CCNB2、AURKB 在细胞周期进程中起重要作用，它们可能协同促进细胞增殖与分裂，其异常表达会导致 COAD 的发生、发展和转移，可作为 COAD 诊断和治疗的生物标志物。通过网络药理学、分子对接等策略预测，与 CDC25A、CDC25C、AURKB 作用的黄酮类化合物主要是柚皮芸香苷、原花青素 A2、根皮苷、表儿茶素、芦丁，这些黄酮类化合物可能是这些靶点的抑制剂。本研究初步揭示了荔枝核黄酮类成分抗 COAD 的多成分、多靶点、多通路的调控机制，后期可开展试验进一步验证化合物的活性及作用靶点。

参考文献

[1] SIEGEL R L，MILLER K D，JEMAL A. Cancer statistics，2018 [J]. CA：Cancer J Clin，2018，68（1）：7-30.

［2］陈功，万德森.直肠癌术前新辅助治疗最新进展［J］.结直肠肛门外科，2015，21（1）：9-15.

［3］张楠，周志昆，张凌云，等.荔枝核与龙眼核水提取物的体外抗肿瘤活性的比较与评估［J］.湖南中医杂志，2012，28（3）：133-135.

［4］于培良，赵立春，廖夏云，等.荔枝核化学成分和药理活性研究进展［J］.中国民族民间医药，2018，27（15）：41-46.

［5］肖柳英，张丹，冯昭明，等.荔枝核对小鼠抗肿瘤作用研究［J］.中药材，2004，27（7）：517-518.

［6］卢青，成秋宸，范丽雯.荔枝核总黄酮对结肠癌细胞株HT29的抑制作用及相关机制［J］.中国实验方剂学杂志，2017，23（17）：172-176.

［7］常明.荔枝核总黄酮靶向AKT/mTOR & NF-κB双通路抑制前列腺癌细胞的生长和转移［D］.南宁：广西医科大学，2019.

［8］XU X Y, XIE H H, HAO J, et al. Eudesmane sesquiterpene glucosides from lychee seed and their cytotoxic activity［J］. Food Chem, 2010, 123（4）：1123-1126.

［9］XU X Y, XIE H H, HAO J, et al. Flavonoid glycosides from the seeds of Litchi chinensis［J］.J Agric Food Chem, 2011, 59（4）：1205-1209.

［10］CHEN C T, WANG P P, MO W J, et al. Expression profile analysis of prognostic long non-coding RNA in adult acute myeloid leukemia by weighted gene co-expression network analysis (WGCNA)［J］.J Cancer, 2019, 10（19）：4707-4718.

［11］XUE K, YANG J, ZHAO Y, et al. Identification of susceptibility genes to allergic rhinitis by gene expression data sets［J］.Clin Transl Sci, 2019, 13（1）：169-178.

［12］刘梦，李志峰，冯宇，等.荔枝核化学成分的分离与鉴定［J］.中草药，2019，50（15）：3593-3597.

［13］唐艳萍，曹骥.CDC25A与肿瘤的研究进展［J］.癌症进展，2018，16（15）：1815-1819, 1844.

［14］董倩.CDC25C在食管鳞癌中的表达与预后研究［D］.衡阳：南华大学，2019.

［15］XIA Z, OU-YANG W, HU T, et al. Prognostic significance of CDC25C in lung adenocarcinoma：an analysis of TCGA data［J］.Cancer genet, 2019（233-234）：67-74.

［16］赵旻，左泽华，邱小萍，等.CDC25A和CDC25B基因在宫颈癌中的表达和临床意义［J］.肿瘤，2008，28（1）：44-47.

［17］阎庆辉，赵璞，曹志峰，等.胃癌组织中Cyclin E、p57与CDC25A的表达及意义［J］.山东医药，2008，48（39）：62-63.

［18］杨春悦，马桂琴，李连贺，等.下咽癌中CDC25A基因的表达及临床意义［J］.临床和实

验医学杂志，2012，11（9）：649-650.

［19］辛萱，陈军，严钢莉，等 .CCNB2 在结直肠癌中的表达及临床意义［J］.现代生物医学进展，2014，14（26）：5127-5131.

［20］SAAD M A，SALAM R M A，KENAWY S A，et al. Pinocembrin attenuates hippocampal inflammation，oxidative perturbations and apoptosis in a rat model of global cerebral ischemia reperfusion［J］.Pharmacol Rep，2015，67（1）：115-122.

［21］PEZZUTO A，PIRAINO A，MARIOTTA S. Lung cancer and concurrent or sequential lymphoma：two case reports with hypersensitivity to bevacizumab and a review of the literature［J］.Oncol Lett，2015，9（2）：604-608.

［22］王惠丽，陈柳青，刘艳，等 .槲皮素联合 5- 氟尿嘧啶对人结肠癌 Lo Vo 细胞凋亡、周期和迁移能力的影响［J］.广东医学，2016，37（20）：3023-3025.

荔枝核治疗肝脏疾病研究进展

蒋云霞，罗伟生

【摘要】荔枝核是荔枝的干燥成熟种子，荔枝核在治疗肝脏疾病的研究中取得了显著的成果。本文综述了荔枝核在抗乙肝病毒、抗肝纤维化及保护肝细胞、降血脂、减轻脂肪肝、抑制肝癌、增强免疫等方面治疗肝脏疾病的相关研究进展。但目前研究仍较多停留在荔枝核的粗提取物上，缺乏具体、准确的生物药剂学与药代动力学等方面的分析，且荔枝核在治疗肝脏疾病方面完整、准确的分子机制及其信号传导通路尚不明确，需要进一步深入研究和发展。

【关键词】荔枝核；抗乙肝病毒；抗肝纤维化；脂肪肝；抑制肝癌

荔枝广泛分布于我国南方热带、亚热带季风气候区。荔枝核是荔枝的干燥成熟种子，其味甘、微苦，性温，归肝经、肾经，具有理气散结、祛寒止痛等功效。研究表明，荔枝核的活性成分主要有总皂苷、多糖、黄酮、酚酸、蒽醌和多酚等，具有抗乙肝病毒、抗肝纤维化及保护肝细胞、降血脂、减轻脂肪肝、抑制肝癌、增强免疫力等多种作用。因此，笔者对近年来荔枝核及相关提取物在治疗肝脏疾病的实验研究进展进行总结论述。

1　抗乙肝病毒作用

荔枝核抗乙肝病毒作用的重要活性成分包括荔枝核水提取物及醇提取物、荔枝核黄酮类化合物及荔枝核总皂苷（SL），这些荔枝核提取成分具有相似的效应，均可在一定程度上抑制乙肝病毒的复制，降低乙肝病毒的活性及乙肝肝纤维化水平。

1.1　荔枝核水提取物及醇提取物

杨燕[1]等通过两种浓度（95%或50%）的醇提法和两种水（过柱或不过柱）提取法以获取荔枝核具备抗乙肝效应的活性成分，其试验得出这四种提取物均能抑制乙肝表面抗原（HBsAg）和乙肝 e 抗原（HBeAg）的复制。郑民实[2]等运用 ELISA 技术对

［基金项目］国家自然科学基金项目（81373550），国家自然科学基金项目（81774208）。

300 种中草药的水提取物抗乙肝病毒的效应进行检测，发现荔枝核水提取物抗乙肝病毒的功效在 300 种中草药中仅弱于夏枯草，从而认为荔枝核水提取物能明显减弱乙肝病毒的活性并减少乙肝病毒的复制，发挥抗乙肝病毒的作用。苏齐鉴[3] 等使用水提法和醇提法提取荔枝核活性成分，其结果表明高剂量荔枝核水提物可大大降低血清鸭乙肝病毒 DNA（DHBV-DNA）的含量，而荔枝核高剂量和低剂量的醇提物均无抑制鸭乙型肝炎病毒（DHBV）的作用，从而推测荔枝核抗 DHBV 的活性成分脂溶性较低，而水溶性较强。谢志春[4] 等通过水提法和醇提法提取荔枝核的活性成分，发现荔枝核醇提物和低剂量荔枝核水提物均不具有明显的抗 DHBV 的作用；但是，高剂量的荔枝核水提物能显著降低血清中 DHBV-DNA 含量，提高 DHBV-DNA 转阴率。徐庆等[5] 认为荔枝核提取物 A、B、C、D、E、F 在体外仍有较强的抗乙肝病毒效应，其中荔枝核提取物 E 抑制乙肝病毒复制功能最强。

1.2　荔枝核黄酮类化合物

徐庆、宋芸娟[6-7] 等发现大剂量荔枝核总黄酮（TFL）可使鸭血清中的 HBV-DNA 含量大大下降，且鸭肝细胞未发现明显的破坏及点灶坏死。经过体外培育 HepG2.2.15 细胞（人肝癌细胞系 HepG2 细胞衍生细胞），观察荔枝核黄酮类化合物对血清中 HBsAg、HBeAg 和 HBV-DNA 表达量的影响，发现其可有效遏制 HBsAg、HBeAg 的病毒复制率及降低 HBV-DNA 在血清中的表达水平，从而表现出抗乙肝病毒的效用。

1.3　荔枝核总皂苷

蒋蔚峰[8] 等首次提出 SL 在体外可发挥抗 HBV 的效应，其发现荔枝核总皂苷组和拉米夫定组均可降低 HBsAg、HBeAg 及细胞外 HBV-DNA 的含量，表明 SL 与拉米夫定的作用相似，均可降低乙肝病毒的复制率。韦朋海[9] 认为 SL 可大大降低鸭血清中 HBV-DNA 含量，从而改善鸭乙型肝炎病毒引起的鸭肝病理性损伤，但是试验未发现 SL 可降低 DHBsAg、DHBeAg 及血清中丙氨酸氨基转移酶（ALT）、天门冬氨酸氨基转移酶（AST）的含量，在此方面需要进一步试验以确定其效用。

2　抗肝纤维化及保护肝细胞

2.1　抗肝纤维化

大量研究证明，荔枝核总黄酮（TFL）在抗纤维化方面具有良好的效应，许多学者对 TFL 抗肝纤维化的分子传导通路及机制进行了研究。赵永忠[10] 等认为 TFL 大剂量组与水飞蓟宾组均能抑制胆管阻塞性肝硬化大鼠血清透明质酸（HA）、层粘连蛋白（LN）及Ⅲ型前胶原（PCⅢ）的表达。覃浩[11] 等发现，TFL 和秋水仙碱均可使二甲基亚硝胺（DMN）造模的大鼠血清肝纤维化指标（HA、LN、PCⅢ）含量显著降低，并可促使肝星状细胞（HSC）加速凋亡，从而减轻 DMN 所导致的肝纤维化病理损害程度。罗伟生[12-13]等发现 TFL 可保护肝细胞并降低肝纤维化病变程度，这种机制可能与上调 Bcl-2、下调 Bax、核转录因子 NF-κB p65 的表达有关。其课题组在之后的研究中发现，TFL 抗肝纤维化的效应与减少 HSC-T6 细胞增殖及细胞外基质分泌，从而下调 Smad3、Smad4 表达，上调 PPARγ 及 c-Ski mRNA 表达有关[14]。欧士钰[15]等认为，TFL 可抑制基质金属蛋白酶 2（MMP-2）基因表达，这种蛋白酶可减少细胞外基质的分泌，从而减少纤维组织的形成。何志国[16]等认为较大剂量的 TFL 具有减轻胆管阻塞型大鼠肝纤维化病变程度的作用，可能是通过下调肝组织 Toll 样受体 4（TLR4）、NF-κB 的表达来实现的。张扬武[17]等认为 TFL 通过上调过氧化物酶体增殖物激活受体（PPARγ）、下调 TGF-β_1 的表达，发挥抑制大鼠肝星状细胞 T6 细胞株（HSC-T6）增生、活化的作用。覃桂金[18]等认为 TFL 可抑制 HSC-T6 的 NF-κB 核转位，下调 HSC-T6 中 TLR4、p-IκBα、p-NF-κB p65、NF-κB、Collagen I 等多种因子的表达，这种抑制作用呈剂量相关性。曹杰[19]等研究发现不同剂量的 TFL 均可减少 TLR4、NF-κB、白细胞介素 1 受体 I（IL-1RI）蛋白的表达量，TFL 浓度越高，HSC-LX2 内 TLR4、NF-κB、IL-1RI 等因子的含量越低，从而认为 TFL 可促进 HSC-LX2 凋亡，对细胞晚期凋亡的影响则更为明显。

2.2　保护肝细胞

肖柳英[20]等通过研究荔枝核颗粒冲剂对小鼠免疫性肝炎及急性中毒性肝损伤的影响发现，不同剂量的荔枝核颗粒冲剂均可降低小鼠血清 ALT、AST、MDA 的含量，提高超氧化物歧化酶（SOD）活性，表明荔枝核可减轻小鼠的免疫性肝炎及急性中毒性肝损伤所致的肝细胞损害。黄红[21]等认为高、中、低剂量 TFL 均可减少 DMN 所致的肝损害模型的血清 ALT、AST 含量，且 TFL 高剂量组、TFL 中剂量组的 ALT、AST 下降幅度均大于秋水仙碱组。周学东[22]等发现不同剂量的 TFL 均能提前肝纤维化病理分期及减轻大鼠肝组织损害程度，同时血清中 AST、ALT 含量也较前下降，从而发挥减少正常肝细胞凋亡、改善肝组织损伤的作用，而其作用机制可能与上调 Bcl-2、下调 Bax 的表达有关。在治疗急性酒精性肝损伤方面，黄景珠[23]等发现荔枝核提取液可减轻酒精肝病变程度，并降低 AST、ALT 及丙二醛水平，提高 SOD 活性，从而减少肝细胞破坏及抑制氧化应激效应，达到保护肝细胞的作用。

3　降低血脂、减轻脂肪肝

潘竞锵[24]等认为荔枝核可改善四氧嘧啶（ALX）所致的内源性脂质代谢紊乱及高脂乳剂所致的外源性脂质代谢紊乱。郭洁文[25]等发现 SL 可改善高脂血症 - 脂肪肝小鼠的各项血脂指标，发挥改善肝细胞脂变、减轻脂肪肝的作用。张巍[26]等发现不同剂量的荔枝核提取物亦可改善非酒精性脂肪性肝炎（NASH）大鼠的血脂指标，并可下调肝组织巨噬细胞移动抑制因子（MIF）的表达，且呈剂量相关性。黄玉影[27]认为荔枝核有效部位群（包括皂苷、黄酮、鞣质）能显著降低非酒精性脂肪肝合并胰岛素抵抗（NAFLD-IR）大鼠的血清 TG、LDL-C、游离脂肪酸（NEFA）和肝脂质，并提高 SOD 含量，发挥改善肝细胞脂质蓄积和病理变性的作用，这种作用机制可能与抑制肝组织 SREBP-1c mRNA 和蛋白的相对表达量有一定的关系。

4　抑制肝癌、增强免疫力

肖柳英[28-29]等发现荔枝核水提液可能通过上调 Bcl-2 表达以促进癌细胞凋亡。王小英[30]等发现荔枝核颗粒亦可显著降低艾氏腹水瘤（EAC）、S180 肿瘤和肝癌肿瘤的增殖速度。陈凤仪[31]等认为荔枝核具有减轻肝癌实体瘤质量、增强红细胞免疫的作用。熊爱华[32]等认为荔枝核含药血清可减缓人肝癌 HepG2 细胞的增殖，加速其凋亡，而这种促使 HepG2 细胞凋亡的作用呈现剂量相关性，但这种抑瘤效果弱于环磷酰胺。张菊艳[33]发现按脾脏淋巴细胞与 HepG2 细胞（3∶1）的比例进行共培养的体系联合荔枝核乙酸乙酯相（LEA）对抑制肝癌 HepG2 细胞的增殖作用更为显著，发现 LEA 不仅可单独抑制 HepG2 细胞的增殖，还可以通过提升脾淋巴细胞的活化水平与诱导肝癌细胞凋亡的能力而减缓肿瘤增殖的速度。其也确定 LEA 不会对正常淋巴细胞形成毒性作用，并且可适当增强免疫细胞的功能，从而推测 LEA 抑制肿瘤生长的作用可能与增加 IL-1β 的表达含量，避免淋巴细胞抑制肿瘤生长的效应被遏制，提高人体免疫能力，促进肿瘤细胞凋亡有关。Xu[34-35]等分离出多种荔枝核单体成分，包括倍半萜糖苷类化合物及黄酮苷类化合物，如 A 倍半萜糖苷、Kaempferol7-Oneohesperidoside 黄酮醇苷和 Taxifolin4'-O-β-Dglucopyranoside 黄酮醇苷。这三种化合物均可抑制 HepG2 细胞的增殖，而抑制 HepG2 细胞增殖最为显著的是半萜糖苷。陶小红[36]发现荔枝核提取物组分 L2.3 也可加速体外培育的人肝癌 HepG2 细胞的凋亡，并且这种降低肿瘤细胞活性、加速癌细胞凋亡的作用呈现剂量和时间依赖关系，该机制可能与激活凋亡因子 caspase-3、caspase-8、caspase-9 及上调 Fas 表达有关。

5　结语与展望

荔枝核的活性成分主要有 SL、多糖、黄酮、酚酸、蒽醌和多酚等，众多学者针对荔枝核的不同剂型及其活性成分进行深入、细致的研究，证明荔枝核在抗乙肝病毒、抗肝纤维化及保护肝细胞、降血脂、减轻脂肪肝、抑制肝癌、增强免疫等方面具有治疗肝脏疾病的作用。但是，目前研究仍较多停留在荔枝核的粗提取物上，缺乏具体、准确的生物药剂学与药代动力学等方面的分析，且荔枝核在治疗肝脏疾病方面完整、准确的分子机制及其信号传导通路尚无法明确，之后的实验需要进一步深入研究。

参考文献

[1] 杨燕，义祥辉，陈全斌，等.荔枝核对 HBsAg 和 HBeAg 的体外抑制作用 [J].化工时刊，2001，15（7）：24-26.

[2] 郑民实，张玉珍，陈永康，等.ELISA 技术检测中草药抗 HBsAg [J].中西医结合杂志，1990，10（9）：560-562，518.

[3] 苏齐鉴，邓秋云，韦金露，等.荔枝核提取物抗鸭乙型肝炎病毒的作用 [J].中国新药杂志，2010，19（16）：1434-1437.

[4] 谢志春.荔枝核、莨苕花和罗浮粗叶木抗鸭乙肝病毒及护肝作用的实验性研究 [D].南宁：广西医科大学，2012.

[5] 徐庆，陈全斌，义祥辉，等.荔枝核提取物对 HepG2.2.15 细胞系 HBsAg 与 HBeAg 表达的影响 [J].中国医院药学杂志，2004，24（7）：393-395.

[6] 徐庆，宋芸娟，李丽亚，等.荔枝核总黄酮的抗鸭乙型肝炎病毒作用 [J].世界华人消化杂志，2005，13（17）：2082-2085.

[7] 徐庆，宋芸娟，陈全斌，等.荔枝核黄酮类化合物对 HepG2.2.15 细胞系 HBsAg 与 HBeAg 表达及 HBV-DNA 含量的影响 [J].第四军医大学学报，2004，25（20）：1862-1866.

[8] 蒋蔚峰，陈建宗，张娟，等.荔枝核总皂苷体外抗乙型肝炎病毒的作用 [J].第四军医大学学报，2008，29（2）：100-103.

[9] 韦朋海.荔枝核总皂苷抗鸭乙型肝炎病毒作用的效果评价 [D].南宁：广西医科大学，2015.

[10] 赵永忠，漆志平，徐庆，等.荔枝核总黄酮抗胆管结扎大鼠肝纤维化的作用及机制 [J].世界华人消化杂志，2010，18（20）：2084-2089.

[11] 覃浩，孙旭锐，欧仕玉，等.荔枝核总黄酮预防大鼠肝纤维化的初步研究 [J].第三军医大学学报，2011，33（22）：2353-2356.

[12] 罗伟生，靳雅玲，欧士钰，等.荔枝核总黄酮对肝纤维化大鼠肝细胞 Bcl-2/Bax 表达的影响 [J].世界华人消化杂志，2012，20（18）：1602-1608.

[13] 罗伟生，欧士钰，靳雅玲，等.荔枝核总黄酮抗大鼠肝纤维化的作用及其对核转录因子-κB p65 表达的影响 [J].广东医学，2012，33（21）：3201-3204.

[14] 陈姗，罗伟生，张扬武，等.荔枝核总黄酮对大鼠肝星状细胞增殖抑制作用及对 PPARγ、c-Ski 表达的影响 [J].中医学报，2019，34（8）：1670-1674.

［15］欧士钰，罗伟生，靳雅玲，等.荔枝核总黄酮对肝纤维化大鼠肝组织 MMP-2 表达的影响［J］.中国实验方剂学杂志，2012，18（13）：209-213.

［16］何志国，赵永忠，卢青，等.荔枝核总黄酮对肝纤维化大鼠肝组织 TLR4/NF-κB 信号通路的影响［J］.医药导报，2014，33（3）：286-290.

［17］张扬武，罗伟生，康毅，等.荔枝核总黄酮对大鼠肝星状细胞 HSC-T6 增殖及 PPARγ、TGF-β₁ 表达的影响［J］.山东医药，2017，57（40）：29-31.

［18］覃桂金，赵永忠，刘燕秀，等.荔枝核总黄酮干预大鼠肝星状细胞核因子 κB 核转位及相关蛋白表达的研究［J］.中华肝脏病杂志，2018，26（7）：535-539.

［19］曹杰，林丽馨，覃桂金，等.荔枝核总黄酮对 TGF-β₁ 诱导人肝星状细胞凋亡的影响及机制［J］.山东医药，2018，58（5）：13-16.

［20］肖柳英，潘竞锵，浇卫农，等.荔枝核对小鼠肝炎动物模型的实验研究［J］.中国实用医药，2006（1）：11-12.

［21］黄红，康毅，黄旭平，等.荔枝核总黄酮对大鼠肝纤维化 Smad3、Smad4 及 TIMP-1 信号表达的影响［J］.世界华人消化杂志，2016，24（2）：176-186.

［22］周学东，刘庆涛.荔枝核总黄酮对肝纤维化模型大鼠肝细胞损伤的改善作用［J］.中国药房，2015，26（22）：3099-3102.

［23］黄景珠，莫庸，黄继杰，等.荔枝核提取液预处理对小鼠急性酒精性肝损伤的缓解作用［J］.广西医学，2019，41（11）：1406-1409.

［24］潘竞锵，刘惠纯，刘广南，等.荔枝核降血糖、调血脂和抗氧化的实验研究［J］.广东药学，1999，9（1）：47-50.

［25］郭洁文，廖惠芳，潘竞锵，等.荔枝核皂苷对高脂血症-脂肪肝大鼠的降血糖调血脂作用［J］.中国临床药理学与治疗学，2004，9（12）：1043-1047.

［26］张巍，甘宏发，蔡怡婷，等.荔枝核提取物对非酒精性脂肪性肝炎大鼠肝组织巨噬细胞移动抑制因子表达的影响［J］.中西医结合肝病杂志，2011，21（1）：24-26，30，后插1.

［27］黄玉影.荔枝核有效部位群对实验性非酒精性脂肪肝的治疗作用和机制研究［D］.广州：广州中医药大学，2016.

［28］肖柳英，张丹，冯昭明，等.荔枝核对小鼠抗肿瘤作用研究［J］.中药材，2004，27（7）：517-518.

［29］肖柳英，洪晖菁，潘竞锵，等.荔枝核的抑瘤作用及对肝癌组织端粒酶活性的影响［J］.中国药房，2007，18（18）：1366-1368.

［30］王小英，肖柳英，潘竞锵，等.荔枝核颗粒对小鼠 EAC、S180 及肝癌组织的抑瘤作用的实验研究［J］.中国医疗前沿，2007，2（12）：54-56.

［31］陈凤仪，胡建楣，肖柳英，等.荔枝核对小鼠肿瘤动物模型及其免疫调节作用的实验研究［J］.中药材，2009，32（5）：774-776.

［32］熊爱华，沈文娟，肖柳英，等．荔枝核含药血清对人肝癌 HepG2 细胞增殖和凋亡的影响［J］．中药材，2008，31（10）：1533–1536.

［33］张菊艳．荔枝核乙酸乙酯相抑制 HepG2 细胞增殖及其抗肝癌免疫调节机制研究［D］．广州：广东药科大学，2016.

［34］XU X Y，XIE H H，HAO J，et al. Eudesmane sesquiterpene glucosides from lychee seed and their cytotoxic activity［J］．Food Chemistry，2010，123（4）：1123–1126.

［35］XU X Y，XIE H H，HAO J，et al. Flavonoid glycosides from the seeds of litchi chinensis［J］．J Agric Food Chem，2011，59（4）：1205–1209.

［36］陶小红．荔枝核提取物体外抗肿瘤生物活性及其机理的初步研究［D］．广州：暨南大学，2009.

荔枝核总黄酮对大鼠 HSC-T6 差异表达蛋白的筛选及生物信息学分析

蒋云霞，罗伟生，蔡碧莲，艾丁丁，黎敏航，张扬武

【摘要】目的：通过数据非依赖性质谱扫描技术（DIA）筛选荔枝核总黄酮（TFL）对大鼠肝星状细胞 T6（HSC-T6）细胞株的差异表达蛋白，并对差异蛋白进行鉴定和生物信息学分析。方法：将大鼠随机分为模型对照组和 TFL 实验组，分别给予相应干预后取大鼠的血清。药物和含药血清干预肝星状细胞后，提取细胞蛋白，通过 DDA 谱图库结合 DIA 技术的方法检测模型对照组和 TFL 实验组的差异表达蛋白，并对差异表达蛋白进行生物信息学分析。结果：共鉴定出差异蛋白 177 个，其中表达显著下调的蛋白共 93 个，上调蛋白共 84 个，这些蛋白主要参与了细胞转录、复制、增殖相关的多种信号通路。结论：TFL 可能通过调控多个蛋白，参与转录、重组、翻译后修饰和信号传导等多种复杂的信号通路，从而促进肝星状细胞凋亡，达到抗肝纤维化的效果。

【关键词】TFL；肝星状细胞；差异蛋白；生物信息学分析；肝纤维化

　　肝纤维化（HF）在人群中的发病率较高[1-2]，其中心环节是肝星状细胞（HSC）在组织炎症坏死区域向肌成纤维细胞转型的激活过程，大量的细胞外基质（ECM）聚集在肝窦间隙中，导致隔膜增厚，逐渐形成肝纤维化。

　　荔枝核是荔枝的干燥成熟种子，味甘、微苦，性温，具有理气散结、祛寒止痛等功效。药理学研究表明，其活性成分主要有总皂苷、黄酮类化合物、多糖和多酚等。本课题组前期研究表明[3-7]，TFL 可以通过调节多种蛋白和信号转导通路控制肝纤维化的发展。但细胞因子的信号转导通路非常广泛且复杂，TFL 是否能通过其他途径阻断肝纤维化尚待进一步研究。

　　本研究拟以大鼠 HSC-T6 为受试对象，采用最新的 DIA 对 TFL 干预后的 HSC 蛋白进行检测，利用 Spectronaut 和 MSstats 软件完成肽段与蛋白的定量，通过生物信息学分析筛选出差异表达蛋白，从而在整体上较为系统地阐明 TFL 抗肝纤维化的作用靶点

［基金项目］国家自然科学基金项目（81660779）；广西一流学科建设项目重点课题（05019018E1）；广西创新驱动发展专项公开择优立项项目（2017AA21041）。

与机制，有助于以后更深入地开发 TFL 新药和指导临床应用。

1　实验材料

1.1　实验动物

SPF 级雄性 SD 大鼠 30 只，体质量 80 ～ 100 g，动物许可证号为 SCXK（湘）2014-0011，由长沙市天勤生物技术有限公司提供。

1.2　主要试剂与仪器

TFL 由广西中医药大学提供；HSC-T6 细胞购自中国科学院昆明动物研究所细胞库；–80 ℃超低温冰箱、低温离心机、Ulti Mate 3000 UHPLC、Q-Exactive HF 均购自赛默飞世尔科技有限公司；LC-20AB 高效液相色谱仪购自日本岛津公司。

2　实验方法

2.1　动物含药血清的制备

大鼠购回后，适应性饲养 1 周。造模大鼠采取腹部皮下注射 40% 四氯化碳橄榄油混悬液 0.3 mL/100 g，2 次 / 周，共 8 周，空白对照组大鼠购回后不做任何处理，常规喂养。造模完成后进行肝组织病理检测，见图 1。结果显示，大鼠肝脏出现大量炎症因子浸润，正常的肝细胞和肝脏汇管区结构受损，纤维结缔组织增生，形成纤维间隔，证实大鼠肝纤维化造模成功。将 HF 造模完成的大鼠分为模型对照组和 TFL 实验组，模型对照组大鼠在 HF 造模完成后继续常规饲养，TFL 实验组大鼠予灌胃 TFL10 mg/100 g，每天 1 次，共 4 周。之后在无菌情况下对所有大鼠进行腹主动脉采血，离心后取上清液，作为后续细胞试验所需的含药血清。

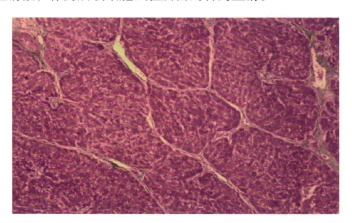

图 1　模型大鼠肝组织病理 Masson 染色

2.2　细胞培养

取对数生长期的第 4 代 HSC 制成细胞悬液，接种于 96 孔板，在 37 ℃、体积分数为 0.05 的 CO_2 孵育箱中孵育 24 h。无菌过滤 TFL 药物及各组血清液体，按 $2n$ 倍比稀释（n 为 1～9），共 9 个稀释度，pH 值在 7.2～7.4。将按 $2n$ 倍比稀释浓度的 TFL 及各组血清加入培养有 HSC 的孔板中，每孔 200 μL，每个浓度设 4 个复孔。细胞在 CO_2 箱中孵育 24 h、48 h、72 h 后，加入 5 mg/mL 的 MTT 20 μL，37 ℃孵育 4 h，弃上清液，每孔再加 150 μL DMSO，振摇后在酶标仪上于 570 nm 处检测各组的吸光度 A 值，取 4 个复孔的平均值，计算细胞增殖百分率，根据抑制率计算各组对 HSC 的最大无毒浓度，以最大无毒浓度为最佳诱导剂量。TFL 实验组及模型对照组分别在 HSC 培养液中加入最佳诱导剂量的诱导液，孵育 24 h，诱导分化 14 天，再取出各组 HSC，提取全蛋白。

2.3　肝星状细胞蛋白的制备

每组取 100 μg 蛋白液，按蛋白：酶 =40：1 加入 Trypsin 酶 2.5 μg，37 ℃酶解 4 h，按比例再加 Trypsin 酶，37 ℃酶解 8 h，Strata X 柱除盐、抽干。行 High pH RP 分离，样本各取 10 μg 混合，用 2 mL 流动相 A（5% ACN，pH 值 9.8）稀释并进样，使用岛津液相系统，5 um C_{18} 分离柱（4.6 mm × 250 mm，5 um）对样品进行分离。以 1 mL/min 的流速，流动相 B（95% ACN，pH 值为 9.8）梯度洗脱，收集组分，冷冻抽干。

2.4　数据采集

2.4.1　DDA 谱图库检测

将冻干样品用流动相 A（2% ACN，0.1% FA）复溶，离心后取上清液进样，使用 UHPLC 分离。样品进入 trap 柱富集并除盐，随后与自装 C_{18} 柱（150 μm 内径，1.8 μm 柱料＞粒径，约 35 cm 柱长）串联，以 300 nL/min 流速的流动相 B（98% ACN，0.1% FA）进行梯度洗脱，再将肽段通过 nanoESI 源离子化后进入串联质谱仪进行 DDA 模式检测。下机的 DDA 数据使用 MaxQuant 整合的 Andromeda 引擎完成鉴定，接着 Spectronaut 利用该结果进行谱图库构建。

2.4.2　DIA 质谱检测

离子源电压设置为 1.6 kV；一级质谱扫描范围为 400～1250 m/z；分辨率设置为 120000；最大离子注入时间（MIT）为 50 ms；将 400～1250 m/z 均分为 50 个窗口进行连续窗口碎裂及信号采集。离子碎裂模式为 HCD，最大离子注入时间（MIT）选用自动模式，碎片离子在 Orbitrap 中进行检测，分辨率设置为 30000，碎裂能量采用分布式碎裂：22.5，25，27.5；AGC 设置为 1E6。对于下机后的大规模 DIA 数据，使用 Spectronaut 完成数据的分析质控。

3　结果

3.1　蛋白质定量分析

通过对样品蛋白进行数据库分析，TFL 实验组及模型对照组共获得 69135 个肽段、7327 个蛋白。以 Fold change ≥ 2 和 Pvalue < 0.05 两个条件作为显著性差异蛋白的筛选标准。结果表明，与模型对照组相比，TFL 实验组共获得差异蛋白 177 个，其中表达显著下调的蛋白共 93 个、上调蛋白共 84 个，见图 2。

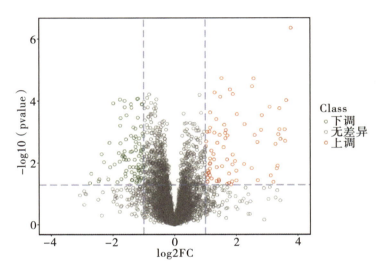

图 2　TFL 实验组与模型对照组差异蛋白火山图

3.2　生物信息学分析

3.2.1　GO 富集分析

GO 富集分析包括分子功能（MF）、细胞组分（CC）和生物过程（BP）等。我们对差异蛋白进行 GO 功能与注释分析，以 $P < 0.05$ 作为显著富集的 GO 条目。TFL 实验组与模型对照组在显著上调或下调的 177 个蛋白中，主要参与 MF 的蛋白约占 GO 功能分类的 12%，共 10 个条目，其中主要集中在分子结合（50%）和催化活性（30%）。参与 CC 的蛋白约占 GO 功能分类的 39%，共 18 个条目，主要与细胞质（36%）和细胞器（28%）有关。参与 BP 的蛋白约占 GO 功能分类的 49%，共 24 个条目，这些参与 BP 的差异蛋白分布较为平均，前三的条目为细胞过程（13%）、代谢过程（10%）、生物调节（9%），见图 3。

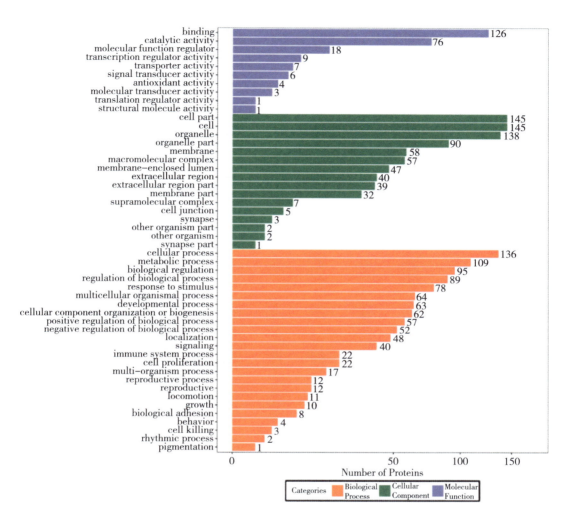

图 3　TFL 实验组与模型对照组差异蛋白的 GO 功能分类图

3.2.2　PPI 分析

PPI 分析即对差异蛋白的相互作用关系分析。本研究通过与 String 蛋白互作数据库比对，对差异表达蛋白进行互作分析，并且取可信度前 100 的互作关系绘制了网络互作图，红色表示上调蛋白，蓝色表示下调蛋白，圈的大小表示关系的密集程度，见图 4。TFL 实验组与模型对照组的差异蛋白相互作用主要体现在类固醇激素生物合成、免疫调节、肿瘤抑制等方面。

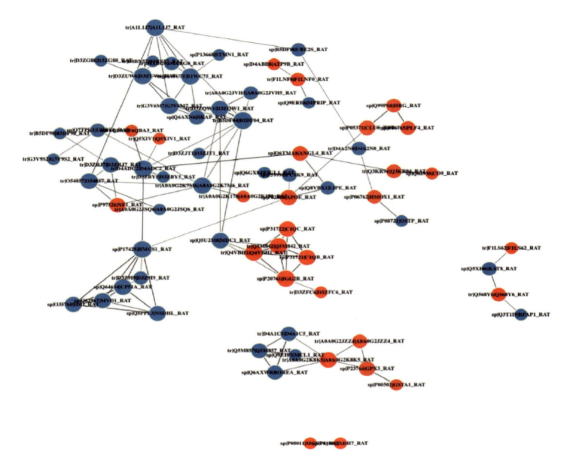

图 4　TFL 实验组与模型对照组差异蛋白互作关系网络图

3.2.3　Pathway 富集分析

Pathway 富集分析即信号通路分析。本研究基于 KEGG 生物信息数据库对差异蛋白进行 Pathway 富集分析，筛选条件为 $P < 0.05$。在 TFL 实验组与模型对照组差异蛋白的 Pathway 分析中，代谢通路主要涉及免疫相关疾病、感染、范科尼贫血通路（FA）、胆固醇代谢、补体和凝血级联、萜类骨架生物合成、肝细胞癌、NF-κB、PI3K-Akt 信号通路和药物代谢 - 细胞色素 P450 等，见图 5、图 6。

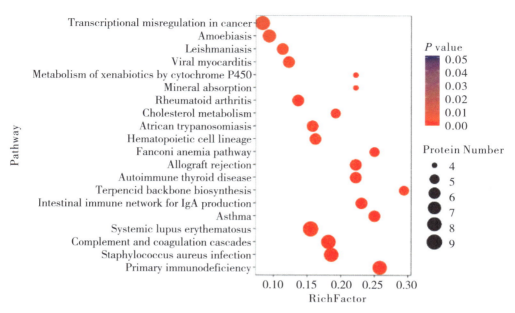

图 5　TFL 实验组与模型对照组差异蛋白显著富集的 Pathway 统计图

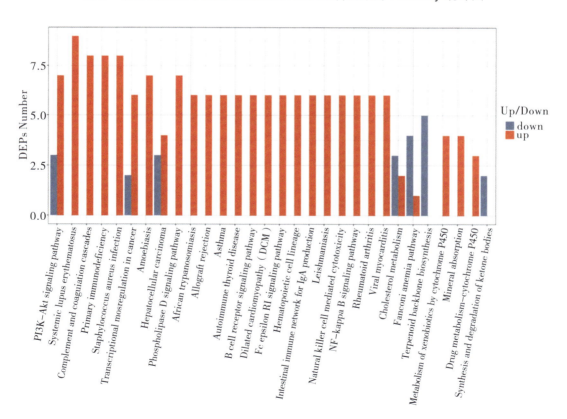

图 6　TFL 实验组与模型对照组差异蛋白 Pathway 分类上下调统计图

4　讨论

TFL 是荔枝核中具有药理活性的主要成分之一，本课题组前期的研究发现[3-7]，TFL 具有抗 HF 的作用，能显著促进 HSC 凋亡，改善肝组织病变程度，其机理主要与上调 Bcl-2、PPARγ、c-Ski mRNA，下调 Bax、NF-κB p65、MMP-2、TGF-β$_1$、Smad3、Smad4 等表达有关。为深入探讨 TFL 的抗 HF 机制，本实验采用数据非依赖采集（DIA）质谱新方法分析筛选 TFL 作用于大鼠 HSC-T6 的差异表达蛋白并进行生物学功能分析。通过生物信息学分析发现 DNA 修复蛋白 RAD51 同源物（RAD51）、Bloom 综合征解旋酶（BLM）、PDZ 结合激酶（PBK/TOPK）、泛素结合酶 E2T（UBE2T）、锌指解旋酶 2（HELZ2）、羟甲基戊二酰辅酶 A 合酶（HMGCS1）、载脂蛋白 E（APOE）和聚集素（CLU）位于差异蛋白交互作用网络的交叉点，可能在 HF 发生发展及药物抗 HF 作用过程中扮演着重要角色。

RAD51[8] 是 DNA 双链重组修复通路中的重要蛋白之一，参与调控细胞的生长周期转换、DNA 复制和修复过程等。研究表明[9-10]，RAD51 蛋白低表达时，RAD51 介导的细胞双链断裂修复能力减弱，细胞增殖受限，从而增强了细胞毒性，加速诱导细胞凋亡，这也是目前抗肿瘤领域研究的新靶点。另一方面，其也是范科尼贫血（FA）通路的重要下游基因，FA 疾病 DNA 损伤反应途径的缺陷致使机体基因组不稳定，造成原发性免疫缺陷，导致造血功能障碍、癌症易感性和代谢异常等后果。Moore Elizabeth S[11] 等发现当 FA 通路障碍时，长期喂养高脂、高蛋白、高胆固醇饮食的雄性小鼠脂肪酸及胆汁代谢出现明显障碍，胆道异常增生，肝脏病理程度加重。在本次研究中，TFL 使 HSC 细胞的差异表达蛋白 RAD51 明显下调，Pathway 富集分析于免疫相关通路和 FA 通路，表示 TFL 诱导 HSC-T6 细胞凋亡的作用机制可能与免疫功能缺陷、RAD51 基因转录及其下游蛋白表达及 FA 通路有关。

BLM 属于 RecQ DNA 解螺旋酶家族，在 DNA 同源重组、维持体细胞基因组稳定性和调控细胞增殖凋亡周期中都具有重要作用。BLM 在 DNA 修复过程中与 RAD51 具有功能相似性，当 BLM 基因缺陷或蛋白表达下调时，解螺旋酶的活性减弱，导致异常 DNA 结构不能被修复，则细胞不能正常生长和繁殖，从而诱导细胞凋亡。研究表明，BLM 基因的突变和高表达与肿瘤发生呈正相关，通过沉默 BLM 基因或下调 BLM 蛋白含量，可降低肿瘤细胞生长、增殖水平，促进异常分化的细胞凋亡[12-14]。BLM 常与 RAD51 优先结合以调控 DNA 同源重组修复过程，当二者在细胞中过表达时，加快了细胞 DNA 双链断裂后修复速度，从而增强细胞对药物的耐药性。由此可推测，本次研究中 TFL 使 HSC 细胞的差异表达蛋白 BLM 呈低表达，且 RAD51 的表达亦下调，这可能与 TFL 抑制 HSC 的 DNA 修复功能，从而促进星状细胞凋亡有关。

PBK/TOPK 属于 MAPKK 分子蛋白家族，在细胞周期、肿瘤免疫、PI3K-Akt 和

MAPK 通路等方面发挥了重要作用，与 HSC 的生长、增殖过程亦具有密切的相关性。研究表明，PBK/TOPK 可通过依赖 PI3K-Akt/NF-κB/p38-MAPK 等多种通路调控 JNK1/2、ERK1/2、p38 及 Bcl-2 的总蛋白和磷酸化蛋白表达水平，这些蛋白已被证实与 HSC 和 HF 疾病密切相关[15-16]。在本研究的差异蛋白互作关系网络中，TFL 对 HSC 细胞的差异表达蛋白 PBK/TOPK 与癌基因 FAM83D[17] 二者协同下调，FAM83D 亦可参与 PI3K-Akt 通路，这表示 TFL 抑制 HSC-T6 增殖的机制可能与 PI3K-Akt 通路和 PBK、FAM83D 基因表达有关。

UBE2T 是参与泛素 - 蛋白酶体途径的重要蛋白之一，在细胞周期调控、肿瘤抑制方面发挥重要作用，并可通过介导 FA 通路相关蛋白参与 DNA 重组修复和参与 PI3K-Akt 通路调控多种肿瘤细胞的增殖。文献报道[18-20]，UBE2T 能够通过诱发自身泛素化，在细胞内过度表达，从而增强细胞的迁移、侵袭和增殖能力，在诱导肝癌细胞增殖方面更为明显，可通过促进抑癌蛋白 p53 泛素化降解发挥致癌活性，其表达量与肝病理分级、TNM 分期及肿瘤血管浸润呈正相关性，而与生存率呈负相关性。本次研究发现，UBE2T 表达下调，Pathway 通路富集了 Liver cancer、FA 和 PI3K-Akt 等通路，由此可推测 TFL 可通过调控 UBE2T 蛋白，抑制 HSC-T6 增殖，且与肝癌、FA 和 PI3K-Akt 等通路有关。

持续的脂质和胆固醇积累将激活 HSC，从而导致炎症反应和肝纤维化[21]。锌指解旋酶 2（HELZ2）、羟甲基戊二酰辅酶 A 合酶（HMGCS1）、载脂蛋白 E（APOE）和聚集素（CLU）均是脂质代谢和胆固醇代谢中的重要蛋白。HELZ2 是一种解旋酶蛋白，充当许多核受体（包括 PPARα、PPARγ 等）的核转录共激活物，参与调控多种与免疫相关的生物学过程。这与本课题组前期研究发现的 TFL 可调控 HSC-T6 细胞的 PPARγ 蛋白具有相关性[5-6]。据报道，HELZ2 是脂质及胆固醇代谢的重要蛋白之一，其蛋白及下游因子与自身免疫性肝病和原发性胆汁性肝硬化有关[22]。HMGCS1 是胆固醇代谢 MVA 途径中唯一的限速酶，而胆固醇代谢与 PI3K-Akt 通路具有双向调节的正相关性[23]。当 HMGCS1 表达上调时，由 PI3K-Akt 通路介导的脂质和胆固醇分泌增多，细胞正常的增殖发育受损，异常分化细胞开始形成、发展，导致细胞功能下降。APOE 作为一种载脂蛋白，在肝内进行合成代谢，其受体不受肝脏胆固醇负荷的调节，而是经由 APOE 受体的介导在机体各组织中调控胆固醇的水平，具有抗氧化、与肝素结合抑制血小板聚集、参与胆固醇分解代谢及免疫调节等作用。CLU 是一种糖蛋白，参与蛋白质泛素化、细胞增殖分化、凋亡的全过程，当 CLU 在细胞膜表面表达时，可抑制同源补体活性，从而保护细胞免于补体介导的损伤，与调节 NF-κB 转录活性的蛋白结构具有相似性。在正常的组织细胞中，CLU 一般呈现低表达状态，而当一些凋亡因子被激活，细胞凋亡反应发生时，CLU 便会呈现过表达，以抑制凋亡反应，达到保护细胞的目的。在本次研究中，TFL 对 HSC 细胞的 4 个差异表达蛋白 HELZ2、HMGCS1、CLU、APOE 均

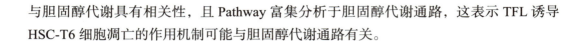

与胆固醇代谢具有相关性，且 Pathway 富集分析于胆固醇代谢通路，这表示 TFL 诱导 HSC-T6 细胞凋亡的作用机制可能与胆固醇代谢通路有关。

5　结语与展望

肝纤维化的发生发展过程涉及多种蛋白质及复杂的机体作用机制，非依赖性质谱扫描技术（DIA）的优势在于其能更为宏观全面地探索 HF 的相关蛋白分子功能、作用靶点及信号传导通路，从而更为有效地研究 HF 发生发展的分子机制、寻找早期诊断血清标志物，以及进行干预治疗。而随着科研技术水平的不断提升，DDA 谱图库将会更加系统全面，DIA 数据可随时进行回溯重复分析，更好地减少误差，从而获得新的有意义的信息。

本研究通过 DIA 技术对 TFL 干预 HSC-T6 后的蛋白表达变化进行探究，筛选获得一批在 HSC 增殖和凋亡过程中表达含量发生显著变化的蛋白质，并利用生物信息学相关技术和数据库分析这些差异蛋白的分子功能和信号转导通路，发现这些蛋白或基因位点有望成为 HF 的诊断标志物或治疗靶点。值得注意的是，仍有部分差异蛋白的功能与作用机制尚不明确，并且是否与 HF 具有密切相关性也尚未可知，需要对其进行大样本实验验证、靶向定量或生物分子学验证，这将是我们后期需要关注的重点和诊断价值的意义，这也将为开发荔枝核资源并指导其抗肝纤维化临床研究提供理论依据。

参考文献

［1］范慧宁，陈尼维.肝纤维化的流行病学研究进展［J］.国际消化病杂志，2014，34（1）：29-31，47.

［2］ROSS P L，HUANG Y N，MARCHESE J N，et al. Multiplexed protein quantitation in Saccharomyces cerevisiae using amine-reactive isobaric tagging reagents［J］. Molecular and cellular Proteomics，2004，3（12）：1154-1169.

［3］罗伟生，靳雅玲，欧士钰，等.荔枝核总黄酮对肝纤维化大鼠肝细胞 Bcl-2/Bax 表达的影响［J］.世界华人消化杂志，2012，20（18）：1602-1608.

［4］罗伟生，欧士钰，靳雅玲，等.荔枝核总黄酮抗大鼠肝纤维化的作用及其对核转录因子 -κB p65 表达的影响［J］.广东医学，2012，33（21）：3201-3204.

［5］张扬武，罗伟生，康毅，等.荔枝核总黄酮对大鼠肝星状细胞 HSC-T6 增殖及 PPARγ、TGF-β$_1$ 表达的影响［J］.山东医药，2017，57（40）：29-31.

［6］陈姗，罗伟生，张扬武，等.荔枝核总黄酮对大鼠肝星状细胞增殖抑制作用及对 PPARγ、c-Ski 表达的影响［J］.中医学报，2019，34（8）：1670-1674.

［7］欧士钰，罗伟生，靳雅玲，等.荔枝核总黄酮对肝纤维化大鼠肝组织 MMP-2 表达的影响
　　［J］.中国实验方剂学杂志，2012，18（13）：209-213.

［8］WU Z B，JING S S，LI Y H，et al. The effects of SAHA on radiosensitivity in
　　pancreatic cancer cells by inducing apoptosis and targeting RAD51［J］.Biomed
　　Pharmacother，2017（89）：705-710.

［9］TAHARA M，INOUE T，SATO F，et al. The use of Olaparib（AZD2281）potentiates
　　SN-38 cytotoxicity in colon cancer cells by indirect inhibition of Rad51-mediated repair
　　of DNA double-strand breaks［J］. Mole Cancer Ther，2014，13（5）：1170-1180.

［10］莫琳，刘馨，杨慧敏，等.芹菜素影响非小细胞肺癌 A549 细胞顺铂敏感性的 RAD51 基因
　　调控机制研究［J］.中国药房，2020，31（6）：708-714.

［11］MOORE E S，DAUGHERITY E K，KARAMBIZI D I，et al. Sex-specific hepatic
　　lipid and bile acid metabolism alterations in Fancd2-deficient mice following dietary
　　challenge［J］.The Journal of biological chemistry，2019，294（43）：15623-15637.

［12］刘金河，孟惠惠，许厚强，等.三种癌细胞株中 Bloom 综合征解旋酶（BLM）的表达水平
　　高于正常细胞［J］.细胞与分子免疫学杂志，2014，30（6）：649-651.

［13］CHEN Y L，ZHAO J F，DUAN Z Q，et al. MiR-27b-3p and miR-607 cooperatively
　　regulate BLM gene expression by directly targeting the 3'-UTR in PC3 cells.［J］.
　　Molecular Medicine Reports，2019，19（6）：4819-4831.

［14］SLUPIANEK A，GURDEK E，KOPTYRA M，et al. BLM helicase is activated in BCR/
　　ABL leukemia cells to modulate responses to cisplatin［J］.Oncogene，2005，24（24）：
　　3914-3922.

［15］CHENG C F，PAN T M. Ankaflavin and monascin induce apoptosis in activated hepatic
　　stellate cells through suppression of the Akt/NF-kappaB/p38 signaling pathway［J］.
　　J Agric Food Chem，2016，64（49）：9326-9334.

［16］邓美佳.蛋白激酶 TOPK 在血吸虫感染所导致的肝星状细胞活化及肝纤维化中的作用研究
　　［D］.武汉：华中科技大学，2017.

［17］ZHU H T，DIAO S A，LIM V，et al. FAM83D inhibits autophagy and promotes
　　proliferation and invasion of ovarian cancer cells via PI3K/AKT/mTOR pathway［J］.
　　Acta biochim biophys Sin（Shanghai），2019，51（5）：509-516.

［18］HAO P，KANG B，LI Y P，et al. UBE2T promotes proliferation and regulates PI3K/
　　Akt signaling in renal cell carcinoma［J］.Molecular medicine reports，2019，20（2）：
　　1212-1220.

［19］刘瑞廷，侯亚莉，白继荣，等.UBE2T 基因对结直肠细胞增殖和凋亡的影响［J］.现代生
　　物医学进展，2019，19（15）：2834-2838.

［20］LIU L P，YANG M，PENG Q Z，et al. UBE2T promotes hepatocellular carcinoma cell growth via ubiquitination of p53 ［ J ］.Biochem Biophys Res Commun，2017，493（1）：20-27.

［21］ENDO-UMEDA K，MAKISHIMA M. Liver X Receptors regulate cholesterol metabolism and immunity in hepatic nonparenchymal cells. ［ J ］.International journal of molecular sciences，2019，20（20）：5045.

［22］LI P，LU G T，WANG L，et al. A rare nonsynonymous variant in the lipid metabolic gene HELZ2 related to primary biliary cirrhosis in Chinese Han. ［ J ］.Allergy asthma Clin Immunol，2016，12：14.

［23］贾妍，王惠雯，易晋牟，等. 3- 羟基 -3- 甲基 - 辅酶 A 合成酶 1 调控 PI3K/Akt 信号通路影响 HL-60 细胞的药物敏感性［ J ］. 上海交通大学学报（医学版），2019，39（9）：992-997.

荔枝核的化学成分及治疗肝病的作用机制研究进展

张雅馨，冯茵怡，梁健钦，林忆龙，罗伟生，奉建芳

荔枝核为无患子科植物荔枝（*Litchi chinensis* Sonn.）的种子，别名荔仁、荔核、大荔核。荔枝核是一种常见中药材，收载于《中华人民共和国药典》2020 年版，其性温，味微甘、苦、涩，无毒，归肝经、肾经，有行气散结、祛寒止痛之功[1]，可用于寒病腹痛、睾丸肿痛、胃脘痛、妇女气滞血瘀腹痛等症[2-4]。诸多研究对荔枝核的活性成分和药理作用进行深入研究，取得了一些研究成果，本文就荔枝核的化学成分和治疗肝病的作用机制综述如下。

1　化学成分

荔枝核含有丰富的化学成分，主要包括黄酮类化合物、甾体类、油脂类、皂苷类、糖类及氨基酸和蛋白质等多种成分[5]。

1.1　黄酮类

黄酮类化合物根据其化学结构不同可分为二氢黄酮类、黄酮类、异黄酮类、黄酮醇类、黄烷醇类和花色素类[6]，其中荔枝核中的黄酮类成分主要有黄酮醇类、花色素类和黄烷酮类等[7]。黄凯文等[8]从荔枝核乙酸乙酯部位中分离鉴定出山奈酚 -3-O-β-D- 吡喃葡萄糖苷。徐多多等[9]采用 α- 葡萄糖苷酶活性测定法对荔枝核各提取部位进行活性筛选，分离出具有降糖活性的乔松素 -7-O-β-D- 葡萄糖苷、金粉蕨素、槲皮素等化合物。屠鹏飞等[10]从荔枝核中分离出芦丁、乔松素 -7- 新橙皮苷等黄酮类成分。

荔枝核总黄酮含量的测定方法有硝酸铝 - 亚硝酸钠比色法、高效液相色谱法和正丁醇 - 盐酸铁盐催化比色法[11]。蒋琼凤等[12]以微波 - 超声波协同萃取法连续提取荔枝核中的总黄酮，经测定，荔枝核总黄酮的含量达 8.20%。陆志科等[13]对荔枝核的活性成分进行分析，发现妃子笑、灵山香荔和三月红 3 个品种荔枝核总黄酮含量在

［基金项目］广西创新驱动发展专项资金项目（桂科 AA17202035）。

5.78% ～ 6.80%。

1.2　甾体类

甾体是广泛存在于自然界的一种天然化学成分，包括植物甾醇、胆汁酸、甾体皂苷、甾体生物碱等。屠鹏飞等[10]采用柱色谱法和薄层色谱法从 70% 乙醇荔枝核提取物中分离鉴定出 β- 谷甾醇、豆甾醇、（24R）-5α- 豆甾烷 -3,6- 二酮、豆甾醇 -β-D- 葡萄糖苷半乳糖醇、肌 - 肌醇等甾体类化合物。

1.3　皂苷类

荔枝核中含有胡萝卜苷、矢车菊素 -3- 芦丁糖苷、矢车菊素 -3- 芒丁粉苷、锦葵花素 -3- 乙酰葡萄糖苷等皂苷类化合物[14]。LU 等[15]采用香草醛 - 高氯酸比色法测定不同品种荔枝核中总皂苷的含量，总皂苷含量在 1.30% ～ 1.40%。

1.4　油脂类

文献报道，采用 GC-MS 技术对荔枝核油脂类、挥发油类成分进行检测，鉴定出多种挥发油成分，包括 α- 姜烯、2- 苯基乙醇、1- 甲基 -4-（1- 亚甲基 -5 甲基 -4- 己烯基）环己烯、苧烯[16]、1,3- 丁二醇、1,1- 二乙氧基丙烷、4- 甲基 -4- 羟基 -2- 戊酮、苯乙醇、α- 羟基苯甲醇、β- 绿叶烯、异斯巴醇、金刚烷、邻苯二甲酸二异丁酯[17]、油酸、亚油酸、棕榈酸、硬脂酸和 2- 辛基 - 环丙烷辛酸、油酸乙酯、二氢苹婆酸乙酯、顺式 -7,8- 亚甲基十六烷酸乙酯、棕榈酸乙酯等环丙基脂肪酸（CPFA）乙酯类化合物[10, 18-19]。

1.5　氨基酸和蛋白质

黄雪松等[20]测定荔枝核中的游离氨基酸，发现荔枝核中含有 6 种人体必需氨基酸：苏氨酸、缬氨酸、异亮氨酸、亮氨酸、苯丙氨酸、赖氨酸。王洋等[21]采用离子色谱法从荔枝核提取液中检测出精氨酸、苏氨酸、甘氨酸、丝氨酸和组氨酸，其中精氨酸含量最高，经 732 阳离子交换树脂纯化后苏氨酸、精氨酸和甘氨酸的纯度大幅提高；截留相对分子质量为 50000 的陶瓷超滤膜能有效地将荔枝核中的氨基酸和蛋白质分开，得出蛋白质截留率为 98.1%。汤建萍等[22]采用酶 - 膜法提取纯化荔枝核中的氨基酸，氨基酸得率为 1.16%，与水提法得率（0.4%）和酸提法得率（0.92%）相比，酶解法得率更高。吴国宏等[23]对荔枝核淀粉的提取工艺进行研究，测得荔枝核中蛋白质含量为 7.38%。

1.6　糖类和其他

CHEN 等[24]研究发现，荔枝核中含有葡萄糖、果糖、半乳糖等多糖物质，采用蒽酮 - 硫酸法测定不同种类荔枝核中的多糖成分，得到荔枝核多糖含量为 2.85% ～ 3.34%。

此外，荔枝核中还含有钙、磷、锌、钠、钾等人体所需元素[25-26]，以及棕色素、蒜质、脂肪、萜类[27-30]、鞣质[31]等其他成分。

2 荔枝核治疗肝脏疾病的作用和机制

2.1 抗肝癌

近年来，荔枝核及其相关活性成分的抗肝癌作用已成为研究的热点。熊爱华等[32]研究了荔枝核含药血清对人肝癌 HepG2 细胞增殖和凋亡的影响。结果表明，荔枝核含药血清对肝癌 HepG2 细胞具有不同程度的抑制作用。陈泳晖等[33]对荔枝核及其含药血清进行抗肿瘤作用研究，发现荔枝核含药血清能抑制 HepG2 细胞的增殖，从而发挥抗肿瘤作用，机制可能与促进凋亡蛋白 Bax 的表达、减少抑制凋亡蛋白 Bcl-2 的表达有关。

2.2 抑制乙肝病毒

潘竞锵等[34]对荔枝核的药理作用进行了研究，发现荔枝核水提物（TFL）能有效抑制 HBsAg 和 HBV DNA 的表达。徐庆等[35]通过建立先天性感染乙肝病毒麻鸭模型，研究荔枝核总黄酮抗乙型肝炎病毒的作用，结果表明，与生理盐水组相比，TFL 小剂量组（1 g/kg）不能降低鸭血清中 DHBV-DNA 滴度，但能在一定程度上改善实验鸭肝细胞中出现的点灶坏死、纤维化和间质炎性细胞浸润现象；与生理盐水组相比，TFL 大剂量组（2 g/kg）既能降低鸭血清中 DHBV-DNA 滴度，又能明显减轻实验鸭肝细胞变性，故认为大剂量 TFL 能有效抑制乙肝病毒，有明显的抗炎保肝作用。徐庆等[36]研究表明，在 HepG2.2.15 细胞系中，荔枝核提取物可抑制 HBsAg 与 HBeAg 的表达，使 HBV DNA 测试结果转阴，说明荔枝核提取物在体外有较强的抗乙肝病毒作用。

2.3 抗肝纤维化

肝纤维化是指在多种外部或内部致病因子的作用下，肝内结缔组织异常增生的病理过程。肝纤维化不仅会破坏肝组织结构、影响肝细胞的血液供应，若得不到有效控制，最终有可能造成肝硬化甚至肝癌。肝星状细胞（HSC）受各种细胞因子的调控可发生表型转变，国内外抗肝纤维化的研究主要以诱导 HSC 凋亡、减少胶原分泌、促进胶原降解为主，从而达到抗肝纤维化的目的[37]。转化生长因子 -β（TGF-β）是启动邻近静息态 HSC 激活和转化的初始信号之一，可促使 HSC 激活并分泌胶原纤维，通过 Smad 信号通路激活 HSC 增殖[38]。肝纤维化程度还与肝脏组织 TGF-β_1/Smad 信号通路中的转导分子 TGF-β、Smad3、Smad7 有关。覃浩等[39]研究表明，荔枝核总黄酮能抑制肝纤维化大鼠血清透明质酸、层粘连蛋白、Ⅲ型前胶原蛋白水平，促使 HSC 凋亡，改善肝纤维化程度。荔枝核总黄酮抗肝纤维化的作用机制包括：①通过减少肝脏组织中 α-SMA 蛋白的表达，上调 PPARγ、c-Ski 蛋白的表达[40]。②通过抑制 TGF-β_1、Smad3 mRNA 的表达，上调 Smad7 mRNA 表达，改善实验性大鼠肝纤维化[41]。③抑制 TLR4 通路，降低 TLR4、NF-κB p65 蛋白的表达[42-43]。

2.4　抗肝损伤

韦朋海[44]通过建立鸭乙型肝炎病毒动物模型，评价荔枝核总皂苷抗鸭乙型肝炎病毒的作用，结果发现荔枝核总皂苷能在一定程度上改善鸭乙型肝炎病毒引起的肝损伤。肖柳英等[45]研究了荔枝核颗粒对小鼠肝损伤的保护作用，结果表明，荔枝核提取物制成的颗粒可降低 CCl_4 和 TAA 致肝损伤小鼠血清 AST 水平，说明荔枝核颗粒能增强肝解毒能力，恢复肝功能。

3　小结

我国是荔枝的原产地之一，荔枝核资源丰富，价廉易得。荔枝核中含有黄酮类、皂苷类、甾体类等多种活性成分，具有保肝、护肝、抗氧化、抗病毒、抗肿瘤等作用，具有极高的开发利用价值。荔枝核研究的热点主要集中在化学成分及药理作用方面，对荔枝核单体药效成分和构效关系的研究还较少[46]。今后应进一步对荔枝核单体成分进行分离，明确不同单体成分的作用及机制，确定不同的有效部位群，以提高其生物利用度；还可以通过合理配伍研发出不同的荔枝核中药制剂，为临床治疗和康复保健提供新方法和新药物。

参考文献

[1] 国家药典委员会. 中华人民共和国药典：一部 [S]. 北京：中国医药科技出版社，2015：244.

[2] 沈文耀，顾彩芳，杨薇，等. 荔枝核对大鼠四氧嘧啶糖尿病的影响 [J]. 浙江药学，1986，3（4）：8-9.

[3] 郑琳颖，韩超，潘竞锵. 荔枝核的化学、药理和临床研究概况 [J]. 中医药学报，1998，26（5）：3.

[4] 潘竞锵，郭洁文，韩超，等. 荔枝核的药理实验研究 [J]. 中国新药杂志，2009，9（1）：14-16.

[5] 汤建萍. 中药荔枝核活性成分的分离制备新工艺及其药效活性研究 [D]. 长沙：中南大学，2007.

[6] WINKEL-SHIRLEY B. Flavonoid biosynthesis. A colorful model for genetics,

biochemistry, cell biology, and biotechnology［J］. Plant Physiol, 2001, 126（2）：485-493.

［7］周洁. 荔枝核指纹图谱及抗氧化活性相关研究［D］.哈尔滨：黑龙江大学，2018.

［8］黄凯文，郭洁文，陈剑梅，等.荔枝核乙酸乙酯部位化学成分研究［J］.中药材，2012，35（1）：64-66.

［9］徐多多，姜翔之，高阳，等.荔枝核降糖活性部位化学成分的研究（Ⅰ）［J］.食品科技，2014，39（1）：219-221.

［10］屠鹏飞，罗青，郑俊华.荔枝核的化学成分研究［J］.中草药，2002，33（4）：300-303.

［11］冯宇，刘雪梅，罗伟生，等.大孔树脂纯化荔枝核总黄酮工艺研究［J］.中草药，2019，50（9）：2087-2093.

［12］蒋琼凤，袁志辉.荔枝核中总黄酮和多糖的连续提取工艺研究［J］.中国食品添加剂，2015，7（15）：111-116.

［13］陆志科，黎深.荔枝核活性成分分析及其提取物抗氧化性能研究［J］.食品科学，2009，30（23）：110-113.

［14］阴健.中药现代研究与临床应用（Ⅱ）［M］.北京：中医古籍出版社，1995.

［15］LU Z K, LI S. Study on antioxidant capacity and preliminary active components of litchi seed extract［J］. Food Sci, 2009, 30（23）：110-113.

［16］冼继东，刘少兰，陈越，等.妃子笑荔枝果实不同组织挥发性物质的成分分析［J］.广东农业科学，2014，41（9）：39-43，47.

［17］陈玲，刘志鹏，施文兵，等.荔枝核与荔枝膜挥发油的 GC/MS 分析［J］.中山大学学报（自然科学版），2005，44（2）：53-56.

［18］徐多多，郑炜，高阳，等.荔枝核挥发油的 GC-MS 分析［J］.安徽农业科学，2012，40（7）：4058-4059，4062.

［19］张媛，王喆之.荔枝种子脂溶性成分的 GC-MS 分析［J］.食品科学，2007，28（4）：267-270.

［20］黄雪松，陈杰.测定荔枝核中的游离氨基酸［J］.氨基酸和生物资源，2007，29（2）：11-14.

［21］王洋，黄雪松.离子色谱法测定荔枝核及其 732 树脂洗脱液的游离氨基酸［J］.食品研究与开发，2008，29（6）：106-110.

［22］汤建萍，周春山，丁立稳.酶 - 膜法提取纯化荔枝核中氨基酸［J］.精细化工，2006，23（12）：1211-1215.

［23］吴国宏，熊何建，詹超.荔枝核淀粉提取工艺研究［J］.食品工业科技，2009，30（12）：235-238.

［24］CHEN Y Y, LUO H Y, GAO A P, et al. Ultrasound-assisted extraction of polysaccharides from litchi（Litchi chinensis Sonn.）seed by response surface methodology and their structural characteristics［J］.IFSET，2011，12（3）：305-309.

［25］郑琳颖，韩超，潘竞锵.荔枝核的化学、药理和临床研究概况［J］.中医药学报，1998，26（5）：51-53.

［26］YIN J. Modern research and clinical application of tradi-tional Chinese Medicine（in Chinese）［M］.Beijing：Traditional Chinese Medical Ancient Books，1995.

［27］梁志.荔枝核棕色素提取及稳定性研究［J］.中国调味品，2015，40（6）：111-114.

［28］董周永，池建伟，杨公明，等.荔枝的保健作用及开发利用前景［J］.食品研究与开发，2005，26（5）：148-151.

［29］SHEN J，FENG X F，PAN J G，et al. Identification of vola-tile oils in litchi stone［J］.Communication of Chinese Tradi-tional Medicine，1988，13（8）：31-32.

［30］LE C G,FU H L. Volatile compounds in litchi peel and seed［J］.中草药,2001,32（8）：688-689.

［31］钟世顺，郭洁文，陈剑梅，等.荔枝核中鞣质类型分析及其提取方法研究［J］.今日药学，2011，21（11）：672-674.

［32］熊爱华，沈文娟，肖柳英，等.荔枝核含药血清对人肝癌HepG2细胞增殖和凋亡的影响［J］.中药材，2008，31（10）：1533-1536.

［33］陈泳晖，肖柳英，潘竞锵，等.荔枝核及其含药血清的抗肿瘤作用研究［J］.中药材，2010，33（12）：1925-1929.

［34］潘竞锵，郭洁文，韩超，等.荔枝核的药理实验研究［J］.中国新药杂志，2000，9（1）：14-16.

［35］徐庆，宋芸娟，李丽亚，等.荔枝核总黄酮的抗鸭乙型肝炎病毒作用［J］.世界华人消化杂志，2005，13（17）：2082-2085.

［36］徐庆，宋芸娟，陈全斌，等.荔枝核黄酮类化合物对HepG2.2.15细胞系HBsAg与HBeAg表达及HBV-DNA含量的影响［J］.第四军医大学学报，2004，25（20）：1862-1866.

［37］张扬武，罗伟生.荔枝核总黄酮治疗肝脏疾病实验研究进展［J］.湖南中医杂志，2016，32（10）：220-222.

［38］CHENG J H，SHE H，HAN Y P，et al. Wnt antagonism inhibits hepatic stellate cell activation and liver fibrosis［J］.Am J Physiol Astrointest Liver Physiol,2008,294（1）：G39-G49.

［39］覃浩，孙旭锐，欧士钰，等.荔枝核总黄酮预防大鼠肝纤维化的初步研究［J］.第三军医大学学报，2011，33（22）：2353-2356.

［40］康毅，罗伟生，黄红，等 . 荔枝核总黄酮对肝纤维化大鼠模型 PPARγ/c-Ski 表达的影响［J］. 世界科学技术 – 中医药现代化，2016，18（1）：106–111.

［41］喻勤，傅向阳，罗伟生，等 . 荔枝核总黄酮对大鼠肝纤维化 TGF-β/Smad 信号通路的影响［J］. 中国实验方剂学杂志，2013，19（18）：223–227.

［42］罗伟生，欧士钰，靳雅玲，等 . 荔枝核总黄酮抗大鼠肝纤维化的作用及其对核转录因子 -κB p65 表达的影响［J］. 广东医学，2012，33（21）：3201–3204.

［43］农汝楠，王竞静，吴春燕，等 . 基于 TLR4 信号通路的中药抗肝脏疾病作用研究进展［J］. 中国实验方剂学杂志，2019，25（16）：201–212.

［44］韦朋海 . 荔枝核总皂苷抗鸭乙型肝炎病毒作用的效果评价［D］. 南宁：广西医科大学，2015.

［45］肖柳英，潘竞锵，饶卫农，等 . 荔枝核颗粒对小鼠肝损伤保护作用的实验研究［J］. 中华中医药杂志，2005，20（1）：42–43.

［46］于培良，赵立春，廖夏云，等 . 荔枝核化学成分和药理活性研究进展［J］. 中国民族民间医药，2018，27（15）：41–46.

基于 JAK2/STAT3 信号通路探讨荔枝核总黄酮对 HepG2 增殖、迁移与侵袭的影响

黎敏航，马晓聪，唐燕，梁瀞云，罗伟生，黄旭平

【摘要】目的：研究荔枝核总黄酮（Total Flavone of *Litchi Chinensis* Sonn., TFL）对人肝癌细胞株 HepG2 增殖、凋亡、迁移与侵袭的影响。方法：噻唑蓝比色法（Methyl thiazolyl tetrazolium colorimetric, MTT）检测不同浓度 TFL 及顺铂对 HepG2 细胞增殖的影响；TdT 介导的 dUTP 缺口末端标记法（TdT-mediated dUTP Nick-End Labeling, TUNEL）检测低、中、高剂量 TFL（70 mg/L、140 mg/L、210 mg/L）及顺铂（60 mg/L）对 HepG2 细胞凋亡的影响，由此选择其最优剂量进行后续试验。将细胞分为空白组、TFL 组（140 mg/L）、TFL+XL019 组（140 mg/L TFL+0.5 μmol/L XL019）、TFL+TPI-1 组（140 mg/L TFL+1 μmol/L TPI-1），进行细胞划痕试验和小室侵袭试验以验证 TFL 对 HepG2 迁移和侵袭的影响；使用细胞免疫荧光技术检测 TFL 对 HepG2 细胞上皮间充质转换（Epithelial-mesenchymal transition, EMT）标志物表达的影响；使用 Western blot 对 TFL 干预后细胞内的酪氨酸蛋白激酶 2（Janus kinase 2，JAK2）/信号传导及转录激活因子 3（Signal Transducer and activator of transcription 3，STAT3）信号通路上关键蛋白的表达情况进行检测。结果：与空白组相比，在 24 h 与 48 h 时，各浓度的 TFL 与顺铂均能显著抑制 HepG2 细胞增殖（$P < 0.01$），24 h 时 TFL 对 HepG2 的半抑制浓度（half maximal inhibitory concentration, IC_{50}）为 136.70 ± 2.40 mg/L，48 h 时 TFL 对 HepG2 细胞的 IC_{50} 为 106.80 ± 1.11 mg/L，24 h 时顺铂对 HepG2 的 IC_{50} 为 58.48 ± 2.04 mg/L，48 h 时顺铂对 HepG2 细胞的 IC_{50} 为 5.15 ± 0.56 mg/L。TUNEL 实验发现，各浓度 TFL 均可以诱导 HepG2 细胞凋亡，由 MTT 与 TUNEL 结果确定，TFL 140 mg/L 为最佳剂量。细胞划痕实验表明，与空白组相比，其余三组的干预均显著抑制了 HepG2 细胞的迁移能力（$P < 0.05$ 或 $P < 0.01$），而与 TFL 组相比，XL019+TFL 组的抑制作用显著增强（$P < 0.05$），TPI-1+TFL 组的抑制作用显著减弱（$P < 0.01$）。小室侵袭实验表明，与空白组相比，其余三组的干预均显著抑制了 HepG2 细胞的侵袭能力（$P < 0.01$），而与 TFL 组相比，TFL+XL019 组的抑制作用显著增强（$P < 0.05$），TFL+TPI-1 组的抑制作用则显著减弱（$P < 0.01$）。荧光免疫的结果表明，TFL 的干预上调 HepG2 细胞上皮－钙黏蛋白

（E-cadherin）的表达，同时下调波形蛋白（Vimentin）的表达，这种作用在 TFL+XL019 组中更强，而在 TFL+TPI-1 组中则有所减弱；Western blot 结果表明，与空白组相比，其余三组的干预并未影响 JAK2 和 STAT3 蛋白的表达水平（$P > 0.05$），但是显著降低了 p-JAK2（$P < 0.05$ 或 $P < 0.01$）与 p-STAT3（$P < 0.01$）的表达水平，与 TFL 组相比，TFL+XL019 组中的 p-JAK2 与 p-STAT3 的表达水平更低（$P < 0.01$），而 TFL+TPI-1 组中 p-JAK2 与 p-STAT3 的表达水平则显著高于 TFL 组（$P < 0.01$）。此外，与空白组相比，TFL 组还显著增加了含 SH2 结构域的蛋白酪氨酸磷酸酶 1（The src-homology 2 domain-containing protein tyrosine phosphatase 1，SHP-1）的表达水平（$P < 0.01$）。结论：TFL 可以抑制 HepG2 的增殖，促进其凋亡，还可以通过逆转 HepG2 细胞 EMT 的过程以减弱其迁移与侵袭的能力，这些作用可能与 TFL 激活 SHP-1 阻断 JAK/STAT3 信号通路相关。

【关键词】荔枝核总黄酮；JAK2/STAT3 信号通路；侵袭；迁移；HepG2；EMT

　　原发性肝癌（primary liver cancer，PLC）指起源于肝细胞及肝内胆管上皮细胞的恶性肿瘤，据报告，2020 年中国的肝癌发病人数和肝癌死亡人数分别为 410038 人和 391152 人，严重威胁人民的生命健康。在放化疗不良反应大、靶向治疗费用昂贵的情况下，从现有的中药资源中寻找肝癌治疗的分子靶点和靶向治疗药物具有重要现实意义。荔枝核为无患子科植物荔枝（*Litchi chinensis* Sonn.）的成熟种子，性温，味甘、微苦，归肝经、肾经，能行气散结、祛寒止痛。许多研究表明，荔枝核粗提物具有抗肿瘤作用[1-2]，主要活性成分是黄酮及皂苷等[3]。本课题组前期对荔枝核总黄酮（Total Flavone of *Litchi Chinensis* Sonn.，TFL）展开的研究表明，其是治疗肝纤维化的有效药物[4-6]，能通过调控 Bcl-2/Bax 促进肝星状细胞凋亡，并对肝星状细胞内的基质金属蛋白酶（matrix metalloproteinases，MMPs）及金属蛋白酶组织抑制因子（tissue inhibitor of matrix metalloproteinases，TIMPs）的表达进行调控，调控肝脏内细胞外基质（extracellular matrix，ECM）的生成与降解。研究表明，MMPs 是癌细胞分解 ECM 并进行远处转移的基础[7]，故假设 TFL 对肝癌细胞可能具有调控凋亡及抑制迁移、侵袭等作用。从中医观点看，由肝纤维化发展到肝癌，是由气滞为主进展为气滞血瘀，发为癥积的过程，荔枝核行气散结之功，切合其气滞血瘀之病机，故为扩大 TFL 的临床应用范围，本研究拟观察 TFL 对人肝癌细胞株 HepG2 在增殖、迁移、侵袭等方面的影响，初步探讨 TFL 的抗肝癌作用，较前人仅使用荔枝核的粗提物进行研究则更进一步，能为 TFL 治疗肝癌的研究提供理论依据。

1　材料与仪器

1.1　主要试剂

TFL 由广西中医药大学药学院提供，其原料荔枝核购于南宁市万药堂药物有限公司。提取 TFL 参照冯宇等[8]的方法：荔枝核粉末经 50% 甲醇浸没后于 90 ℃回流提取 30 min 并过滤，减压浓缩，粗膏经 AB-8 型大孔吸附树脂纯化（上样量 3∶1），上样液质量浓度为 4～6 mmg/mL，上样体积流量 1 mL/min，上样体积为 2BV，径高比 1∶12，上样液 pH 值为 2，洗脱时先以 20% 乙醇 3BV 除杂，再用 60% 乙醇 3BV 洗脱，洗脱体积流量为 4 mL/min，最终获得的 TFL 质量分数为 50%。顺铂（购自美国 sigma 公司，批号为 MKCM2345）、HepG2 细胞（购自中国科学院昆明细胞库，编号 KCB200507YJ）、胎牛血清及 DMEM 高糖培养基（购自美国赛默飞世尔科技有限公司，批号依次为 10091-148、11965-092）、噻唑蓝比色法（MTT）试剂盒（购自索莱宝公司，批号为 M8180）、TdT 介导的 dUTP 缺口末端标记法（TdT-mediated dUTP Nick-End Labeling，TUNEL）试剂盒（购自碧云天生物技术有限公司，批号为 C1086）、HRP 标记羊抗兔二抗（购自博士德公司，批号为 BA1054）、Cy3 标记山羊抗鼠二抗（购自 Proteintech 公司，批号为 SA00009-1）、FITC 标记山羊抗兔二抗（购自 Biosharp 公司，批号为 BL033A）。实验所用一抗均购自美国 Abcam 公司，相应批号如下：抗上皮 - 钙黏蛋白（E-cadherin）抗体（Ab270257）、抗波形蛋白（Vimentin）抗体（Ab92547）、抗非受体型酪氨酸蛋白激酶 2（Janus kinase 2, JAK2）抗体（Ab108596）、抗信号传导及转录激活因子 3（Signal Transducer and activator of transcription 3，STAT3）抗体（Ab68153）、抗磷酸化 JAK2（p-JAK2）抗体（Ab195055）、抗磷酸化 STAT3（p-STAT3）抗体（Ab76315）、抗含 SH2 结构域的蛋白酪氨酸磷酸酶 1（The src-homology 2 domain-containing protein tyrosine phosphatase 1，SHP-1）抗体（Ab32559）、抗 β- 肌动蛋白（β-actin）抗体（Ab8226）。JAK 抑制剂 XL019 和 SHP-1 抑制剂 TPI-1（美国 MedChemExpress 公司，批号依次为 HY-13775、HY-100463）。

1.2　主要耗材和设备

胶原包被 Transwell 侵袭小室（美国康宁公司，批号为 Cat.354483）、三气培养箱（美国赛默飞世尔科技有限公司，型号为 HERAcell 150i）、超灵敏多功能成像仪（美国通用公司，型号为 AI6000）、荧光倒置显微镜（日本奥林巴斯公司，型号为 IX71）、酶标仪（美国赛默飞公司，型号为 MuLtiskan FC）、电泳仪（美国 BIO-RAD 公司，电源型号为 PowerPacTM 通用电泳仪电源，电泳槽型号为 Mini-PROTEAN® Tetra）、转膜仪（南京思普金生物技术有限公司，型号为 Pyxis Protein Transfer）。

2 实验方法

2.1 荔枝核总黄酮药物的制备

称取 20 mg 荔枝核总黄酮粉末，完全溶解于 125 μL 二甲基亚砜 +24875 μL 培养基，配成 TFL 浓度为 800 mg/L 的母液，再用含 10% 胎牛血清的培养基梯度稀释成需要的浓度，备用。

2.2 细胞培养

HepG2 细胞常规培养于含有 10% 胎牛血清的 DMEM 培养液中，置于 37 ℃、5%CO$_2$ 培养箱中培养。

2.3 MTT 法测定 TFL 对 HepG2 增殖的抑制作用

取对数生长期的细胞，消化后调整个数为每毫升 5×10^5 个，每孔接种 100 μL，培养过夜后加入不同浓度的 TFL 药液或顺铂药液各 200 μL，继续培养 24 h 和 48 h。弃去液体后，每孔加入 180 μL DMEM 以及 5 mg/L 的 MTT 溶液 20 μL，避光培养 4 h，弃去液体后，加入 150 μL 的 DMSO，摇匀后上酶标仪测定吸光度 A 值。

计算细胞活力值（%）＝［（A 实验组 $-A$ 空白组）/（A 调零孔 $-A$ 空白组）］×100%

根据各实验组细胞活力绘制量效曲线，分别计算 TFL 和顺铂不同干预时间对 HepG2 的半抑制浓度 IC$_{50}$。

2.4 TUNEL 法检测 TFL 促进 HepG2 凋亡

基于"2.3"的实验结果设立对照组、阳性组（顺铂 60 mg/L）、TFL 低剂量组（70 mg/L）、TFL 中剂量组（140 mg/L）、TFL 高剂量组（210 mg/L），各组细胞分别制作细胞爬片，给药干预 24 h/48 h，PBS 冲洗后，用 4% 多聚甲醛固定 30 min，洗涤后，加入含 0.3% Triton X-100 的 PBS，室温孵育 5 min，再洗涤 2 次，配置适量的 TUNEL 检测液，充分混匀后在样品上加 50 μL，37 ℃ 避光孵育 60 min，洗涤 3 次后，荧光显微镜下观察。

2.5 细胞划痕法测定 TFL 减弱 HepG2 的迁移作用

分为空白组、TFL 组（140 mg/L）、TFL+XL019 组（140 mg/L TFL + 0.5 μmol/L XL019）、TFL+TPI-1 组（140 mg/L TFL+1 μmol/L TPI-1）。细胞消化后计数，调整浓度为每毫升 2×10^6 个左右，每孔 1 mL 接种于六孔板中，细胞过夜培养长满后，第 2 天用移液器取 100 μL 枪头从培养皿中间划痕，冲净掉落细胞后，再加入不同处理条件的培养基。在 0 h、24 h 时用倒置显微镜进行拍照记录。

2.6　小室侵袭试验测定 TFL 减弱 HepG2 的侵袭作用

分组同 "2.5"，各细胞在六孔板中经过不同的条件处理后，用 0.25% 胰蛋白酶消化细胞，离心后用培养基重悬，计数后分别向 Transwell 小室中加入 100 μL 细胞悬液，细胞数量为 8×10^4 个 / 孔，向 24 孔板中各加入 800 μL 含血清培养基，将装有 Transwell 小室的 24 孔板置于 37 ℃、5%CO_2 孵箱中继续培养 24 h 后，弃去培养基，小室浸泡于 4% 多聚甲醛中室温固定 30 min；用 PBS 润洗后，将其浸泡于 0.025% 结晶紫中染色 20 min；用超纯水清洗 3 次后，润湿棉签拭去 Transwell 小室中上室的细胞。在通风橱中晾干后，用倒置显微镜观察穿过 Transwell 小室的位于小室底部的细胞，并拍照记录。

2.7　细胞免疫荧光检测 EMT 标志物的表达

分组同 "2.5"，细胞爬片后，4% 的多聚甲醛室温固定 20 min，0.2% Triton X-100 完全覆盖细胞后透化 15 ～ 20 min，3% 的 BSA 封闭 1 h；在爬片上滴加相应的稀释后一抗（抗 E-Cadherin 抗体与抗 Vimentin 抗体的稀释比例均为 1∶500），摇床慢摇，4 ℃孵育过夜。第 2 天 PBS 清洗后，滴加 3%BSA 抗体稀释液稀释的荧光二抗，避光、室温孵育 1 h；二抗孵育结束后，用 PBS 溶液清洗爬片 3 ～ 5 遍，以消除背景的影响；4',6-二脒基 -2- 苯基吲哚（4',6-diamidino-2-phenylindole，DAPI）染色 5 ～ 10 min 后，PBS 溶液清洗细胞爬片 1 ～ 2 次；滴加防荧光淬灭剂，荧光显微镜拍照。

2.8　Western blot 检测 SHP-1、JAK2、STAT3 及其磷酸脂蛋白的表达

分组同 "2.5"，各细胞在六孔板中经过不同的条件处理后，加入含蛋白酶抑制剂及蛋白磷酸酶抑制剂的裂解液 300 μL，在冰上裂解，15 min 后离心取上清液，使用 BCA 法（bicinchoninic acid）测定蛋白浓度。取适量样品原液与 4× 上样缓冲液混合后，于 95 ℃水浴 5 min，使蛋白充分变性，然后进行电泳。转膜后根据标志条带指示切下相应条带，使用 5% 脱脂奶粉室温封闭 2 h。一抗均按 1∶1000 稀释后，加入相应条带中，在 4 ℃下孵育过夜，第 2 天加入稀释比例为 1∶5000 的二抗孵育后显影，记录条带信息，使用 Image J 软件进行灰度值分析。

$$目标蛋白相对表达量 = 目标蛋白灰度值 / 内参蛋白灰度值$$

2.9　数据处理

所有数据为数值型，采用 $\bar{x} \pm s$ 表示，假设检验方法采用单因素 ANOVA 分析，方差不齐者采用秩和检验，以 $P < 0.05$ 代表差异具有统计学意义。

3 结果

3.1 不同浓度的 TFL 对 HepG2 细胞的增殖抑制作用

不同浓度的 TFL 分别干预 24 h、48 h 后，用 MTT 测定各组细胞的增殖情况，发现与空白组相比，在 24 h 与 48 h 时，各浓度的 TFL 均能显著抑制 HepG2 细胞增殖（$P < 0.01$）；作用时间相同时，随着 TFL 浓度的增加，对细胞的增殖抑制率增加，且呈剂量依赖性；24 h 时 TFL 对 HepG2 的 IC_{50} 为（136.70±2.40）mg/L，48 h 时的 IC_{50} 为（106.80±1.11）mg/L。以顺铂作为阳性对照药，0～128 mg/L 干预细胞 24 h、48 h 后 MTT 法测定各组细胞的活力，与空白组相比，在 24 h 与 48 h 时，大部分浓度的顺铂能显著抑制 HepG2 细胞增殖，见表 1（$P \leqslant 0.01$）。顺铂作用 24 h 时，对 HepG2 细胞的 IC_{50} 为（58.48±2.04）mg/L；作用 48 h，对 HepG2 细胞的 IC_{50} 为（5.15±0.56）mg/L。根据细胞增殖实验结果选定阳性对照药顺铂的作用浓度为 60 mg/L；TFL 低剂量组为 70 mg/L，TFL 中剂量组为 140 mg/L，TFL 高剂量组为 210 mg/L，见表 1。

表 1 TFL 和顺铂干预 24、48 h 对 HepG2 细胞细胞活力的影响（$\bar{x} \pm s$，$n=3$）

组别	质量浓度 /（mg·L^{-1}）	干预 24 h 细胞活力	干预 48 h 细胞活力
TFL 组	80	75.98±1.78[1)	70.68±1.48[1)
	120	66.19±2.43[1)	40.01±2.72[1)
	160	37.49±1.84[1)	21.72±0.89[1)
	200	23.45±3.01[1)	19.15±2.59[1)
	240	12.92±2.87[1)	15.79±1.74[1)
顺铂组	1	100.61±3.83	85.69±7.86[1)
	2	95.05±3.14	73.12±5.35[1)
	4	87.07±3.99[1)	52.62±1.46[1)
	8	72.94±5.86[1)	34.10±7.40[1)
	16	68.33±7.48[1)	24.47±3.27[1)
	32	66.86±6.77[1)	21.84±2.86[1)
	64	51.51±2.13[1)	14.81±8.15[1)
	128	32.91±5.19[1)	—

注：设空白组 24、48 h 细胞活力为 100.00%；与空白组相比，[1)$P < 0.01$。

3.2 不同浓度的 TFL 对 HepG2 细胞凋亡的促进作用

顺铂 60 mg/L、TFL 低剂量组 70 mg/L、TFL 中剂量组 140 mg/L、TFL 高剂量组 210 mg/L 分别干预 HepG2 细胞，用 TUNEL 试剂盒检测细胞凋亡。如图 1 所示，参照空白组，HepG2 细胞经 TFL 处理 24 h 和 48 h 后，顺铂组及 TFL 低剂量组、TFL 中剂量组、TFL 高剂量组明显诱导了 HepG2 细胞的凋亡，48 h 时作用更明显。根据细胞增殖及凋亡实验，选择 TFL 中剂量组（140 mg/L），作用时间为 24 h，进行后续试验。

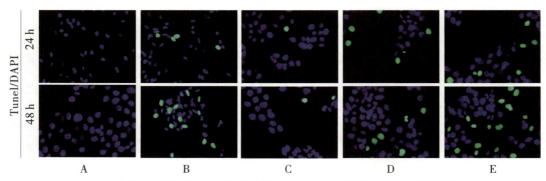

A. 空白组；B. 阳性组；C. TFL 低剂量组；D. TFL 中剂量组；E. TFL 高剂量组

图 1　TUNEL 法检测 TFL 对 HepG2 细胞凋亡的影响（TUNEL、DAPI，400×）

3.3　不同浓度的 TFL 对 HepG2 细胞迁移、侵袭的抑制作用

与空白组相比，其余三组的干预均显著抑制了 HepG2 细胞的迁移能力（$P < 0.05$ 或 $P < 0.01$），而与 TFL 组比较，XL019+TFL 组的抑制作用显著增强（$P < 0.05$），TPI-1+TFL 组的抑制作用显著减弱（$P < 0.01$），见图 2、表 2。

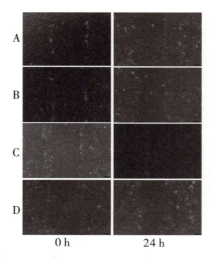

A. 空白组；B. TFL 组；C. TFL+XL019 组；D. TFL+TPI-1 组

图 2　TFL 组及各抑制剂组干预 24 h 后对 HepG2 细胞迁移的影响（200×）

表 2　TFL 组及各抑制剂组干预 24 h 后对 HepG2 细胞迁移的影响（$\bar{x} \pm SD$，$n=3$）

分组	细胞迁移率（%）	F 值	P 值
空白组	62.33±7.50	59.320	–
TFL 组	30.33±2.08	–	< 0.01[1]
TFL+XL019 组	21.34±3.05	–	< 0.01[1]；0.036[2]
TFL+TPI-1 组	50.67±2.51	–	0.011[1]；< 0.01[2]

注：与空白组相比，[1]$P < 0.01$；与 TFL 组相比，[2]$P < 0.01$。

小室侵袭实验结果表明，与空白组相比，其余三组的干预均显著抑制了 HepG2 细胞的侵袭能力（$P < 0.01$），而与 TFL 组相比，XL019+TFL 组的抑制作用显著增强（$P < 0.05$），TPI-1+TFL 组的抑制作用则显著减弱（$P < 0.01$），见图 3、表 3。

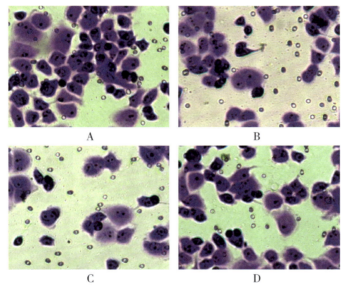

A. 空白组；B. TFL 组；C. TFL+XL019 组；D. TFL+TPI-1 组

图 3　TFL 组及各抑制剂组干预 24 h 后对 HepG2 细胞侵袭能力的影响（结晶紫，200×）

表 3　TFL 组及各抑制剂组干预 24 h 后对 HepG2 细胞侵袭能力的影响（$\bar{x} \pm SD$，$n=3$）

分组	侵袭细胞数（个）	F 值	P 值
空白组	100±9	84.257	–
TFL 组	43±4	–	< 0.01[1]
TFL+XL019 组	31±3	–	< 0.01[1]；0.036[2]
TFL+TPI-1 组	78±7	–	< 0.01[1]；< 0.01[2]

注：与空白组相比，[1]$P < 0.01$；与 TFL 组相比，[2]$P < 0.01$。

3.4　不同浓度的 TFL 对 HepG2 细胞上皮间质转化的抑制作用

免疫荧光的结果显示，与对照组相比，TFL 处理后，代表上皮样标志物 E-Cadherin 的绿色荧光增多，而代表间质样标志物 Vimentin 的红色荧光减少；TFL+XL019 组的效果更加明显，而加入 TPI-1 后则能减弱这种作用，Merge 的结果中，对照组与 TFL+TPI-1 组细胞质中主要表达 Vimentin，TFL 组与 TFL+XL019 组细胞质中主要表达 E-Cadherin，见图 4。

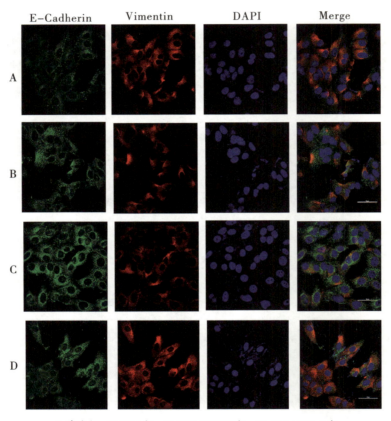

A. 空白组；B. TFL 组；C. TFL+XL019 组；D. TFL+TPI-1 组

图 4　E-Cadherin 和 Vimentin 在各组细胞中的荧光表达情况（FITC、cy3、DAPI，400×）

3.5　不同浓度的 TFL 对 STAT-3 信号通路激活的抑制作用

Western blot 实验结果显示，与空白组相比，其余三组的干预并未影响 JAK2 和 STAT3 蛋白的表达水平（$P > 0.05$），但是显著降低了 p-JAK2（$P < 0.05$ 或 $P < 0.01$）与 p-STAT3（$P < 0.01$）的表达水平，与 TFL 组相比，TFL+XL019 组中的 p-JAK2 与 p-STAT3 的表达水平更低（$P < 0.01$），而 TFL+TPI-1 组的 p-JAK2 与 p-STAT3 的表达水平则显著高于 TFL 组（$P < 0.01$）。此外，与空白组比较，TFL 组还显著增加了 SHP-1

表达水平（$P <$ 0.01），见图 5、表 4。

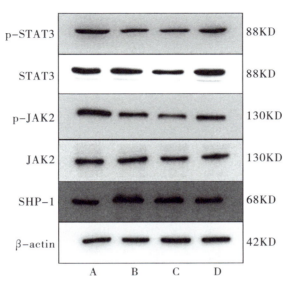

A. 空白组；B. TFL 组；C. TFL+XL019 组；D. TFL+TPI-1 组

图 5　SHP-1、p-JAK2、JAK2、p-STAT3 和 STAT3 蛋白在各组细胞中的表达情况

表 4　TFL 组及各抑制剂组中 HepG2 细胞 JAK2/STAT3 通路相关蛋白相对表达量的差异

分组	JAK2/β-actin	p-JAK2/β-actin	STAT3/β-actin	p-STAT3/β-actin	SHP-1/β-actin
空白组	1.02±0.03	1.00±0.04	1.00±0.73	0.97±0.04	1.00±0.05
TFL 组	0.98±0.40	0.50±0.05[2]	0.98±0.03	0.52±0.03[2]	2.01±0.06[2]
XL019+TFL 组	0.80±0.05	0.24±0.03[2, 3]	0.78±0.03	0.28±0.03[2, 3]	1.66±0.104[2, 3]
TPI-1+TFL 组	0.94±0.09	0.82±0.06[1, 3]	0.95±0.06	0.80±0.04[2, 3]	1.16±0.09[1, 3]

注：与空白组相比，[1] $P <$ 0.05，[2] $P <$ 0.01；与 TFL 组相比，[3] $P <$ 0.01。

4　讨论

我国是肝癌大国，2020 年肝癌死亡人数约占世界肝癌死亡人数的 50%。肝癌可由多种肝病发展而来，起病隐匿，患者症状明显时已接近中晚期，错失手术时机；药物治疗不良反应大，效率不高，这使得深入探索中医药宝库，寻找治疗癌症的新药物具有重要的现实意义。故本研究通过使用 TFL 体外干预 HepG2 肝癌细胞株，基于 JAK2/STAT3 信号通路研究其可能的作用机制。

JAK2/STAT3 信号通路参与调节多种癌细胞的增殖和凋亡的过程[9]。许多研究表明，其激活后能促进下游的细胞周期相关蛋白、Survivin（生存蛋白）、抗凋亡蛋白等蛋白的表达上调，使得癌细胞能抵抗免疫细胞诱导的凋亡，STAT3 是肿瘤存活和生长的重要因子[10]。JAK2 激酶是一种细胞内的酪氨酸激酶，能直接磷酸化 STAT3，使活化的 STAT3 发生同源二聚体化并转入核内与 DNA 结合，上调相关靶基因的表达，参与肿瘤细胞增殖、转移等活动[11]。STAT3 已成为抗肿瘤药物发挥作用的关键靶点，如 Liu 等[12]发现阿帕替尼通过抑制骨肉瘤细胞中 STAT3 磷酸化使其失活，可下调 STAT3 下游抗凋亡基因 Bcl-2 的表达，并提高 Bax、cleaved-PARP 的表达量，促进癌细胞凋亡；Bai 等[13]合成的小分子物质 SD-36 可以通过特异性结合降解 STAT3，抑制其磷酸化，促进其凋亡，从而在体内外发挥抑癌作用。本研究的 MTT 实验结果显示，TFL 在较低的浓度时即对 HepG2 细胞的增殖起到了抑制作用，TUNEL 结果表明，TFL 使得 HepG2 细胞发生了凋亡，结合 Western blot 结果，TFL 的干预显著降低了 STAT3 与 JAK2 的磷酸化水平，说明可能是细胞内 JAK2/STAT3 信号通路遭到抑制，从而引起癌细胞的增殖抑制与凋亡，与上述研究结果相符，可认为 TFL 对 HepG2 细胞的作用可能是由 JAK2/STAT3 信号通路介导的。但本研究尚缺乏更进一步的证据说明 TFL 如何诱导 HepG2 细胞凋亡。

肿瘤的转移能力是评估肿瘤恶性程度的一个重要指标，癌细胞通过上皮 - 间质转化（EMT）过程可向远处转移，在此过程中癌细胞间的紧密连接、黏连连接、桥粒等结构丧失，细胞也失去与细胞外基质的极性，从而变成单个细胞，获得运动能力[14]，故 EMT 是肿瘤细胞发生迁移与侵袭的重要前提，此过程中癌细胞的上皮标志物，如 e-Cadherin[15]表达会减少，而间充质标志物如 Vimentin[16]表达增加，本研究表明 TFL 干预后，HepG2 细胞质中 E-Cadherin 增加，Vimentin 的表达减少，说明 TFL 逆转了 HepG2 细胞的 EMT 转化，而细胞划痕及小室侵袭实验的结果表明，TFL 干预后 HepG2 细胞的迁移与侵袭能力下降，说明 TFL 可以通过逆转 HepG2 细胞的 EMT 状态，从而抑制其恶性活动。研究表明，p-STAT3 通过 Slug 蛋白介导癌细胞表面 e-Cadherin 和 Vimentin 的调节从而促进 EMT，引起癌细胞的转移，这个过程广泛发生在各种癌细胞中[17-18]。Shen 等[19]使用抑制剂对顺铂耐药性肺癌细胞株的 JAK2/STAT3 信号通路进行干预后，显著抑制了其 EMT 及远处转移的能力。SHP-1 是含 sh2 结构域的蛋白酪氨酸磷酸酶，其中 sh2 结构域是 JAK2 蛋白辅助 STAT 家族蛋白磷酸化时所必需的结构域，SHP-1 是对 JAK2/STAT3 信号通路的激活（磷酸化）进行负反馈调节的重要蛋白质，可以通过 sh2 结构域对 JAK2 激酶以及 STAT3 蛋白去磷酸化[20]，使其成为治疗肿瘤的有效靶点，如首个被批准用于治疗肝癌的分子靶向药物索拉非尼，即通过靶向 SHP-1 抑制 JAK2/STAT3 信号通路活化，从而发挥抗癌作用[21]。本研究发现 TFL 的干预增加了 SHP-1 的表达量，同时降低了 JAK2、STAT3 的磷酸化水平，在联合应用 JAK2 抑制剂后，这两个磷酸化蛋白的表达量进一步降低，而 TFL+TPI-1 组中观察到这种作用被逆转，说明 TFL 是通过 SHP-1 参与了对 JAK2/STAT3 信号通路的调控。结合小室侵袭实验的结果，在加入 JAK 抑制剂后侵袭作用被进一步抑制，而阻断了 SHP-1 发挥作用后，细胞的侵袭能力部分恢复。综上可以认为，TFL 能逆转 HepG2 细胞的 EMT 过程以减弱其迁移与侵袭能力，这与 TFL 上调 SHP-1，抑制细胞内 JAK2/STAT3 信号通路的激活有关。

TPI-1 是一种高效的 SHP-1 抑制剂，其作用特点是特异性地与 SHP-1 结合，从而增加 SHP-1 磷酸底物的含量[22]。在本研究中，TPI-1 与 P-JAK2、P-STAT3 竞争性结合 SHP-1，从而减弱了 SHP-1 对 JAK2/STAT3 信号通路的调控作用。从 TPI-1 发挥作用的机制上看，其并不会影响 SHP-1 的表达，但是本研究中 TPI-1 的加入抑制了 TFL 对 SHP-1 的促进作用，其中的原因还需要进一步探究。

总之，本研究中 TFL 能通过调节 SHP-1 的表达，参与 JAK2/STAT3 信号通路的调控，起到抑制 HepG2 细胞增殖，促进其凋亡，逆转 EMT 过程以减弱其迁移与侵袭的作用。

参考文献

［1］张楠，周志昆，张凌云，等.荔枝核与龙眼核水提取物的体外抗肿瘤活性的比较与评估［J］.湖南中医杂志，2012，28（3）：133-135.

［2］肖柳英，张丹，冯昭明，等.荔枝核对小鼠抗肿瘤作用研究［J］.中药材，2004，27（7）：517-518.

［3］陈剑梅，郭洁文，徐峰.荔枝核活性成分提取及药理作用的研究进展［J］.今日药学，2011，21（11）：710-712，720.

［4］罗伟生，靳雅玲，欧士钰，等.荔枝核总黄酮对肝纤维化大鼠肝细胞 Bcl-2/Bax 表达的影响［J］.世界华人消化杂志，2012，20（18）：1602-1608.

［5］黄红，康毅，黄旭平，等.荔枝核总黄酮对大鼠肝纤维化 Smad3、Smad4 及 TIMP-1 信号表达的影响［J］.世界华人消化杂志，2016，24（2）：176-186.

［6］欧士钰，罗伟生，靳雅玲，等.荔枝核总黄酮对肝纤维化大鼠肝组织 MMP-2 表达的影响［J］.中国实验方剂学杂志，2012，18（13）：209-213.

［7］LV Y Q, ZHAO X M, ZHU L D, et al. Targeting intracellular MMPs efficiently inhibits tumor metastasis and angiogenesis［J］.Theranostics, 2018, 8（10）: 2830-2845.

［8］冯宇，刘雪梅，罗伟生，等.大孔树脂纯化荔枝核总黄酮工艺研究［J］.中草药，2019，50（9）：2087-2093.

［9］HU X, JIAO F, ZHANG L, et al. Dihydrotanshinone Inhibits Hepatocellular Carcinoma by Suppressing the JAK2/STAT3 Pathway［J］.Front Pharmacol, 2021（12）: 654986.

［10］LEE H, JEONG A J, YE S K. Highlighted STAT3 as a potential drug target for cancer therapy［J］.BMB Rep，2019，52（7）：415-423.

［11］HUYNH J，CHAND A，GOUGH D，et al. Therapeutically exploiting STAT3 activity in cancer-using tissue repair as a road map［J］.Nat Rev Cancer，2019，19（2）：82-96.

［12］LIU K S，REN T T，HUANG Y，et al. Apatinib promotes autophagy and apoptosis through VEGFR2/STAT3/BCL-2 signaling in osteosarcoma［J］.Cell Death Dis，2017，8（8）：e3015.

［13］BAI L，ZHOU H，XU R，et al. A potent and selective small-molecule degrader of STAT3 achieves complete tumor regression in vivo［J］.Cancer Cell，2019，36（5）：498-511.

［14］YEUNG K T，YANG J. Epithelial-mesenchymal transition in tumor metastasis［J］.Mol Oncol，2017，11（1）：28-39.

［15］FAN X X，JIN S X，LI Y R，et al. Genetic and epigenetic regulation of E-Cadherin signaling in human hepatocellular carcinoma［J］.Cancer Manag Res，2019（11）：8947-8963.

［16］SATELLI A，LI S L. Vimentin in cancer and its potential as a molecular target for cancer therapy［J］.Cell Mol Life Sci，2011，68（18）：3033-3046.

［17］ROKAVEC M，ÖNER M G，LI H，et al. IL-6R/STAT3/miR-34a feedback loop promotes EMT-mediated colorectal cancer invasion and metastasis［J］.J Clin Invest，2014，124（4）：1853-1867.

［18］LIN W H，CHANG Y W，HONG M X，et al. STAT3 phosphorylation at Ser727 and Tyr705 differentially regulates the EMT-MET switch and cancer metastasis［J］.Oncogene，2021，40（4）：791-805.

［19］SHEN M J，XU Z H，XU W H，et al. Inhibition of ATM reverses EMT and decreases metastatic potential of cisplatin-resistant lung cancer cells through JAK/STAT3/PD-L1 pathway［J］.J Exp Clin Cancer Res，2019，38（1）：149.

［20］HUANG T T，SU J C，LIU C Y，et al. Alteration of SHP-1/p-STAT3 signaling：a potential target for anticancer therapy［J］.Int J Mol Sci，2017，18（6）：1234.

［21］TAI W T，SHIAU C W，CHEN P J，et al. Discovery of novel Src homology region 2 domain-containing phosphatase 1 agonists from sorafenib for the treatment of hepatocellular carcinoma［J］.Hepatology，2014，59（1）：190-201.

［22］KUNDU S，FAN K，CAO M，et al. Novel SHP-1 inhibitors tyrosine phosphatase inhibitor-1 and analogs with preclinical anti-tumor activities as tolerated oral agents［J］.J Immunol，2010，184（11）：6529-6536.

基于网络药理学的荔枝核抗肝纤维化
作用机制研究

黄菊芳，张扬武，黎敏航，罗婷，罗伟生

【摘要】目的：运用网络药理学探索荔枝核的活性成分，寻找荔枝核抗肝纤维化的作用靶点。方法：通过 TCMSP 数据库和文献挖掘获取荔枝核的主要活性成分和靶点，通过 GeneCards 和 OMIM 数据库预测和筛选荔枝核活性成分抗肝纤维化的作用靶点，采用 Cytoscape 软件构建荔枝核抗肝纤维化的"中药—活性成分—基因靶点—疾病"网络，利用 Cytoscape 软件和 String 数据库构建蛋白互作网络图（PPI），找到核心基因，从而进行 GO 富集分析和 KEGG 通路分析。结果：从荔枝核中筛选得到 6 个活性成分，通过干预 79 个靶点、75 条信号通路起到抗肝纤维化的作用。网络分析筛选得到荔枝核中甘露醇、油酸乙酯（NF）、β–谷甾醇、表儿茶素、槲皮素等 8 个活性成分，涉及 PTGS1、PGR、CHRM3、CHRM1、ADRA1A、CHRM2、CHRNA2 等 79 个作用靶点，通过调节 AGE–RAGE、p53、Hepatitis B、HIF–1、TNF、PI3K–Akt、MAPK 等信号通路来发挥抗肝纤维化的作用。结论：基于网络药理学预测并初步验证了荔枝核抗肝纤维化的相关靶点和信号通路，为深入阐释荔枝核抗肝纤维化的作用机制提供了参考依据。

【关键词】荔枝核；网络药理学；肝纤维化；作用机制；蛋白相互作用

肝纤维化是肝内纤维组织异常增生、促进肝星状细胞（HSC）活化、细胞外基质（ECM）弥漫性大量产生和沉积、合成和降解失衡、继发肝脏自我修复的动态可逆性病理过程[1]。肝纤维化会损害肝组织的结构和功能，其进程若得不到阻止或逆转，则可能进展为失代偿期肝硬化[2]，并出现各种终末期肝病并发症，如消化道出血、感染、肝性脑病、肝肾综合征等，成为患者死亡的重要因素，严重影响患者生存质量和预后。研究发现，中药可通过抑制肝星状细胞活化[3]、抑制肝内炎症反应[4]、调节脂肪细胞因子[5]、调控氧化应激[6]等方式起到减缓肝纤维化的作用。说明在肝纤维化早期阶段得到有效的治疗，肝纤维化具有可逆性[7]。因此，从中药中寻找有效的抗肝纤维化药

[基金项目] 国家自然科学基金项目（81660779）；广西研究生教育创新计划项目（YCSY2020053）。

物极具必要性和重要性。

荔枝核为无患子科荔枝属植物荔枝（*Litchi chinensis* Sonn.）的干燥成熟种子，味甘、微苦，性温，归肝经、肾经，具有行气散结、祛寒止痛的作用[8]。荔枝核的主要成分包括皂苷、挥发油、总黄酮、糖类等[9]。研究表明，荔枝核总黄酮为抗肝纤维化的主要活性成分[10-11]。此外，本课题组前期研究发现荔枝核总黄酮通过调节 TGF-β_1[12]、TIMP-1[13] 及 PPARγ/c-Ski[14] 等信号通路可以改善肝细胞的损伤，达到抗肝纤维化的作用。但是肝纤维化涉及的细胞分子机制极其复杂，荔枝核抗肝纤维化的相关活性成分也有待进一步研究。网络药理学旨在研究药物—疾病—靶标三者之间复杂多样的关系，为中医药的传承创新提供了一种新方法。中医与网络药理学的结合弥合了现代医学与传统医学之间的鸿沟[15]。本文采用网络药理学方法，从整体性的角度对荔枝核抗肝纤维化的作用机制进行探讨，为深入研究荔枝核及含荔枝核的中药复方抗肝纤维化作用提供依据。

1 材料与方法

1.1 荔枝核活性成分的收集

荔枝核活性成分的获取以"荔枝核"为检索词，通过中草药系统药理分析平台（TCMSP，Traditional Chinese Medicine Systems Pharmacology Database and Analysis Platform），检索其活性成分，设定口服生物利用度（oral bioavailability，OB）≥ 30%、类药性（drug likeness，DL）≥ 0.18 作为活性成分筛选条件[16]，获取荔枝核的主要活性成分及其对应的靶点，并把结果导出 Excel 表格。

1.2 收集荔枝核的靶点基因

采用 Perl 软件和 Uniprot 蛋白质数据库对相关活性成分的作用靶标进行预测，从而得到荔枝核活性成分的靶标。

1.3 肝纤维化有效靶点的筛选

通过 GeneCards 数据库、OMIM 数据库中以"Liver fibrosis""fibrosis""hepatofibrosis"为关键词，去除重复基因，获取肝纤维化的有效靶点。

1.4 找出荔枝核与肝纤维化的靶点交集

利用在 GeneCards 数据库检索得到的肝纤维化相关靶点，筛选并删除重复靶点，将肝纤维化疾病相关靶点和荔枝核靶点取交集，得到肝纤维化和荔枝核共同靶点的韦恩图，从而得到荔枝核—肝纤维化靶点。

1.5 "中药—活性成分—基因靶点—疾病"网络图构建

将"1.2"获得的荔枝核靶点和"1.4"获得的荔枝核—肝纤维化靶点输入 Perl 软件进行映射，然后运用 Cytoscape 软件进行可视化分析，得到"中药—活性成分—基因靶点—疾病"的调控网络图。

1.6 蛋白相互作用网络（PPI）与核心基因筛选

利用 String 数据库输入荔枝核抗肝纤维化的靶标，选择多种蛋白质，限定研究生物为"homosapiens"，将 tsv 文件导入 Cytoscape 软件，构建蛋白相互作用网络图。并将 tsv 文件输入 R 语言运行，得到 PPI 网络核心基因。

1.7 GO 功能富集分析和 KEGG 通路富集分析

把荔枝核与肝纤维化疾病交集靶标输入 R 语言软件，进行荔枝核活性成分抗肝纤维化关键靶标基因 GO 功能富集分析和 KEGG 信号通路功能注释富集分析。

2 结果

2.1 荔枝核活性成分的筛选

利用 TCMSP 平台检索到荔枝核活性成分 72 个，根据 OB 和 DL 标准对荔枝核的活性成分进行筛选，共获得荔枝核的主要活性成分 8 个，如甘露醇、油酸乙酯（NF）、谷甾醇、β-谷甾醇、表儿茶素、槲皮素等，见表 1。

表 1　荔枝核的活性成分

Mol ID	化合物名称	口服利用度	类药性
MOL010690	Uniflex BYO	30.13	0.25
MOL001494	甘露醇（Mandenol）	42	0.19
MOL002883	油酸乙酯（NF）	32.4	0.19
MOL000358	β-谷甾醇（beta-sitosterol）	36.91	0.75
MOL000359	谷甾醇（sitosterol）	36.91	0.75
MOL000449	豆甾醇（Stigmasterol）	43.83	0.76
MOL000073	表儿茶素（ent-Epicatechin）	48.96	0.24
MOL000098	槲皮素（quercetin）	46.43	0.28

2.2 荔枝核抗肝纤维化靶点的构建结果

将荔枝核活性成分靶标与肝纤维化相关发病机制靶标取交集，得出荔枝核中与肝纤维化相关发病机制的 79 个作用靶点基因，包括 PTGS1、PGR、CHRM3、CHRM1、ADRA1A、CHRM2、CHRNA2 等。荔枝核—肝纤维化共同靶点的韦恩图，见图 1。其中与肝纤维化疾病相关的靶点共 6897 个，荔枝核靶点有 87 个。

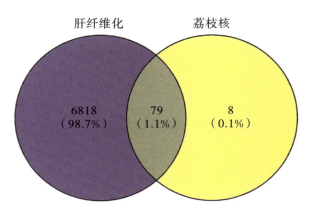

图 1　荔枝核和肝纤维化靶点交集

2.3 "中药—活性成分—基因靶点—疾病"网络图构建结果

运用 Cytoscape 软件构建中药调控网络。图中橘色代表肝纤维化，紫色代表荔枝核，蓝色代表荔枝核的活性成分，黄色代表荔枝核—肝纤维化的共同靶标。由图 2 可知，荔枝核主要通过 6 种活性成分作用于 79 个靶标，其可能影响肝纤维化的发生和发展。

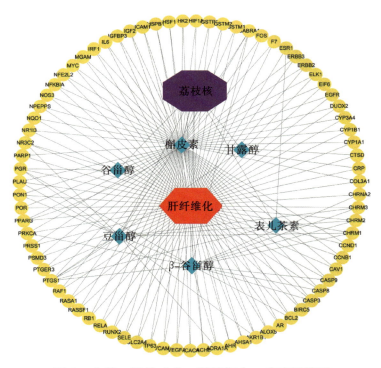

图 2　中药—活性成分—基因靶点—疾病网络图

2.4　蛋白相互作用网络（PPI）与核心基因筛选结果

利用 Cytoscape 软件构建的蛋白相互作用网络图，见图 3。核心基因筛选邻接节点数目由多到少排序：IL6、CASP3、EGFR、VEGFA、MYC、ESR1、CCND1、FOS、ERBB2、AR、RELA、PPARG、NOS3、PGR、CASP8、CAV1、HIF1A、AHR、ICAM1、CASP9、NFE2L2、NFKBIA、CYP3A4、NQO1、RB1、CCNB1、HSPB1、IGF2、PARP1、VCAM1，见图 4。数目越多，说明这些蛋白成为核心基因的概率越大。

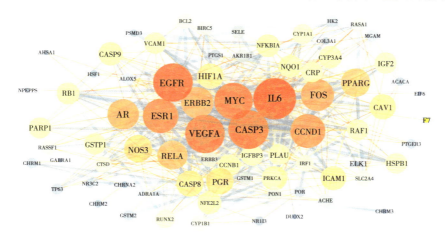

图 3　荔枝核活性成分靶点蛋白互作网络图

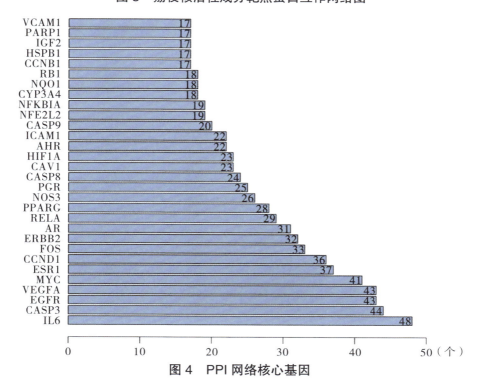

图 4　PPI 网络核心基因

2.5　GO 富集分析结果

荔枝核抗肝纤维化核心靶点的 GO 功能富集分析结果说明，荔枝核抗肝纤维化的核心基因的 GO 功能主要涉及 RNA 聚合酶Ⅱ特异性、DNA 结合转录激活因子活性、核受体的活动、配体激活的转录因子活性、类固醇激素受体活性、激活转录因子结合、乙酰胆碱受体的活动、类固醇绑定、泛素样蛋白连接酶结合、谷胱甘肽结合、突触后神经递质受体活动等。这表明荔枝核活性成分可通过多种生物学途径起到抗肝纤维化的作用，见图 5、图 6。

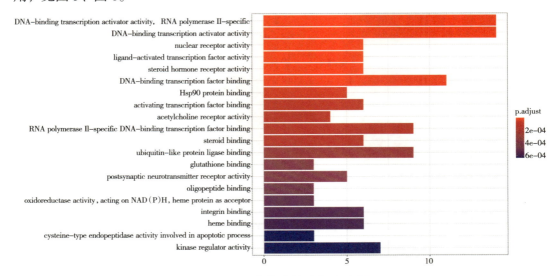

图 5　GO 功能富集分析直方图

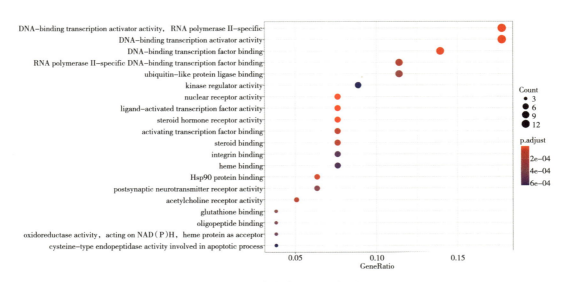

图 6　GO 功能富集分析气泡图

2.6 KEGG 通路分析结果

来自生物信息学数据的生物过程和途径分析显示，荔枝核抗肝纤维化的主要生物学过程是调节 DNA 结合转录激活因子活性、炎症反应和细胞凋亡。此外，荔枝核抗肝纤维化的分子信号通路与炎症途径密切相关，如人类巨细胞病毒感染、卡波西肉瘤相关疱疹病毒感染、细胞凋亡、HIF-1、肿瘤坏死因子、PI3K-Akt、EB 病毒感染、MAPK、甲型流感、p53 等信号通路，具体见图 7、图 8。

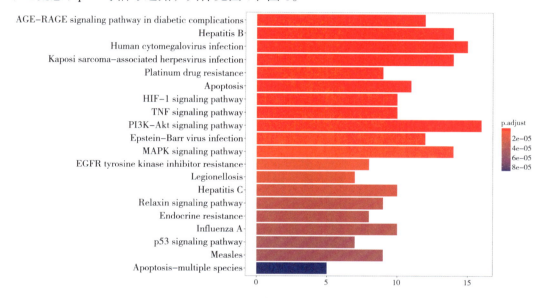

图 7 通路分析直方图

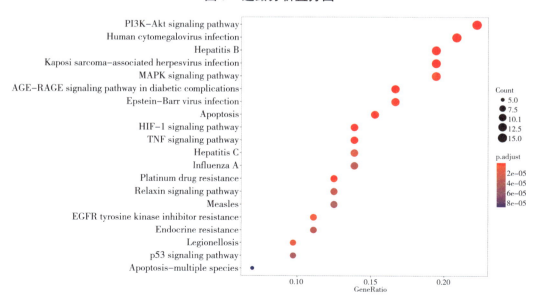

图 8 通路分析气泡图

3　讨论

中药是一个多组分的药物协同体系，对各种疾病都有独特的治疗作用。本研究应用网络药理学方法，使用不同的数据库预测荔枝核相关成分的靶标，并通过 GO 富集分析和 KEGG 路径图对荔枝核的活性成分和潜在靶点进行预测。此外，一些预测的活性成分和靶向关系通过查阅已发表的文献得到证实，说明网络药理学是鉴定单味中药活性成分和作用机制的有力手段。网络药理学的发展为我们了解荔枝核甚至整个中药的化学基础和药理作用提供了新的见解，也说明了网络药理学是发现中草药潜在机制的有效方法之一。

本次通过 TCMSP 数据库筛选出荔枝核中包括槲皮素、β- 谷甾醇、谷甾醇、豆甾醇等 8 个主要活性成分，作用靶标共 87 个，在 GeneCards、OMIM 数据库中得到肝纤维化潜在靶标共 6897 个，与荔枝核的靶标映射得到荔枝核抗肝纤维化的靶标共 79 个，荔枝核抗肝纤维化的可能关键成分共 6 个。槲皮素属于黄酮类天然化合物，广泛存在于自然界中的水果、中药及绿叶蔬菜中。研究发现，槲皮素具有抗癌[17]、治疗糖尿病[18]、抗氧化[19]等作用。吴立伟等[20]发现，槲皮素可通过调节 TGF-β_1/Smads 与 PI3K/Akt 通路之间的串扰来减弱 HSC 的活化并减少自噬，并促进基质降解，从而预防肝纤维化的发生和发展。李希等[21]通过研究发现，黄酮类槲皮素通过抑制巨噬细胞浸润，并靶向 Notch1 途径调节 M1 巨噬细胞极化来减轻肝脏炎症和纤维化。说明槲皮素可通过抑制 HSC 的活化成为抗纤维化的潜在药物。β- 谷甾醇是一种类胆固醇的植物甾醇，可从多种植物中提取。文淑金等[22]通过研究发现，β- 谷甾醇通过对基因的 mRNA、蛋白质的调节，可以减轻肝脏损伤，并防止胶原蛋白积聚，也可通过抑制氧化应激和 HSCs 活化标志物达到抗肝纤维化的作用[23]，表明 β- 谷甾醇可能是肝纤维化的潜在治疗剂。研究显示，豆甾醇对四氯化碳（CCl_4）诱导的大鼠肝纤维化起到保护作用[24]。综合前期研究成果与本次网络药理学分析存在相合之处，提示荔枝核活性成分具有一定的抗肝纤维化作用。

通过 PPI 网络可知，荔枝核主要通过多个靶标、多个信号通路影响肝纤维化的发生发展，荔枝核抗肝纤维化的核心靶标包括 IL6、CASP3、EGFR、VEGFA、MYC、ESR1、CCND1、FOS、ERBB2、AR、RELA、PPARG、NOS3、PGR 等。上述这些靶标都可能是荔枝核抗肝纤维化的调节因子。研究发现，通过下调依赖于 IL17A 的 IL-6/STAT3 信号通路可以改善肝纤维化[25]，通过调节 Caspase-3/cleaved-Caspase-3 蛋白抑制 Bcl-2 蛋白的表达，诱导 HSC 凋亡，达到预防肝细胞损伤的目的[26]。研究表明，iNOS 的表达水平升高而 eNOS 的表达降低，与肝纤维化中氧化应激标志物的升高密切相关[27]。激活蛋白 1（AP-1）转录因子亚基 Fos 相关抗原 1（Fra-1）与肝纤维化有关[28]。此外，肝脏 Fra-1 的表达可以防止对乙酰氨基酚引起的肝损伤。这些基因的表达水平都与肝纤维化的发生、发展相关，相关基因的组合表达水平可以为肝纤维化的预后提供潜在的预测指标。

KEGG 通路分析结果显示，荔枝核抗肝纤维化的靶点主要涉及 p53、PI3K-Akt、HIF-1 等信号通路。p53 信号通路在多种疾病，尤其是肿瘤疾病中起重要作用[29]。肝细胞中 p53 信号的激活会导致细胞凋亡，从而激活肝星状细胞，是肝纤维化的启动因子。抑制 p53 信号通路的传导，对肝细胞具有保护作用[30]。p53 可促进 HSC 铁死亡的上游分子，通过 siRNA 下调 p53 基因可明显阻断 HSC 铁死亡，进而达到抗肝纤维化作用[31]。PI3K/Akt 通路参与调节 HSC 活化、细胞增殖和胶原蛋白合成，促进肝纤维化的进展[32]。体外实验表明，通过下调 PI3K/Akt 使其失活，可显著抑制 HSC 增殖，并证实了 PI3K/Akt 通路可能成为临床抗纤维化治疗的靶点[33]。赖氨酰氧化酶（LOX）是一种分泌型胺氧化酶，可催化细胞外基质中胶原纤维之间共价交联的形成。组织缺氧及其他刺激会增加 LOX 的表达[34]，主要由缺氧诱导因子 1（HIF-1）主导，肝纤维化可能与肝细胞缺氧相关，LOX 和相关蛋白可能在肝纤维化的发展中起到关键作用[35]。

综上所述，荔枝核抗肝纤维化可能是通过多靶点相互作用，调节多条信号通路来达到抗肝纤维化的效果。网络药理学方法可以为预测关键治疗靶点提供帮助。本研究可为荔枝核抗肝纤维化提供一定的依据，也可为临床抗肝纤维化及中药的开发和利用提供一定的思路。然而，本研究仍存在一些不足之处。筛选模型是基于肝纤维化的现有靶点，这可能会遗漏一些作用于新治疗靶点的中药活性成分。我们的方法不能区分某种成分是直接与靶点结合还是间接影响靶点。网络药理学为基于科学原理的潜在有益化合物的筛选提供了有效的新方法，但仍有改进的空间。因此，深入系统地研究荔枝核抗肝纤维化的机制，以及开展高质量的试验研究将是我们今后研究的方向。

参考文献

［1］PAROLA M，PINZANI M. Liver fibrosis：pathophysiology，pathogenetic targets and clinical issues［J］.Mol Aspects Med，2019，65：37-55.

［2］AYDıN M M，AKÇALı K C. Liver fibrosis［J］.Turk J Gastroenterol，2018，29（1）：14-21.

［3］BRENNER D A. Reversibility of liver fibrosis［J］. Gastroenterol Hepatol（NY），2013，9（11）：737-739.

［4］郭会君，张志毕，余晓玲，等.柴竭抑肝纤对大鼠肝星状细胞增殖和 TGF-β_1/Smad 信号通路的影响［J］.中国实验方剂学杂志，2018，24（13）：100-104.

［5］成嘉祁，龚芸芸，谢海静，等.青蒿总黄酮联合有氧间歇运动训练抑制肝纤维化小鼠模型炎症反应［J］.动物医学进展，2018，39（11）：52-57.

［6］孟霞，王学丛，丰平，等.瘦素对大鼠肝纤维化的信号转导调控及槲寄生碱的干预作用［J］.中国比较医学杂志，2015，25（10）：1-6.

［7］施京红，赵秋菊，丁辉，等.莲子心对肝纤维化大鼠的抗脂质过氧化作用研究［J］.中药材，2016，39（8）：1869-1872.

［8］陈仁寿.国家药典中药实用手册2015版［M］.南京：江苏科学技术出版社，2017.

［9］刘梦，李志峰，冯宇，等.荔枝核化学成分的分离与鉴定［J］.中草药，2019，50（15）：3593-3597.

［10］冯茵怡，严炯艺，夏星，等.荔枝核总黄酮对 CCl₄ 诱导的大鼠肝纤维化的影响及作用机制和潜在 Q-marker 的预测［J］.中国中药杂志，2020，45（23）：1-11.

［11］成秋宸，覃雯，卓朗，等.荔枝核总黄酮对两种肝纤维化大鼠模型的作用比较［J］.医药导报，2020，39（9）：1179-1184.

［12］喻勤，傅向阳，罗伟生，等.荔枝核总黄酮对大鼠肝纤维化 TGF-β/Smad 信号通路的影响［J］.中国实验方剂学杂志，2013，19（18）：223-227.

［13］黄红，康毅，黄旭平，等.荔枝核总黄酮对大鼠肝纤维化 Smad3、Smad4 及 TIMP-1 信号表达的影响［J］.世界华人消化杂志，2016，24（2）：176-186.

［14］康毅，罗伟生，黄红，等.荔枝核总黄酮对肝纤维化大鼠模型 PPARγ/c-Ski 表达的影响［J］.世界科学技术–中医药现代化，2016，18（1）：106-111.

［15］汝锦龙.中药系统药理学数据库和分析平台的构建和应用［D］.杨凌：西北农林科技大学，2015.

［16］REYES-FARIAS M，CARRASCO-POZO C. The anti-cancer effect of quercetin：molecular implications in cancer metabolism［J］.Int J Mol Sci，2019，20（13）：3177.

［17］EID H M，HADDAD P S. The antidiabetic potential of quercetin：underlying mechanisms［J］.Curr Med Chem，2017，24（4）：355-364.

［18］COSTA L G，GARRICK J M，ROQUÈ P J，et al. Mechanisms of neuroprotection by quercetin：counteracting oxidative stress and more［J］.Oxid Med Cell Longev，2016，2016：2986796.

［19］WU L W，ZHANG Q H，MO W H，et al. Quercetin prevents hepatic fibrosis by inhibiting hepatic stellate cell activation and reducing autophagy via the TGF-β₁/Smads and PI3K/Akt pathways［J］.Sci Rep，2017，7（1）：9289.

［20］LI X，JIN Q，YAO Q，et al. The flavonoid quercetin ameliorates liver inflammation and fibrosis by regulating hepatic macrophages activation and polarization in mice［J］.Front Pharmacol，2018（9）：72.

［21］KIM K S，YANG H J，LEE J Y，et al. Effects of β-sitosterol derived from Artemisia capillaris on the activated human hepatic stellate cells and dimethylnitrosamine-induced mouse liver fibrosis [J] .BMC Complement Altern Med, 2014 (14): 363.

[22] DEVARAJ E, ROY A, VEERARAGAVAN G R, et al. β–Sitosterol attenuates carbon tetrachloride–induced oxidative stress and chronic liver injury in rats [J] .Naunyn Schmiedebergs Arch Pharmacol, 2020, 393 (6): 1067–1075.

[23] NITHA A, PRABHA S P, ANSIL P N, et al. Methanolic extract of woodfordia fruticosa kurz flowers ameliorates carbon tetrachloride–induced chronic hepatic fibrosis in rats [J] .Toxicol Ind Health, 2016, 32 (7): 1224–1236.

[24] FAROUK S, SABET S, ZAHRA F A A, et al. Bone marrow derived–mesenchymal stem cells downregulate IL17A dependent IL6/STAT3 signaling pathway in CCl_4–induced rat liver fibrosis [J] .PLoS One, 2018, 13 (10): e0206130.

[25] WANG R, SONG F X, LI S N, et al. Salvianolic acid a attenuates CCl_4–induced liver fibrosis by regulating the PI3K/AKT/mTOR, Bcl–2/Bax and caspase–3/cleaved caspase–3 signaling pathways [J] .Drug Des Devel Ther, 2019 (13): 1889–1900.

[26] LEUNG T M, FUNG M L, LIONG E C, et al. Role of nitric oxide in the regulation of fibrogenic factors in experimental liver fibrosis in mice [J] . Histol Histopathol, 2011, 26 (2): 201–211.

[27] HASENFUSS S C, BAKIRI L, THOMSEN M K, et al. Activator protein 1 transcription factor Fos–related antigen 1 (Fra–1) is dispensable for murine liver fibrosis, but modulates xenobiotic metabolism [J] .Hepatology, 2014, 59 (1): 261–273.

[28] PRIVES C, LOWE S W. Cancer : mutant p53 and chromatin regulation [J] .Nature, 2015, 525 (7568): 199–200.

[29] SONG L, CHEN T Y, ZHAO X J, et al. Pterostilbene prevents hepatocyte epithelial-mesenchymal transition in fructose–induced liver fibrosis through suppressing miR–34a/Sirt1/p53 and TGF–β_1/Smads signalling [J] .Br J Pharmacol, 2019, 176 (11): 1619–1634.

[30] WANG L, ZHANG Z L, LI M M, et al. P53–dependent induction of ferroptosis is required for artemether to alleviate carbon tetrachloride–induced liver fibrosis and hepatic stellate cell activation [J] .IUBMB Life, 2019, 71 (1): 45–56.

[31] WU W, PIAO H Y, WU F S, et al. Yu Jin Pulvis inhibits carbon tetrachloride–induced liver fibrosis by blocking the MAPK and PI3K/Akt signaling pathways [J] .Am J Transl Res, 2019, 11 (9): 5998–6006.

[32] GONG Z, LIN J, ZHENG J, et al. Dahuang Zhechong pill attenuates CCl_4–induced rat

liver fibrosis via the PI3K-Akt signaling pathway [J] .J Cell Biochem,2020,121 (2): 1431-1440.

[33] KAGAN H M, LI W. Lysyl oxidase: properties, specificity, and biological roles inside and outside of the cell [J] . J Cell Biochem, 2003, 88 (4): 660-672.

[34] MESARWI O A, SHIN M K, BEVANS-FONTI S, et al. Hepatocyte hypoxia inducible Factor-1 mediates the development of liver fibrosis in a mouse model of nonalcoholic fatty liver disease [J] .PLoS One, 2016, 11 (12): e0168572.

基于 GEO 和分子对接的荔枝核黄酮类化合物治疗冠状病毒肺炎机理研究和 3CL pro 抑制剂虚拟筛选

薛彩红，腾明，周金艮，黄金梅，罗伟生，梁健钦

【摘要】目的：本文挖掘冠状病毒感染肺炎的潜在靶基因，以及筛选荔枝核中抑制冠状病毒 3CL pro（即 3CL 蛋白酶）活性的黄酮类化合物。方法：利用 GEO 数据库下载 SARS-CoV 感染的小鼠肺炎的基因集，利用 R 语言筛选差异表达基因。通过文献筛选出荔枝核中的黄酮类化合物，采用 SWISS 数据库、DRAR-CPI 服务器预测化合物的潜在作用靶点。使用 String 数据库构建"成分靶点—疾病靶点"互作网络，通过 Cytoscape 的 cytoHubba 插件筛选核心靶点，通过 DAVID 进行 GO 分析和 KEGG 分析，预测冠状病毒感染的发病机制及荔枝核黄酮类化合物的作用机制。结果：借助分子对接虚拟筛选治疗冠状病毒感染肺炎的黄酮类化合物，筛选得到 761 个差异基因作为冠状病毒感染的潜在关键基因，其中上调 757 个，下调 4 个，它们主要富集在单纯疱疹感染、PI3K-Akt、甲型流感、炎症免疫等信号通路中。荔枝核中的 19 种黄酮类化合物可作用于 380 个靶点，通过在"成分靶点—疾病靶点"互作网络中挖掘得到 100 个核心靶点，它们参与调控 PI3K-Akt、HIF-1 等多条信号通路。分子对接结果显示，柚皮芸香苷、柚皮苷、原花青素 A2、原花青素、芦丁 5 个黄酮类化合物与 3CL pro 抑制剂位点的亲和力均高于阳性对照药利托那韦、达芦那韦。新型冠状病毒感染可能与 PI3K-Akt、甲型流感、炎症免疫等信号通路异常有关。结论：荔枝核中的黄酮类化合物可通过作用于 PI3K-Akt、TNF、HIF-1 等多条信号通路，发挥抗炎和抗纤维化作用，其中柚皮芸香苷、柚皮苷、原花青素 A2、原花青素、芦丁 5 个黄酮类化合物还可能是 3CL pro 的抑制剂。荔枝核中的黄酮类化合物具有治疗由冠状病毒感染引发的肺炎及后期引起的肺纤维化的潜力。

【关键词】新型冠状病毒感染；荔枝核总黄酮；GEO；分子对接；3CL pro

［基金项目］国家自然科学基金项目（81960872）；广西创新驱动发展专项资金项目（桂科 AA17202035）。

　　冠状病毒（SARS-CoV）属于套式病毒目、冠状病毒科、冠状病毒属，是一类具有囊膜、基因组为线性单股正链的 RNA 病毒，是自然界广泛存在的一大类病毒。冠状病毒可分为 4 个属：α 属冠状病毒、β 属冠状病毒、γ 属冠状病毒、δ 属冠状病毒，其中 β 属冠状病毒又可分为 4 个独立的亚群 A、B、C 和 D 群[1-2]。冠状病毒仅感染脊椎动物，与人和动物的多种疾病有关，可引起人和动物呼吸道、消化道和神经系统疾病[3]。

　　冠状病毒主要引起以深部气道和肺泡损伤为特征的严重炎性反应，这可能与肺部免疫细胞过度活化，产生大量炎症因子，并通过正反馈循环机制形成炎症风暴有关，与 COVID-19 也有相似的地方[4-6]。中药治疗 SARS-CoV 的机制尚未明确。因此，有必要通过更全面的 GEO 基因芯片数据库技术挖掘 SARS 的靶点，从中药中挖掘多靶点、有效治疗 SARS-CoV 的化合物，这对 SARS-CoV（甚至 COVID-19）的治疗及患者的预后具有重要意义。

　　荔枝核是无患子科植物荔枝（*Litchi chinensis* Sonn.）的干燥成熟种子，具有清热解毒、行气散结、祛寒止痛的功效[7-8]。黄酮类化合物是其主要活性成分。本课题组在荔枝核提取物及总黄酮的抗病毒、保肝、抗肝纤维化、抗炎方面做了大量研究，在 2003 年 SARS 暴发后，本课题组研究发现，荔枝核总黄酮可在体外抑制 SARS-CoV-3CL pro，同时国内其他课题组还发现荔枝核提取物或总黄酮具有抗病毒、抗肺纤维化、调节免疫的作用[9-10]。我们推测荔枝核提取物及黄酮类化合物可用于治疗由 COVID-19 引起的急性炎症风暴。目前，需要借助药物虚拟筛选的技术手段对荔枝核化合物抑制 SARS-CoV-3CL pro 的成分、结合位点进行筛选。

　　SARS-CoV-2 和 SARS-CoV 两种病毒与人细胞上的结合受体都为 ACE2，全基因组水平相似度为 79%，在 7 个保守的非结构蛋白氨基酸序列上相似性高达 94.5%[11-13]。3CL pro 是病毒复制所必需的酶。研究表明，黄酮类化合物山柰酚、草质素、桑色素可抑制 SARS-CoV-3CL pro[14]。山柰酚是荔枝核黄酮类成分之一，我们推测荔枝核中黄酮类成分可能作用于 3CL pro 的有效成分。研究发现，在细胞试验中，荔枝核黄酮类化合物对 SARS-CoV-3CL pro 有良好的抑制作用[15]（IC_{50} 为 40.35 mg/L）。然而，哪些化合物可以抑制 3CL pro 尚未清楚。本文通过 R 分析 SARS-CoV 感染的小鼠肺组织的 GEO 基因集数据，从基因组学的角度更全面、整体地挖掘 SARS-CoV 病毒性肺炎肺组织的差异基因，作为 ARS-CoV 潜在差异基因，通过 GO 富集分析和 KEGG 分析 SARS-CoV 的发病机制，再通过建立"疾病靶点—成分靶点"互作网络并进行富集分析及筛选核心靶点，预测荔枝核黄酮类化合物治疗 SARS-CoV 的作用机制，最后通过分子对接虚拟筛选 SARS-CoV-3CL pro 抑制剂，为从荔枝核中发现更多的抗病毒天然化合物提供依据。

1 材料与方法

1.1 SARS-CoV 潜在靶基因的挖掘及发病机制分析

访问 NCBI 中的 GEO Datesets 数据库并下载基因表达谱数据集 GSE19137。该芯片由 KelvinDJ 等人提交，包含 18 例被 SARS-CoV 感染的小鼠肺组织、3 例正常小鼠肺组织。选择空白组和模型组作为本次研究对象。利用 GPL1261 基因测序平台，通过 Affymetrix Mouse Genome 430 2.0 Array 芯片获取探针文件。利用 R 语言对芯片数据进行背景校正、标准化、探针质量控制，运用 limma 包以 $P < 0.05$、$|\log FC| > 1.5$ 为标准，筛选差异基因。将筛选得到的小鼠种属差异基因与人类全基因组进行比对，删除小鼠种属特有而人类种属没有的基因，最后获得人鼠共通的差异基因作为 SARS-CoV 潜在靶基因，并绘制火山图（见图 1）。使用 DAVID 数据库进行基因本体（GO）富集分析和京都基因与基因组百科全书（KEGG）分析。

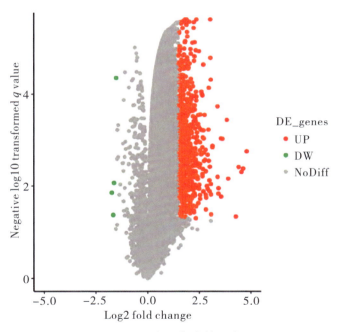

图 1 SARS 差异表达基因火山图

1.2 荔枝核黄酮类化合物及其作用靶点的收集

本文选用课题组通过 UPLC-QTOF-MS 和柱分离鉴定[16]，以及文献搜索得到的荔枝核中黄酮类化合物作为后续分析用的化合物。通过反向分子对接（DRAR-CPI）服务器对化学成分的作用靶点进行对接，以对接分数（Z′-score）< -1.0、Probability* $>$ 0.06 为标准（对接分数 Z′-score 越小表示化合物和靶点的结合越牢固，Probability* 越大表示化合物与靶点的联系越密切）进行筛选，得到化合物靶点集 1；通过 SWISS 数据库搜索得到化合物靶点集 2，将 2 个靶点集通过 UniProt 数据库矫正靶点的官方名称后，去重后作为成分靶点。

1.3 "成分靶点—疾病靶点"互作网络的构建与分析

利用 String 数据库（物种选择人 Homosapiens）构建"成分靶点—疾病靶点"互作网络，将其导入 Cytoscape 软件，运用 cytoHubba 插件，选择 Degree 算法，提取排名前 100 的 hub 节点作为核心靶点。使用 DAVID 数据库对核心靶点进行 KEGG 分析和 GO 富集分析。

1.4 "化合物—核心靶点—通路"网络构建及可视化

利用 Cytoscape 软件建立可视化网络。

1.5 分子对接

如前所述，我们发现荔枝核黄酮类化合物在体外对 SARS-CoV-3CL pro 有抑制作用。鉴于两种冠状病毒的高度同源性，我们推测这些化合物极有可能直接作用于病毒 3CL pro。因此，本文通过分子对接方法从课题组鉴定得到的荔枝核黄酮类化合物中筛选 3CL pro 抑制剂。为提高筛选的准确度，本文以临床治疗新型冠状病毒感染的药物为阳性对照药物，包括利托那韦（作用靶点：3CL pro、PL pro）、洛匹那韦（作用靶点：3CL pro、PL pro）、达芦那韦（作用靶点：3CL pro、PL pro），以及非 3CL pro 靶点药物瑞德西韦（靶点：RdRp）、氯喹（靶点：ACE2），通过结合能筛选黄酮类成分。从 RCSB 数据库下载 SARS-CoV-2 3CL pro 蛋白（PDBID：6LU7），利用 Discovery Studio 2016 中 Receptor-Ligand Interactions 模块下的 Prepare Protein 对大分子受体进行前处理（包括扣除原配体、去水加氢、施加力场等）作为对接用受体。从 PubChem 数据库下载化合物结构的 mol 格式文件，点击 Receptor-Ligand Interactions 模块下的 Prepare Ligand，准备对接用小分子配体。将 6LU7 原配体周围 9 埃的球形区域（坐标为 $X=-14.4262$、$Y=15.894$，$Z=68.787$）内的氨基酸作为对接位点。利用 Libdock 将化合物对接到位点中，参数设置为默认值。每个化合物取打分（Libscore）排名前 3 的构象（pose），用 Calculate Binding Energies 计算结合能。

2　结果

2.1　SARS-CoV 潜在靶基因和发病机制

从 GEO 数据库下载基因表达谱数据集 GSE19173，筛选得到 1143 个差异基因，去除小鼠种属特有而人类种属没有的基因后，获得 761 个人鼠共有的差异基因作为冠状病毒肺炎潜在靶基因（即疾病靶点），其中表达上调 757 个、表达下调 4 个。如火山图（见图 1）所示，纵轴为负 log10 转换的 q 值，横轴为 logFC，上调差异基因为红色，下调差异基因为绿色。上调基因数量显著多于下调基因，其中包括大量的趋化因子、白细胞介素、集落刺激因子等与炎症和细胞因子风暴相关的基因。

如图 2 所示，新型冠状病毒感染可能涉及 I 型干扰素信号途径、固有免疫应答、对病毒的反应、炎症反应、病毒基因组复制的负调控等 195 个生物学过程，以及蛋白质结合、趋化因子受体结合、丝氨酸型内肽酶活性等 47 个分子功能，细胞组成主要与细胞外基质、内质网内腔、溶酶体等 47 个条目相关。

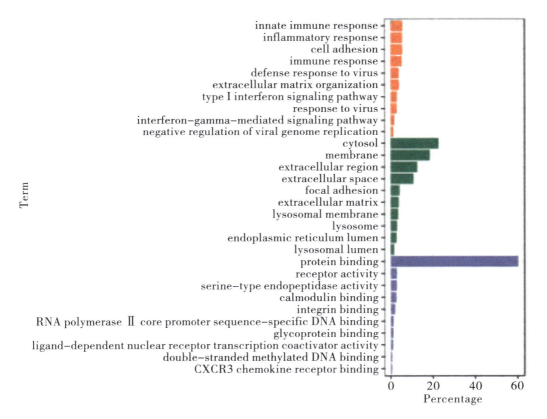

图 2　疾病靶点 GO 功能分析

如图 3 所示，Y 轴代表通路名称，X 轴代表富集因子，气泡面积大小代表目标基因集中属于这个通路的基因数量，气泡颜色代表富集显著性，即 q 值的大小。KEGG 富集分析显示，新型冠状病毒感染潜在靶基因主要富集在 ECM 受体相互作用、单纯疱疹感染、白细胞经内皮细胞迁移、PI3K-Akt 信号通路、甲型流感、细胞黏附分子（CAMs）、Toll 样受体信号通路等 34 条通路中，推测新型冠状病毒感染的发病机制与这些通路异常密切相关。

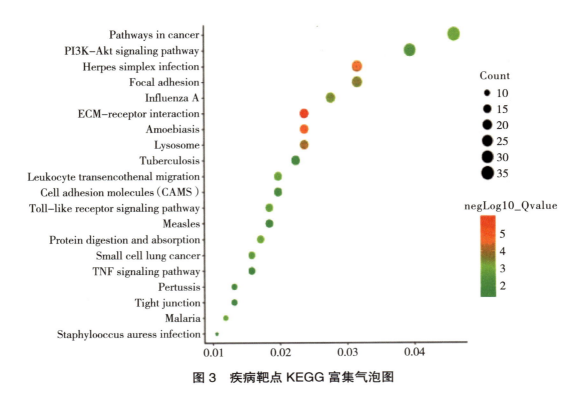

图 3　疾病靶点 KEGG 富集气泡图

2.2　荔枝核黄酮类化合物及其作用靶点的收集

经柱分离，结合 NMR、UPLC-QTOF-MS 等技术分析、鉴定出 15 个黄酮类成分[16]，文献检索得到 4 个黄酮类成分，共收集到 19 个黄酮类化合物：槲皮素、芦丁、乔松素、黄豆黄素、矢车菊苷、表儿茶素、原花青素 A2、柚皮素、柚皮芸香苷、根皮苷、原花青素 A1、柚皮苷、川皮苷、根皮素、芒柄花黄素、原花青素 B4、原花青素、山奈素、山奈酚。通过 DRAR-CPI 服务器筛选得到 173 个成分靶点，SWISS 数据库筛选得到 327 个成分靶点，合并去重后，共筛选出 TNF、MAPK1、AKT1、MTOR 等 380 个靶点，作为荔枝核中 19 个黄酮类成分的作用靶点（即成分靶点）。

2.3　"成分靶点—疾病靶点"互作网络的构建与分析

去除 380 个成分靶点及 761 个疾病靶点中的 16 个重复靶点后，得到 1125 个靶点，将其导入 String 数据库，得到由 1125 个节点、14675 条边组成的"成分靶点—疾病靶点"互作网络（网络密度为 0.388，平均节点度为 26.3）。将该网络导入 Cytoscape 软件，运用 cytoHubba 插件筛选得到 100 个核心靶点。如图 4 所示，核心靶点网络包括 IL10、AKT1、TNF、MMP-9 等 60 个核心化学成分靶点，IL6、CCL2、TLR2 等 42 个核心疾病靶点，其中 CDK1 和 MMP-2 为共同靶点。

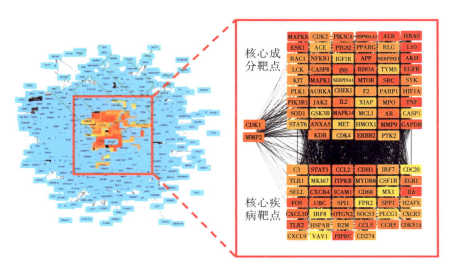

图 4　核心靶点网络图

　　如图 5 所示，核心靶点可参与调控血管内皮生长因子受体信号、药物反应、炎症反应等 452 个生物学过程，以及蛋白磷酸酶结合、蛋白酪氨酸激酶活性、蛋白激酶结合等 60 个分子功能，其细胞组成主要与质膜外侧、细胞质等 49 个条目相关。KEGG 富集分析得到 $P < 0.05$ 的通路共 109 条，涉及癌症中的蛋白多糖、前列腺癌、癌症途径等癌症通路，PI3K-Akt、VEGF、TNF 等炎症相关通路，HIF-1、局灶性粘连等肺损伤相关通路，病毒致癌、恰加斯病、乙型肝炎等病毒相关通路，前 20 条通路如图 6 所示。

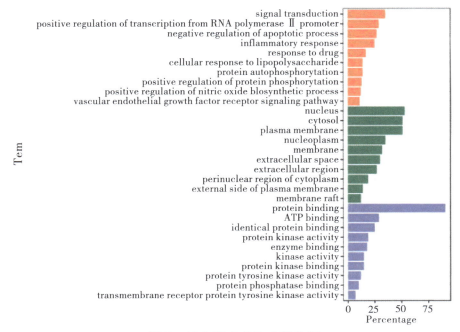

图 5　核心靶点 GO 功能分析

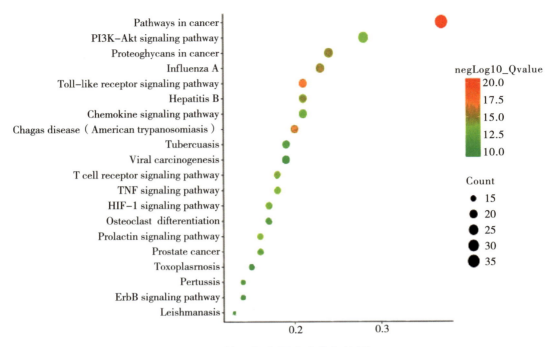

图 6　核心靶点通路富集气泡图

2.4　"化合物—核心靶点—通路"网络分析与构建

如图 7 所示，在"化合物—核心靶点—通路"网络中，粉红色圆形为成分的核心靶点，紫色矩形为作用于核心靶点的成分，蓝色三角形为核心靶点所富集的前 10 条通路，其与癌症、炎症、免疫、病毒性疾病等相关。19 个成分中除芦丁外均参与了网络构建，该网络由 78 个节点、360 条边构成，每个化合物平均与 10.6 个核心靶点相互作用，每个核心靶点平均与 3.18 个化合物相互作用。可见，黄酮类化合物明显呈现一个化合物与多个靶点作用、不同化合物共同作用于同一个靶点的现象，这体现了中药多成分与多靶点之间共同作用的机制。

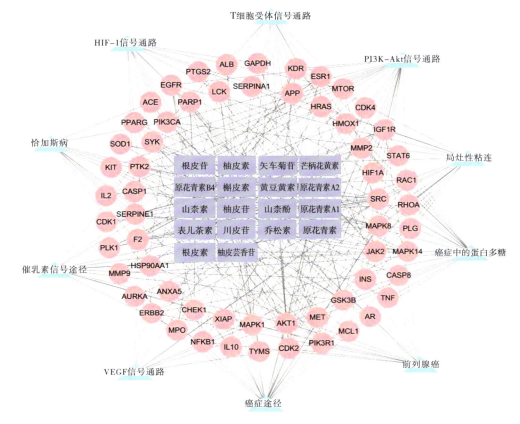

图 7　"化合物—核心靶点—通路"网络图

2.5　SARS-CoV 3CL pro 抑制剂的虚拟筛选

如表 1 所示，柚皮芸香苷、柚皮苷、原花青素 A2、原花青素、芦丁与 3CL pro 位点的结合能力高于利托那韦等 3CL pro 抑制剂。由此推测，这五种化合物极有可能是 SARS-CoV-3CL pro 的抑制剂。化合物与 SARS-CoV-3CL pro 的相互作用见图 8。

表 1　化合物与 SARS–CoV–3CL pro 的分子对接结果

化合物	化学式	化合物英文名称	CAS 号	结合能 / (kcal·mol^{-1})
柚皮芸香苷	$C_{27}H_{32}O_{14}$	Narirutin	14259-46-2	−333.5092
柚皮苷	$C_{27}H_{32}O_{14}$	Naringin	10236-47-2	−300.5594
原花青素 A2	$C_{30}H_{24}O_{12}$	Procyanidin A2	41743-41-3	−295.9977
原花青素	$C_{30}H_{26}O_{13}$	Procyanidine	4852-22-6	−288.4219
芦丁	$C_{27}H_{30}O_{16}$	Rutin	153-18-4	−284.2234
原花青素 B4	$C_{30}H_{26}O_{12}$	Procyanidin B4	29106-51-2	−243.3519

续表

化合物	化学式	化合物英文名称	CAS 号	结合能 / (kcal·mol^{-1})
原花青素 A1	$C_{30}H_{24}O_{12}$	Proanthocyanidin A1	12798-56-0	-240.1187
矢车菊苷	$C_{21}H_{21}ClO_{11}$	Chrysanthemin	7084-24-4	-230.1291
根皮苷	$C_{21}H_{24}O_{10}$	Phloridzin	60-81-1	-208.6875
表儿茶素	$C_{15}H_{14}O_6$	Ent-Epicatechin	35323-91-2	-159.4323
山奈酚	$C_{15}H_{10}O_6$	Kaempferol	520-18-3	-156.0162
根皮素	$C_{15}H_{14}O_5$	Phloretin	60-82-2	-155.243
柚皮素	$C_{15}H_{12}O_5$	Naringenin	480-41-1	-150.1442
山奈素	$C_{16}H_{12}O_6$	Kaempferide	491-54-3	-146.976
槲皮素	$C_{15}H_{10}O_7$	Quercetin	117-39-5	-141.5301
芒柄花黄素	$C_{16}H_{12}O_4$	Formononetin	485-72-3	-140.4021
乔松素	$C_{15}H_{12}O_4$	Pinocembrin	480-39-7	-134.3921
川皮苷	$C_{21}H_{22}O_8$	Nobiletin	478-01-3	-134.3921
黄豆黄素	$C_{16}H_{12}O_5$	Glycitein	40957-83-3	-96.4226
利托那韦	$C_{37}H_{48}N_6O_5S_2$	Ritonavir	155213-67-5	-243.7566
达芦那韦	$C_{27}H_{37}N_3O_7S$	Darunavir	206361-99-1	-231.9513
瑞德西韦	$C_{27}H_{35}N_6O_8P$	Remdesivir	1809249-37-3	-209.0153
洛匹那韦	$C_{37}H_{48}N_4O_5$	Lopinavir	192725-17-0	-172.8436
氯喹	$C_{18}H_{26}ClN_3$	Chloroquine	54-5-7	-96.3849

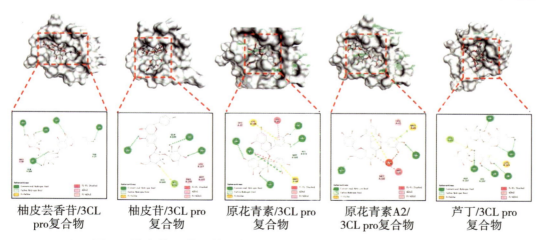

柚皮芸香苷/3CL　　柚皮苷/3CL pro　　原花青素/3CL pro　　原花青素A2/　　芦丁/3CL pro
pro复合物　　　　　复合物　　　　　　　复合物　　　　　3CL pro复合物　　　复合物

图 8　柚皮芸香苷、柚皮苷、原花青素、原花青素 A2、芦丁
与 SARS-CoV-3CL pro 的分子对接模式

3 讨论

在冠状病毒肺炎发生和发展机制预测方面，本文选择 GEO 数据库，能更全面、系统地挖掘冠状病毒肺炎潜在靶基因，提高结果的可靠性。本文通过对冠状病毒肺炎潜在靶基因的挖掘，提示机体感染冠状病毒后出现了炎症反应、免疫反应、对病毒的防御反应。

IL2、IL6、CCL2、CXCL9 等细胞因子、趋化因子水平升高，细胞因子风暴被认为和新型冠状病毒感染患者的疾病严重程度有关[17]。荔枝核黄酮类化合物的作用靶点为 IL2[17]、IL10[18]、TNF[19]、MMP-9[20] 等，主要富集在 PI3K-Akt 信号通路、T 细胞受体信号通路、TNF 信号通路，提示这些化合物通过靶向炎症因子，调控炎症、免疫相关通路，抑制炎症反应、调节免疫功能，减轻肺损伤并发挥治疗冠状病毒肺炎的作用。

SARS-CoV 感染后不仅导致异常肺炎和呼吸系统破坏，患者还表现出不同程度的肺纤维化及心、肾等器官的损伤。研究表明，荔枝核黄酮除能显著降低急性肺损伤模型血清中的炎症因子之外，还具有抗纤维化及抗病毒作用，包括流感病毒、疱疹病毒、乙肝病毒、呼吸道合胞病毒等[21-25]，对 SARS-CoV-3CL 蛋白酶抑制效果显著（IC_{50} 仅为 40.35 mg/L）[15]。山奈酚、草质素、桑色素等黄酮类化合物抑制 SARS-CoV-3CL pro 活性也见报道[14]。3CL pro 是病毒复制 RNA 的一个关键蛋白质，如果 3CL pro 的功能被抑制，就可以阻断病毒复制，SARS-CoV 的 3CL pro 分子结构已经被中国科学家公布[26-27]。对接结果显示，柚皮芸香苷、柚皮苷、原花青素 A2、原花青素、芦丁这五个化合物与 SARS-CoV-3CL pro 的结合能小于利托那韦，原花青素 B4 和原花青素 A1 的结合能则与利托那韦相当，推测这些成分在荔枝核黄酮类化合物的抗病毒作用中贡献较大，可能是荔枝核中重要的抗病毒物质。

冠状病毒肺炎患者的肝脏异常可能是由治疗药物或肺炎引起的全身炎症反应所致。洛匹那韦、利托那韦等临床使用的抗病毒药物引发的肝脏损害和功能下降，会影响免疫等系统的更新和修复，显然也不利于患者的预后[28-30]。荔枝核黄酮类化合物具有抗炎、抗病毒、抗肝损伤、抗肝/肺纤维化、调节免疫的作用[7]。可见，荔枝核黄酮类化合物在抗炎和抗病毒的同时，还具有保肝护肝的作用，可对症治疗新型冠状病毒感染。

4 结论

综上所述，新型冠状病毒感染的进展与单纯疱疹感染、甲型流感、炎症免疫等信号通路异常有关。荔枝核中的黄酮类化合物可作用于 PI3K-Akt、TNF、HIF-1 等多条信号通路，发挥抗炎和抗纤维化作用，极可能对症治疗新型冠状病毒感染。柚皮芸香苷、柚皮苷、原花青素 A2、原花青素、芦丁 5 个黄酮类化合物还可能是 SARS-CoV-3CL pro 的抑制剂，可能是荔枝核发挥抗病毒作用的关键成分。关于荔枝核黄酮类化合物的活性及作用靶点的验证有待进一步研究。

参考文献

［1］郭昭林. 试论动物冠状病毒的危害及其疫病防治［J］. 畜牧兽医科技信息，2020（3）：12-14.

［2］曹妙，陆路，姜世勃. 广谱抗冠状病毒疫苗及抗冠状病毒多肽的研究进展［J］. 微生物与感染，2021，16（4）：270-279.

［3］赵士博，姜皓，张艺馨，等. 新冠肺炎中医药诊治预防及地区治疗特色研究进展［J］. 中国医院药学杂志，2020，40（17）：1896-1901.

［4］WAN S X, YI Q J, FAN S B, et al. Characteristics of lymphocyte subsets and cytokines in peripheral blood of 123 hospitalized patients with 2019 novel coronavirus pneumonia（NCP）［J］. *MedRxiv*，2020. DOI：10.1101/2020.02.10.20021832.

［5］杨磊，刘佳琦，边原，等. 复方甘草酸苷治疗新型冠状病毒肺炎的可行性分析［J］. 华西药学杂志，2020，35（3）：342-346.

［6］杨广，赵云红，郑伯俊，等. 清热类中药注射剂治疗新型冠状病毒肺炎患者疗效的 Meta 分析［J］. 时珍国医国药，2021，32（12）：3031-3037.

［7］张雅馨，冯茵怡，梁健钦，等. 荔枝核的化学成分及治疗肝病的作用机制研究进展［J］. 广西中医药大学学报，2021，24（2）：84-87.

［8］周洁. 荔枝核指纹图谱及抗氧化活性相关性研究［D］. 哈尔滨：黑龙江大学，2018.

［9］张菊艳，张萃. 荔枝核化学成分及其药理作用的研究进展［J］. 广东药学院学报，2014，30（6）：792-797.

［10］陈凤仪，胡建楣，肖柳英，等. 荔枝核对小鼠肿瘤动物模型及其免疫调节作用的实验研究［J］. 中药材，2009，32（5）：774-776.

［11］刘昌孝，伊秀林，王玉丽，等. 认识新冠病毒（SARS-CoV-2），探讨抗病毒药物研发策略［J］. 药物评价研究，2020，43（3）：361-371.

［12］WU F, ZHAO S, YU B, et al. A new coronavirus associated with human respiratory disease in China［J］. Nature，2020，579（7798）：265-269.

［13］LU R J, ZHAO X, LI J, et al. Genomic characterisation and epidemiology of 2019 novel coronavirus：implications for virus origins and receptor binding［J］. Lancet，2020，395（10224）：565-574.

［14］JO S, KIM S, SHIN D H, et al. Inhibition of SARS-CoV 3CL protease by flavonoids［J］. J Enzyme Inhib Med Chem，2020，35（1）：145-151.

［15］龚受基，苏小建，虞海平，等. 荔枝核黄酮类化合物对 SARS-CoV 3CL 蛋白酶抑制作用的研究［J］. 中国药理学通报，2008，24（5）：699-700.

［16］刘梦，李志峰，冯宇，等. 荔枝核化学成分的分离与鉴定［J］. 中草药，2019，50（15）：

3593-3597.

[17] 赵凰宏，詹向红，马振，等. 融合"通路—靶点—活性成分"探讨藿朴夏苓汤治疗新冠肺炎炎症风暴的网络药理学机制与初证 [J]. 世界科学技术—中医药现代化，2021，23（2）：536-551.

[18] 王旭杰，张菀桐，王妙然，等. 基于网络药理学与化学成分研究的连花清瘟胶囊治疗新型冠状病毒肺炎作用机制探讨 [J]. 世界科学技术 - 中医药现代化，2020，22（9）：3169-3177.

[19] 曹如冰，马清林，徐倩娟，等. 新型冠状病毒肺炎诊治方案推荐医学观察期四种中成药对 COVID-19 的潜在共性机制分析 [J]. 中药药理与临床，2020，36（4）：2-8.

[20] 董思颖，江泽强，孟翔鹤，等. 王琦教授新冠肺炎预防方预防新型冠状病毒肺炎机制的网络药理学探讨 [J]. 世界科学技术：中医药现代化，2021，23（4）：1063-1075.

[21] 黄旭平，康毅，黄红，等. 荔枝核总黄酮对大鼠肝纤维化转化生长因子 -β_1 受体和胶原的影响 [J]. 医药导报，2016，35（6）：559-565.

[22] 梁荣感，刘卫兵，唐祖年，等. 荔枝核黄酮类化合物体外抗呼吸道合胞病毒的作用 [J]. 第四军医大学学报，2006，27（20）：1881-1883.

[23] 罗伟生，龚受基，梁荣感，等. 荔枝核黄酮类化合物体外抗流感病毒作用的研究 [J]. 中国中药杂志，2006，31（16）：1379-1380.

[24] 张扬武，罗伟生. 荔枝核总黄酮治疗肝脏疾病实验研究进展 [J]. 湖南中医杂志，2016，32（10）：220-222.

[25] 傅向阳. 荔枝核总黄酮对大鼠肝纤维化 PDGF、TNF-α 因子的影响 [D]. 桂林：桂林医学院，2014.

[26] ZHOU P, YANG X L, WANG X G, et al. Discovery of a novel coronavirus associated with the recent pneumonia outbreak in humans and its potential bat origin [J/OL]. Nature, 2020, 579（7798）：270-273. DOI：10.1038/s41586-020-2012-7.

[27] ZHU N, ZHANG D, WANG W, et al. A novel coronavirus from patients with pneumonia in China, 2019 [J]. N Engl J Med, 2020, 382（8）：727-733.

[28] LIM J, JEON S, SHIN H Y, et al. Case of the index patient who caused tertiary transmission of COVID-19 infection in Korea：the application of Lopinavir/Ritonavir for the treatment of COVID-19 infected pneumonia monitored by quantitative RT-PCR [J]. J Korean Med Sci, 2020, 35（6）：e79.

[29] 张竞文，胡欣，赵紫楠，等. 新冠病毒治疗药物奈玛特韦片 / 利托那韦片的作用机制和临床研究进展 [J]. 中国药学杂志，2022，57（10）：845-850.

[30] 叶小文，何冬黎，程万清. 洛匹那韦 / 利托那韦临床应用概述 [J]. 中国医院药学杂志，2020，40（23）：2496-2500.

荔枝核总黄酮对肝纤维化大鼠肝脏 NLRP3 表达的影响

肖颖梅，崔官炜，黄盼玲，罗伟生，李宇清

【摘要】目的：研究荔枝核总黄酮（total flavones from *Lichi chinesis* Sonn., TFL）对二甲基亚硝胺（dimethylnitrosamine, DMN）所诱发的肝脏纤维化大鼠肝脏中核苷酸结合寡聚化结构域样受体蛋白 3（nucleotide-binding oligomerization domain-like receptor protein 3, NLRP3）表达的影响。方法：将 Wistar 雄性大鼠随机分为正常组、模型组、扶正化瘀组和荔枝核总黄酮高、中、低剂量组。ELISA 法测定血清中羟脯氨酸、透明质酸、Ⅳ 型胶原、Ⅲ 型前胶原和层粘连蛋白的水平；HE 染色和 Masson 染色观察大鼠肝脏组织的病理变化；RT-qPCR 测定肝脏组织中硫氧还蛋白结合蛋白（thioredoxin-interacting protein, TXNIP）、NLRP3、半胱氨酸天冬氨酸蛋白酶 -1（cysteine-aspartic proteases-1, caspase-1）、白细胞介素 -1β（interleukin-1β, IL-1β）的 mRNA 表达水平。结果：TFL 减轻大鼠肝脏组织纤维化程度，TFL 各组血清中羟脯氨酸、透明质酸、Ⅳ 型胶原、Ⅲ 型前胶原和层粘连蛋白的浓度均显著降低（$P < 0.05$），且肝脏组织中 TXNIP、NLRP3、caspase-1、IL-1β 的 mRNA 表达均显著下降（$P < 0.05$）。结论：TFL 减轻二甲基亚硝胺所诱发的大鼠肝纤维化作用与抑制肝脏 NLRP3 表达有密切关系。

【关键词】TFL；肝纤维化；NLRP3

　　肝纤维化是在各种因素造成的慢性肝损伤情况下发生的病理过程，呈现创伤性愈合反应的特征[1]。如果肝纤维化得到有效治疗，其纤维化进程是可逆的[2]。反之，如果不加以干预，肝纤维化很可能发展为肝硬化，甚至肝癌。从荔枝核中提取的 TFL 已被研究证实具有抗肝纤维化作用，其抗肝纤维化机制与调控 PI3K/Akt 通路[3]，影响过氧化物酶体增殖物激活受体 γ、转化生长因子 -β 的表达[4]，抑制核转录因子 -κB 的表达[5] 及影响 JAK2/STAT3 信号通路[6] 有关。目前，TFL 对 TXNIP/NLRP3 信号通路

[基金项目] 国家自然科学基金项目（82160834）；国家级大学生创新创业训练计划项目（202110600037）；广西创新驱动发展专项资金项目（桂科 AA17202035）；广西壮瑶药重点实验室开放课题（GXZYZZ2022—15）；广西中医药大学桂派杏林拔尖人才项目（2022C007）。

是否有干预作用并未见报道。本研究旨在观察 TFL 对 TXNIP/NLRP3 信号通路的影响，深入探讨 TFL 抗肝纤维化的作用机制。

1　材料与方法

1.1　实验动物

SPF 级 Wistar 雄性大鼠，体质量（200±20）g，由长沙市天勤生物技术有限公司供应，许可编码：SCXK（湘）2019-0013，动物合格证号：430726200100238274。饲养于标准实验动物环境，实验全程除采样前禁食外，动物自由摄取水和食物。本实验经广西中医药大学动物实验福利伦理委员会审查批准，伦理审查证书编号：DW20200821-135。

1.2　仪器与试剂

1.2.1　仪器

Tecan-infinite M200PRO 型连续波长检测仪（美国 Tecan 公司）；Eclipse Ci-L 型显微镜（日本 Nikon 公司）；Nanodrop One 型超微量分光光度计（美国赛默飞世尔生物有限公司）；Omni Bead Ruptor 24Elite 多功能样品均质器（美国 Omni 公司）；Thermostat C 型恒温孵育器及 Centrifuge 5430R 低温离心机（德国 Eppendorf 公司）；LightCycler 96 荧光定量 PCR 仪（上海罗氏制药有限公司）。

1.2.2　试剂

荔枝核总黄酮（TFL，总黄酮含量 49.93%，由广西中医药大学提供）；扶正化瘀胶囊（批号：200519，上海黄海制药有限责任公司）；二甲基亚硝胺（dimethylnitrosamine，DMN，批号：R5V6K-HR，梯希爱化成工业发展有限公司）；羟脯氨酸（hydroxyproline，Hyp）ELISA 试剂盒（批号：20210108，南京建成生物工程研究所）；透明质酸（hyaluronic acid，HA）ELISA 试剂盒（批号：G11010469）、Ⅳ型胶原（collagen type Ⅳ，Col Ⅳ）ELISA 试剂盒（批号：U11018247）、Ⅲ型前胶原（pro-collagen type Ⅲ，PCⅢ）ELISA 试剂盒（批号：D13016956）均为武汉华美生物工程有限公司产品；层粘连蛋白（laminin，LN）ELISA 试剂盒（批号：05/2021，江莱生物工程有限公司）。

1.3　方法

1.3.1　模型制备及给药

将大鼠随机分为正常组、模型组、扶正化瘀组（450 mg/kg）、TFL 高剂量组（180 mg/kg）、TFL 中剂量组（90 mg/kg）、TFL 低剂量组（45 mg/kg），每组 12 只。模型组、扶正化瘀组、TFL 组大鼠腹腔注射 DMN 溶液（10 mg/kg），正常组大鼠采用等量生理盐水腹腔注射，每周 1 次，连续 6 周。第 6 周末开始，扶正化瘀组、TFL 组大鼠分别灌胃相应受试药物，正常组与模型组以相同方式灌胃双蒸水，每天 1 次，连续 6 周。治疗期间，除正常组外，各组动物继续注射 DMN，每周 1 次。末次给药后，以 280 mg/kg 水合氯醛麻醉大鼠，经腹主动脉采血备用。断头处死大鼠后，立即取出肝脏，取肝脏左大叶（约 1 cm×1 cm×1 cm），固定于 10% 中性甲醛固定液中，用于病理组织的观察。

1.3.2　大鼠血清检测

血液标本于 25 ℃，1000×g 的条件下，离心 15 min，取上清液分装，按照试剂盒说明书检测血清 Hyp、HA、Col Ⅳ、PCⅢ、LN 的含量。

1.3.3　肝脏组织病理学观察及纤维化评级

肝脏组织经石蜡包埋后，分别以 HE 染色和 Masson 染色制成病理切片，观察肝脏组织结构及纤维化的形态学改变。Masson 染色的样本按照下列指标对肝组织纤维化程度进行评估。S0：正常的肝脏，只见汇管区极少量纤维结缔组织，为正常肝脏结构成分。S1：汇管区、肝小叶中央静脉周围存在胶原纤维增生，仅中央静脉及静脉区有少许纤维束放射性生长，但并未形成纤维间隔，仍保留肝小叶结构。S2：胶原纤维部分增生，中央静脉和门静脉区纤维束向外周延伸，并构成不完全间隔，肝小叶结构仍大部分保留。S3：胶原纤维大规模增生，只有部分胶原纤维形成完全间隔，肝小叶结构已遭到破坏，但无肝硬化现象。S4：早期肝硬化，完全间隔增厚，假小叶形成，用于病理组织的观察。

1.3.4　RT–qPCR 法检测肝脏组织中 TXNIP、NLRP3、caspase–1、IL–1β 的 mRNA 水平

各组随机挑选 8 个肝组织样本，从 –80 ℃冰箱取出，置于冰上解冻。按总 RNA 提取试剂盒说明书操作，提取总 RNA。用超微量紫外分光光度计检测总 RNA 浓度，用无核酶水将 RNA 浓度调整至同一浓度后，按逆转录试剂盒说明操作，逆转录得到 cDNA。随后以 cDNA 为模板于 PCR 仪中进行扩增。RT-qPCR 结果按 $2^{-\Delta\Delta Ct}$ 方法进行分析。各基因的引物序列信息见表 1。

表 1　各基因的引物序列表

基因名称	序列（5′ – 3′）	产物长度 /bp
TXNIP	F：ACTCAACGCTTTCTGCCTCTC	189
	R：CCGACATTCACCCAGCAAACA	
NLRP3	F：TGGAGAAAATGCCTTGGGAGA	159
	R：GTGAGGTTCTGGTTGGTTTTG	
Caspase-1	F：GACTACAGATGCCAACCACTGA	134
	R：GGGATTATTGGCTTCTTATTGG	

续表

基因名称	序列（5′ - 3′）	产物长度 /bp
IL-1β	F：CCTGCTAGTGTGTGATGTTCC	177
	R：TCGTTGCTTGTCTCTCCTTGT	
β-actin	F：TGGCCTTCCGTGTTCCTAC	178
	R：GAGTTGCTGTTGAAGTCGCA	

1.4 数据处理分析

生化指标检测结果采用组平均值 ± 标准差（$\bar{x}\pm s$）的形式表示，并通过 t 检验方法比较组间差异，病理切片评级结果采用秩和检验方法比较组间差异，$P < 0.05$ 即认为差异显著，全部数据分析用 SPSS 20.0 软件进行。

2 结果

2.1 TFL 降低大鼠血清中肝纤维化标志物水平

与正常组相比，模型组大鼠血清 Hyp 水平显著升高（$P < 0.05$），且 HA、Col Ⅳ、PC Ⅲ 和 LN 水平升高极显著（$P < 0.01$）。与模型组相比，扶正化瘀组的血清中各项肝纤维化标志物均有下降趋势，其中 HA 下降明显（$P < 0.05$），PC Ⅲ 显著降低（$P < 0.01$）。TFL 高剂量组的血清中肝纤维化标志物均显著降低（$P < 0.01$）；TFL 中剂量组的血清中各肝纤维化标志物均明显下降，其中 HA 下降呈显著差异（$P < 0.05$），Col Ⅳ、PC Ⅲ和 LN 水平显著降低（$P < 0.01$）；TFL 低剂量组的血清中 LN 浓度显著降低（$P < 0.05$），HA、Col Ⅳ、PC Ⅲ等指标均显著降低（$P < 0.01$），见表 2。

表 2　TFL 对大鼠血清中肝纤维化标志物水平的影响（$\bar{x}\pm s$，$n=12$）

组别	剂量 / （mg·kg^{-1}）	Hyp/ （ng·mL^{-1}）	HA/ （ng·mL^{-1}）	Col Ⅳ / （ng·mL^{-1}）	PC Ⅲ / （ng·mL^{-1}）	LN/ （ng·mL^{-1}）
正常组	—	74.87±7.37	0.56±0.72	1.69±1.09	5.14±0.92	692.77±47.29
模型组	—	82.12±5.88#	11.35±7.67##	15.74±10.51##	141.69±60.83##	776.83±29.31##
扶正化瘀组	450	80.13±3.40	4.66±4.79*	9.20±8.98	12.52±5.90**	745.78±49.68
TFL 高剂量组	180	67.13±14.18**	1.46±1.30**	1.94±2.10**	7.11±2.21**	728.70±38.77**
TFL 中剂量组	90	72.66±16.93	3.24±4.48*	1.90±1.78**	7.18±2.03**	722.06±39.92**
TFL 低剂量组	45	82.13±4.23	3.14±3.04**	6.00±4.46**	9.56±4.98**	746.47±31.69*

注：与正常组相比，#$P < 0.05$，##$P < 0.01$；与模型组相比，*$P < 0.05$，**$P < 0.01$。

2.2　TFL 改善 DMN 致肝纤维化大鼠肝脏组织形态

各组动物肝组织 HE 染色结果见图 1。模型组大鼠肝脏的肝小叶均有不同程度的破坏，肝细胞排列紊乱，有明显的炎症细胞浸润。TFL 治疗的大鼠肝脏肝小叶组织相对完整，可见肝细胞以中央静脉为中心呈条索状排列，炎症细胞浸润较少。

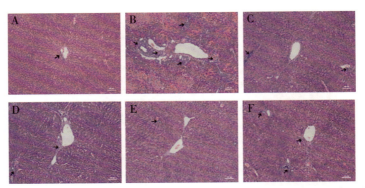

A. 正常组；B. 模型组；C. 扶正化瘀组（450 mg/kg）；D.TFL 高剂量组（180 mg/kg）；E.TFL 中剂量组（90 mg/kg）；
F.TFL 低剂量组（45 mg/kg）；黑色箭头指示炎症细胞浸润

图 1　大鼠肝组织 HE 染色图（×100）

Masson 染色结果见图 2，正常组大鼠较大汇管区有极少量纤维组织存在，为肝脏正常结构；模型组大鼠汇管区、中央静脉、门静脉均有不同程度的纤维组织增生，轻者纤维组织以汇管区、中央静脉、门静脉为中心呈放射状延伸，或形成不完全纤维间隔，重者纤维组织相互连接形成完全纤维间隔分割肝小叶，甚至形成假小叶。TFL 各剂量组的大鼠亦有上述病变，但肝纤维化病变评分（见表 3）明显轻于模型组（$P < 0.05$），表明 TFL 对大鼠肝纤维化有明显的治疗效果。

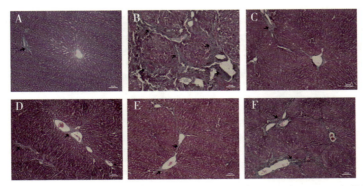

A. 正常组；B. 模型组；C. 扶正化瘀组（450 mg/kg）；D.TFL 低剂量组（45 mg/kg）；E.TFL 中剂量组（90 mg/kg）；
F.TFL 高剂量组（180 mg/kg）；黑色箭头指示胶原纤维

图 2　大鼠肝组织 Masson 染色图（×100）

表3　各组大鼠肝组织 Masson 染色的纤维化评分表

组别	给药剂量 /（mg · kg⁻¹）	肝纤维化评分 / 分					P
		S0	S1	S2	S3	S4	
正常组	—	11	0	0	0	0	—
模型组	—	0	0	1	7	4	##
扶正化瘀组	450	0	4	2	5	1	*
TFL 高剂量组	180	0	4	1	7	0	*
TFL 中剂量组	90	0	3	2	6	1	*
TFL 低剂量组	45	0	2	3	6	1	*

注：与正常组相比，##$P < 0.01$；与模型组相比，*$P < 0.05$。

2.3　TFL 对 DMN 肝纤维化大鼠肝组织 TXNIP、NL-RP3、caspase-1、IL-1β mRNA 表达的影响

由表4可知，与正常组相比，模型组 TXNIP、NLRP3、caspase-1、IL-1β mRNA 的表达显著升高（$P < 0.01$）；经药物干预后，与模型组相比，扶正化瘀组和 TFL 低、中、高剂量组 TXNIP、NLRP3、caspase-1、IL-1β mRNA 显著下降（$P < 0.01$）。

表4　TFL 对肝纤维化大鼠肝组织相关基因表达的影响（$\bar{x} \pm s$，$n=8$）

组别	剂量 /（mg · kg⁻¹）	TXNIP /β–actin	NLRP3/β–actin	Caspase–1/β–actin	IL–1β/β–actin
正常组	—	1.07±0.39	1.27±0.91	1.11±0.66	1.05±0.33
模型组	—	3.13±0.80#	4.25±1.46#	9.47±2.26##	9.67±5.81##
扶正化瘀组	450	0.65±0.56**	1.18±0.36**	1.91±0.82**	0.83±0.27**
TFL 高剂量组	180	0.96±0.52**	0.94±0.30**	1.38±0.70**	1.52±0.48**
TFL 中剂量组	90	0.69±10.44**	1.21±0.94**	2.40±0.84**	1.57±1.07**
TFL 低剂量组	45	0.91±0.29**	1.09±0.80**	1.64±0.77**	1.52±0.59**

注：与正常组相比，#$P < 0.05$，##$P < 0.01$；与模型组相比，*$P < 0.05$，**$P < 0.01$。

3　讨论

DMN 诱导的肝纤维化动物模型与早期肝硬化患者存在相同的特点，即特殊的纤维隔和硬化、肝细胞坏死和炎性细胞浸润[7]。DMN 诱导的模型特点是稳定性好，且死亡率低[8]。本研究证明，DMN 能明显损害 Wistar 雄性大鼠的肝功能，显著升高血清中 Hyp、HA、Col Ⅳ、PC Ⅲ 和 LN 的水平，并能显著上调肝脏组织中 TXNIP、NLRP3、caspase-1、IL-1β mRNA 的表达水平。HA、Col Ⅳ、PC Ⅲ 和 LN 是临床诊断肝纤维化的

重要血清学指标，其水平与肝组织的炎症活动及纤维化程度均呈正相关[9]。依据国际肝纤维化诊断标准及对肝组织病理学切片的观察结果，可以认为该造模方法成功复制了Wistar大鼠肝纤维化模型。

　　大量研究已经证实，NLRP3可以和TXNIP结合，并相互作用以刺激NLRP3炎症小体的活化，进而增加炎症反应[10]。NLRP3炎症小体激活后形成活化的caspase-1，把pro-IL-1β和pro-IL-18分割后，生成活化的IL-1β和IL-18[11]。NLRP3炎症小体的激活可以降低炎症反应和纤维化[12]。因此，TXNIP/NLRP3信号通路的调控可能成为改善肝纤维化炎症反应的新靶点。本研究结果表明，TFL治疗后，能够明显减少TXNIP mRNA表达，进而抑制NLRP3活化，并降低相关炎症因子的释放，从而改善肝纤维化的病变。综上所述，TFL可有效降低DMN诱发的肝纤维化大鼠血清中Hyp、HA、Col Ⅳ、PCⅢ和LN的水平，逆转肝组织病理学的变化，达到抗肝纤维化及抗肝损伤的效果，其机制可能与抑制大鼠NLRP3炎症小体活化有关。

参考文献

[1] AYDIN M M, AKÇALI K C. Liver fibrosis [J]. Turk J Gastroenterol, 2018, 29（1）: 14-21.

[2] LEE Y A, WALLACE M C, FRIEDMAN S L. Pathobiology of liver fibrosis: a translational success story [J]. Gut, 2015, 64（5）: 830-841.

[3] 冯茵怡, 严炯艺, 夏星, 等. 荔枝核总黄酮对CCl_4诱导的大鼠肝纤维化的影响及作用机制和潜在Q-marker的预测 [J]. 中国中药杂志, 2020, 45（23）: 5722-5731.

[4] 张扬武, 罗伟生, 康毅, 等. 荔枝核总黄酮对大鼠肝星状细胞HSC-T6增殖及PPARγ、TGF-β₁表达的影响 [J]. 山东医药, 2017, 57（40）: 29-31.

[5] 肖绪华, 赵永忠, 曹杰. 荔枝核总黄酮对肝纤维化大鼠转化生长因子及核因子κB表达的影响 [J]. 华夏医学, 2019, 32（3）: 11-15.

[6] 欧士钰, 杜凌, 韦捷, 等. 荔枝核总黄酮通过JAK2/STAT3信号通路抗大鼠肝纤维化的实验研究 [J]. 检验医学与临床, 2022, 19（23）: 3216-3219.

[7] LEE E S, SHIN M O, YOON S, et al. Resveratrol inhibits dimethylnitrosamine-induced hepatic fibrosis in rats [J]. Arch Pharm Res, 2010, 33（6）: 925-932.

[8] 李松, 倪德生. 动物肝硬化模型构建的研究进展 [J]. 药学研究, 2020, 39（10）: 593-596.

[9] 郭羽轩, 董惠娟, 刘涛, 等. 睡莲花总黄酮对四氯化碳诱导大鼠肝纤维化的防治作用 [J]. 中草药, 2020, 51（19）: 4983-4990.

[10] ABAIS J M, XIA M, ZHANG Y, et al. Redox regulation of NLRP3 inflammasomes:

ROS as trigger or effector? ［J］. Antioxid Redox Signal, 2015, 22（13）: 1111-1129.

［11］WANG Q, OU Y, HU G, et al. Naringenin attenuates non-alcoholic fatty liver disease by down-regulating the NLRP3/NF-κB pathway in mice［J］. Br J Pharmacol, 2020, 177（8）: 1806-1821.

［12］YU Y X, CHEN D R, ZHAO Y H, et al. Melatonin ameliorates hepatic steatosis by inhibiting NLRP3 inflammasome in db/db mice［J］. Int J Immunopathol Pharmacol, 2021, 35（1）: 20587384211036819.

基于 MAPK 信号通路的荔枝核总黄酮对肝纤维化大鼠作用机制的研究

梁瀞云，唐燕，司马玲，罗伟生

【摘要】目的：探讨基于 MAPK 信号通路的荔枝核总黄酮抗肝纤维化作用机制。方法：通过皮下注射四氯化碳混合液建立大鼠肝纤维化模型，将造模大鼠随机分为模型组、水飞蓟宾阳性对照组及荔枝核总黄酮低、中、高剂量组，另设正常对照组，连续灌胃 28 天。28 天后采集大鼠血清，用 ELISA 法检测 HA、LN、PCⅢ、Ⅳ-C 的水平；摘取大鼠肝脏进行 HE 染色和 Masson 染色，观察肝脏组织病理学改变；RT-PCR 检测各组大鼠肝组织中 p38、ERK1、ERK2、JNK 的 mRNA 表达；Western blot 检测各组大鼠肝组织 ERK、JNK、p38、p-ERK、p-JNK、p-P38 蛋白表达。结果：与正常对照组相比，模型组大鼠肝组织出现不同程度的损伤及胶原沉积，有明显肝纤维化表现，血清 HA、LN、Col-Ⅳ、PCⅢ 水平及肝组织 JNK、ERK1、ERK2、p38 mRNA 和 p-JNK、p-ERK、p-P38 蛋白表达显著升高（$P < 0.05$）。与模型组比较，各给药组大鼠肝脏纤维化损伤不同程度减轻，血清 HA、LN、Col-Ⅳ、PCⅢ 水平及肝组织 JNK、ERK1、ERK2、P38 mRNA 和 p-JNK、p-ERK、p-P38 蛋白表达显著降低（$P < 0.05$）。结论：荔枝核总黄酮对肝纤维化大鼠具有一定的治疗作用，其机制可能与调控 MAPK 信号通路的相关蛋白有关。

【关键词】MAPK；荔枝核总黄酮；肝纤维化；JNK；p38；ERK

肝纤维化是一个病理过程，是大部分肝病导致的结果，也是疾病进展的必经过程。慢性肝病反复发作，或酒精、药物、寄生虫等因素对肝细胞造成损害后，肝星状细胞会以胶原纤维代替死亡的肝细胞[1]。当损伤持续时，肝内纤维成分将会大量沉积，若胶原纤维包绕肝小叶、肝血窦的正常结构被破坏，则代表肝纤维化进展为肝硬化[2]。临床上尚无对肝纤维化具有明确疗效的药物[3]，如何有效治疗肝纤维化仍是亟待解决的问题。本课题组前期的研究表明，荔枝核总黄酮具有一定的抗肝纤维化作用，但其具体

［基金项目］国家自然科学基金项目（82160834）；全国名老中医工作室建设项目（国中医药教函〔2022〕75 号）；广西中医药大学研究生教育创新计划项目（YCSW2022344）。

的抗肝纤维化机制还需要进一步探索。本课题基于 MAPK 信号通路，通过观察动物实验中荔枝核总黄酮对肝纤维化大鼠 MAPK 信号通路关键蛋白的影响，探索其发挥抗肝纤维化作用与 MAPK 信号通路之间的联系，为荔枝核总黄酮抗肝纤维化的研究提供实验依据。

1　材料与仪器

1.1　实验动物

SPF 级雄性 SD 大鼠，体质量（200 ± 20）g，实验所用大鼠全部购自湖南斯莱克景达实验动物有限公司，实验动物生产许可证号为 SCXK（湘）2019-0004。实验动物每天由专人定时定量喂食、喂水，室内湿度维持在 45% ～ 70%，室内温度维持在 20 ～ 25 ℃，每天更换垫料，保持鼠笼清洁。本实验所用动物已通过广西中医药大学实验动物伦理委员会审批，本试验遵守《实验动物管理条例》，且符合广西中医药大学实验动物伦理委员会的相关指导原则。

1.2　药物与试剂

实验用荔枝核购于南宁市万药堂药业有限公司，利用大孔吸附树脂工艺，采用静态吸附 - 洗脱试验方法，筛选纯化得到纯度为 50% 的荔枝核总黄酮。水飞蓟宾胶囊（批号：20200129，购自天津天士力圣特制药有限公司）；四氯化碳（购自天津市恒兴化学试剂制造有限公司）；水合氯醛（购自天津市大茂化学试剂厂）；4% 多聚甲醛固定液（购自武汉博士德生物工程有限公司）；大鼠透明质酸（HA）、大鼠 IV 型胶原（Col IV）、大鼠 III 型前胶原（HPC III）ELISA 试剂盒（购自武汉华美生物工程有限公司）；大鼠层粘连蛋白（LN）ELISA 试剂盒（购自詹信生物公司 RX302825R）；二抗山羊抗兔 IgG（购自 HRP biosharp 公司）；p38 抗体、ERK 抗体、JNK 抗体、p-JNK 抗体、p-ERK 抗体、GAPDH 抗体（购自英国 Abcam 公司）；p-P38 抗体（购自武汉三鹰生物技术有限公司）。

1.3　主要仪器

DNP9052 电热恒温培养箱（苏州威尔实验用品有限公司）；5804R 大容量冷冻离心机（德国 Eppendorf Centrifuge）；MM400 冷冻混合型研磨仪（德国 Retsch）；76430636 超灵敏多功能成像仪（美国 Amersham Imager 600）；IQ7000 超纯水系统（法国默克公司 MilliQ）；HM355S 全自动石蜡切片机、1510 全波长酶标仪、Histocentre3 组织包埋机（美国赛默飞世尔生物科技公司）；ASP300S 全自动组织脱水机（德国徕卡公司）；DP260 全自动智能染色机（深圳达科为生物技术股份有限公司），CKX41 倒置显微镜（日本奥林巴斯公司）；Roche480 罗氏荧光定量 PCR 仪（上海罗氏制药有限公司）。

2 方法

2.1 动物造模、分组及给药

参照本课题组成熟肝纤维化造模经验[4]，50 只大鼠全部适应性喂养 1 周，随后按照随机数字表法，随机选取 7 只作为正常对照组，剩下 43 只全部采用皮下注射 40% 四氯化碳混合液（CCl$_4$：橄榄油 =4：6）造成肝纤维化模型，注射体积为 0.3 mL/kg，每 3 天注射 1 次，共 8 周。造模结束后用随机数字法选取 3 只大鼠，解剖摘取肝脏并进行 Masson 染色，观察肝纤维化模型是否制备成功。模型制备成功后使用随机数表将剩余 40 只大鼠分为模型组、水飞蓟宾（43.19 mg/kg）阳性对照组及荔枝核总黄酮低（25 mg/kg）剂量组、荔枝核总黄酮中（50 mg/kg）剂量组、荔枝核总黄酮高（100 mg/kg）剂量组，每组 8 只，灌胃给药，连续 28 天，灌胃时间固定于每天相同时间，以维持实验动物体内血药浓度的相对恒定，模型组与正常对照组大鼠不予任何药物治疗，正常喂养。

2.2 肝脏组织 HE 染色、Masson 染色观察

各组大鼠肝脏组织摘取后用 40% 多聚甲醛固定，48 h 后脱水、石蜡包埋、切片后进行 HE 染色及 Masson 染色，自然风干后，用中性树胶封片，最后在镜下观察肝组织病理改变。病理结果由专业病理科医生进行评分，Ishak[5] 评分标准如下：无明显纤维化（0 分）；部分汇管区扩大，纤维增生，伴 / 不伴纤维间隔形成（1 分）；大多数汇管区扩大，纤维增生，伴 / 不伴纤维间隔形成（2 分）；大多数汇管区扩大，纤维增生，偶见 P-P 型 BN（3 分）；大多数汇管区扩大，纤维增生，偶见 P-P 型 BN 和 P-C 型 BN 一样明显（4 分）；明显的 P-P 型 BN 和 P-C 型 BN，偶见结节形成（5 分）；可能或肯定的肝硬化（6 分）。

2.3 ELISA 法检测大鼠血清 HA、LN、Ⅳ-C、PCⅢ水平

取材后将血液静置 30 min，离心取上清液，随后按 ELISA 试剂盒说明书检测各组大鼠血清 HA、LN、Ⅳ-C、PCⅢ水平，试验重复 3 次。

2.4 RT-PCR

按照实验分组取适量肝脏组织，研磨后冰上裂解 15 min，吸至准备好的 EP 管中，加入 200 μL 氯仿，剧烈振荡后静置 5 min，再于 4 ℃、12000 r/min 离心 15 min，取 400 μL 上清液至新的 EP 管中，加入 500 μL 异丙醇，充分混匀，静置 10 min，再于 4 ℃、12000 r/min 离心 10 min，去除上清液，再加入 1 mL 洗涤液（75% 无水乙醇 +25% 无酶水），充分洗涤 RNA，洗涤结束后 4 ℃、7500 r/min 离心 10 min，置于冰上

去上清液，开盖干燥 5 min 后，分别加入适量无酶水，手动混匀，瞬离 10 s，测 RNA 浓度。根据反转录试剂盒进行逆转录，实验操作按产品说明书进行。最后进行 RT-PCR 上机，预变性：95 ℃，30 s；反应循环 40 次（变性：95 ℃，10 s→退火，60 ℃，5 s→延伸，72 ℃，30 s→采集荧光），采用 $2^{-\Delta\Delta Ct}$ 法分析各组 JNK、ERK、p38 基因 mRNA 表达情况。

2.5　Western blot 法

取适量各组肝脏组织，分别加入 1 mL 组织裂解液、蛋白酶抑制剂或磷酸化蛋白酶抑制剂（1∶100），用研磨器充分研磨后于冰上裂解约 20 min，4 ℃、10000 r/min 离心 5 min，吸取上清液，用 BCA 蛋白定量试剂盒测定蛋白浓度。按一定比例将上样缓冲液（5×）与蛋白质样品混合并变性后进行 SDS-PAGE 凝胶电泳（80 V，30 min，120 V 1 h）、转膜（湿转 30 min）、封闭（5% 脱脂奶粉，1 h），洗膜（3 次，每次 5 min），分别孵育一抗（JNK、p-JNK、ERK、p-ERK、p38、p-P38），4 ℃冰箱过夜，洗膜（3 次，每次 5 min）后室温予二抗（山羊抗兔 1∶40000）1 h 后进行凝胶成像，使用 Image J 软件对 JNK、p-JNK、ERK、p-ERK、p38、p-P38、GAPDH 条带进行灰度值处理。

$$相对表达量 = 目标蛋白灰度值 /GAPDH 灰度值$$

2.6　统计学处理

采用 SPSS 21.0 软件进行统计分析。计量资料以（$\bar{x} \pm s$）表示，2 组以上比较采用单因素方差分析，进一步两两比较采用 LSD-t 检验，方差不齐者采用非参数检验；计数资料使用秩和检验分析，以 $P < 0.05$ 为差异有统计学意义。

3　结果

3.1　荔枝核总黄酮对肝纤维化大鼠肝脏组织病理学的影响

如图 1 所示，正常对照组大鼠肝细胞的胞膜完整、形态规则，肝索及肝小叶沿中央静脉呈放射状排列，肝窦无明显扩张。与正常对照组相比，模型组大鼠肝细胞可见胞核缩小，排列紊乱，肝小叶有不同程度的炎性细胞浸润、纤维结构增生。与模型组相比，各给药组肝脏内的炎性细胞浸润均有不同程度的减轻，出现了不同程度的变性、坏死，其中水飞蓟宾组、荔枝核总黄酮高剂量组的程度较轻。

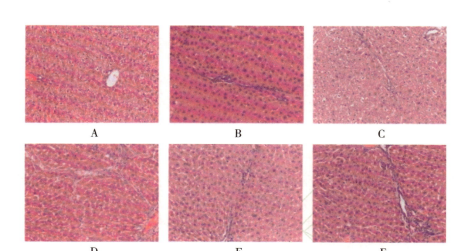

A. 正常对照组；B. 模型组；C. 水飞蓟宾组；D. 荔枝核总黄酮低剂量组；E. 荔枝核总黄酮中剂量组；
F. 荔枝核总黄酮高剂量组

图 1　荔枝核总黄酮对肝纤维化大鼠肝脏组织病理学的影响（HE，×100）

3.2　荔枝核总黄酮对肝纤维化大鼠肝脏组织纤维化的影响

如图 2 所示，正常对照组肝组织表面无蓝色胶原纤维沉积；模型组可见大片蓝染的胶原纤维沉积，肝小叶被破坏，纤维间隔尚未完全包绕，汇管区扩大，肝脏内纤维化沉积明显。各给药组肝脏均可见不同程度的蓝色胶原沉积，较模型组少。

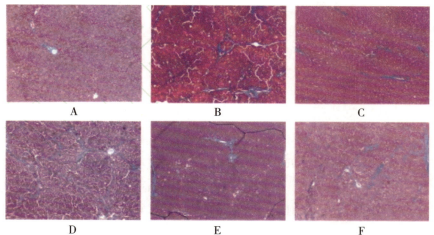

A. 正常对照组；B. 模型组；C. 水飞蓟宾组；D. 荔枝核总黄酮低剂量组；E. 荔枝核总黄酮中剂量组；
F. 荔枝核总黄酮高剂量组

图 2　荔枝核总黄酮对肝纤维化大鼠肝脏组织纤维化的影响（Masson 染色，×40）

3.3　荔枝核总黄酮对肝纤维化大鼠血清 HA、LN、Ⅳ-C、PCⅢ 水平的影响

如图 3 所示，与正常对照组相比，模型组大鼠血清 HA、LN、Ⅳ-C、PCⅢ 水平显著升高（$P < 0.05$）。与模型组相比，各给药组大鼠血清 HA、LN、Ⅳ-C、PCⅢ 水平显著降低（$P < 0.05$）。

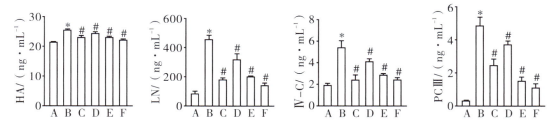

A. 正常对照组；B. 模型组；C. 水飞蓟宾组；D. 荔枝核总黄酮低剂量组；E. 荔枝核总黄酮中剂量组；
F. 荔枝核总黄酮高剂量组

图 3　荔枝核总黄酮对肝纤维化大鼠血清 HA、LN、Ⅳ–C、PCⅢ 水平的影响

注：与正常对照组相比，$^*P < 0.05$；与模型组相比，$^\#P < 0.05$。

3.4　荔枝核总黄酮对肝纤维化大鼠肝脏组织 MAPK 信号通路相关基因的影响

如图 4 所示，与正常对照组相比，模型组大鼠肝脏组织中 JNK、ERK1、ERK2、p38 mRNA 表达显著升高（$P < 0.05$）。与模型组相比，各给药组大鼠肝脏组织中 JNK、ERK1、ERK2、p38 mRNA 表达显著降低（$P < 0.05$）。

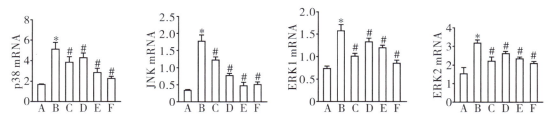

A. 正常对照组；B. 模型组；C. 水飞蓟宾组；D. 荔枝核总黄酮低剂量组；E. 荔枝核总黄酮中剂量组；
F. 荔枝核总黄酮高剂量组

图 4　荔枝核总黄酮对肝纤维化大鼠肝脏组织 MAPK 信号通路相关基因的影响

3.5　荔枝核总黄酮对肝纤维化大鼠肝脏 MAPK 相关蛋白表达的影响

如图 5 所示，与正常对照组相比，模型组大鼠肝脏组织 p-JNK、p-ERK、p-P38 蛋白表达显著升高（$P < 0.05$）。与模型组相比，各给药组大鼠肝脏组织 p-JNK、p-ERK、p-P38 蛋白表达显著降低（$P < 0.05$）。

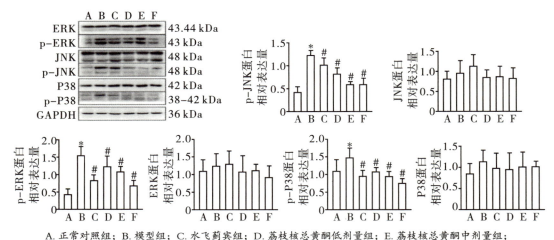

A. 正常对照组；B. 模型组；C. 水飞蓟宾组；D. 荔枝核总黄酮低剂量组；E. 荔枝核总黄酮中剂量组；
F. 荔枝核总黄酮高剂量组

图5　荔枝核总黄酮对肝纤维化大鼠肝脏组织 MAPK 相关蛋白表达的影响

4　讨论

肝纤维化是各种慢性肝脏疾病向肝硬化、肝癌转变的关键阶段。研究显示，在我国大规模人口流动的地区，乙型肝炎患病率仍在增高且呈年轻化趋势[6]，而乙肝病毒感染是我国肝细胞癌发病的主要原因[7]，故在积极治疗慢性肝病的同时，如何阻断肝纤维化的进展，防止肝病演变为肝硬化甚至肝癌，具有重大的临床意义。本研究结果表明，荔枝核总黄酮具有治疗肝纤维化的作用。从病理结果上看，荔枝核总黄酮干预后可减轻肝纤维化大鼠肝脏中炎症细胞的浸润，减少胶原的沉积；而血清学研究表明，荔枝核总黄酮能显著改善大鼠血清肝纤维化四项指标，具有一定的治疗肝纤维化的潜力，值得进一步挖掘。

荔枝核总黄酮抗肝纤维化的分子生物学机制尚未明确，TGF-β_1 已经被证实是导致肝纤维化的重要因子[8]，其下游的 MAPK 信号通路在肝纤维化的发生发展中也扮演着重要的角色[9]。正常肝脏中的 HSC 处于静息状态，当肝脏受到损害时，炎症相关通路会激活肝巨噬细胞，后者大量分泌 TGF-β_1[10]，进而激活下游 MAPK 通路，使得下游 p38 MAPK 及 ERK 磷酸化增多，磷酸化的蛋白进入肝纤维化治疗的重要靶点——肝星状细胞（HSC）的细胞核中调控基因表达[11]，使其向成纤维细胞分化，进而促进肝纤维化。肝脏损伤还可通过血小板源生长因子（PDGF）使 JNK 磷酸化，p-JNK 进一步磷酸化 Samd3 蛋白，从而调控 HSC 的增殖与分化[12]。研究表明，在肝纤维化大鼠中，通过抑制 TGF-β_1 减少 MAPK 通路的激活，或使用特异性药物抑制 MAPK 信号通路的关键蛋白，如 JNK、ERK 或 p38 MAPK 的磷酸化，都能有效抑制肝纤维化的重要靶点——肝星状细胞（HSC）的增殖和分化，从而改善纤维化[13-15]。

本研究结果显示，荔枝核总黄酮的干预显著抑制了 TGF-β_1 下游 p38 MAPK、p-ERK 及 Samd3 上游 JNK 的磷酸化，而不影响 p38 MAPK、p-ERK、p-JNK 蛋白的表达，体现了荔枝核总黄酮抗肝纤维化是通过多靶点、多信号通路发挥作用的特点。综上所述，荔枝核总黄酮具有一定的抗肝纤维化作用，其机制可能是抑制 MAPK 信号通路中关键蛋白 p-ERK、p-JNK 及 p38 的磷酸化，从而调控 MAPK 信号通路，进而发挥抗肝纤维化的作用。

参考文献

［1］KONG D，ZHANG Z，CHEN L，et al. Curcumin blunts epithelial-mesenchymal transition of hepatocytes to alleviate hepatic fibrosis through regulating oxidative stress and autophagy［J］.Redox Biol，2020，36：101600.

［2］AYDIN M M，AKÇALl K C. Liver fibrosis［J］. Turk J Gastroenterol，2018，29（1）：14-21.

［3］中国中西医结合学会肝病专业委员会 . 肝纤维化中西医结合诊疗指南（2019 年版）［J］. 中华肝脏病杂志，2019，27（7）：494-504.

［4］冯茵怡，严炯艺，夏星，等 . 荔枝核总黄酮对 CCl_4 诱导的大鼠肝纤维化的影响及作用机制和潜在 Q-marker 的预测［J］. 中国中药杂志，2020，45（23）：5722-5731.

［5］LSHAK K，BAPTISTA A，BIANCHI L，et al. Histologicagrading and staging of chronic hepatitis［J］.J Hepatol，1995，22（6）：696-699.

［6］杨琼英，黄勇，王雯，等 .2008 年和 2018 年广州市乙型肝炎流行病学特征比较［J］. 中华流行病学杂志，2021，42（6）：1061-1066.

［7］MAUCORT-BOULCH D，MARTEL C D，FRANCESCHI S，et al. Fraction and incidence of liver cancer attributable to hepatitis B and C viruses worldwide［J］.Int J Cancer，2018，142（12）：2471-2477.

［8］WU C，CHEN W Y，DING H Y，et al. Salvianolic acid B exerts anti-liver fibrosis effects via inhibition of MAPK-mediated phospho-Smad2/3 at linker regions in vivo and in vitro［J］. Life Sci，2019，239：116881.

［9］HU H H，CHEN D Q，WANG Y N，et al. New insights into TGF-β/Smad signaling in tissue fibrosis［J］. Chem Biol Interact，2018，292：76-83.

［10］ROEHLEN N，CROUCHET E，BAUMERT T F. Liver fibrosis：Mechanistic concepts and therapeutic perspectives［J］. Cells，2020，9（4）：875.

［11］LV Z G，XU L M. Salvianolic Acid B inhibits ERK and p38 MAPK signaling in TGF-β_1-stimulated human hepatic stellate cell line（LX-2）via distinct pathways［J］.

Evid Based Complement Alternat Med, 2012 (2012): 960128.

[12] HERNÁNDEZ-AQUINO E, ZARCO N, CASAS-GRAJALES S, et al. Naringenin prevents experimental liver fibrosis by blocking TGFβ-Smad3 and JNK-Smad3 pathways [J]. World J Gastroenterol, 2017, 23 (24): 4354-4368.

[13] WANG H L, CHE J Y, CUI K, et al. Schisantherin A ameliorates liver fibrosis through TGF-β_1 mediated activation of TAK1/MAPK and NF-κB pathways in vitro and in vivo [J]. Phytomedicine, 2021, 88: 153609.

[14] ZHANG J, JIANG N, PING J, et al. TGF-β_1-induced autophagy activates hepatic stellate cells via the ERK and JNK signaling pathways[J]. Int J Mol Med, 2021, 47(1): 256-266.

[15] SCHNABL B, BRADHAM C A, BENNETT B L, et al. TAK1/JNK and p38 have opposite effects on rat hepatic stellate cells [J]. Hepatology, 2001, 34 (5): 953-963.